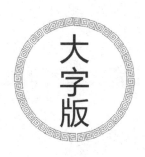

大字版

中医临床实用经典丛书

清·吴尚先 ◎ 著

理瀹骈文

U0207096

中国健康传媒集团
中国医药科技出版社

图书在版编目（CIP）数据

理瀹骈文／（清）吴尚先著. —北京：中国医药科技
出版社，2018.7

（中医临床实用经典丛书：大字版）

ISBN 978-7-5214-0234-6

Ⅰ.①理… Ⅱ.①吴… Ⅲ.①外治法 Ⅳ.①R26

中国版本图书馆 CIP 数据核字（2018）第 097818 号

美术编辑　陈君杞

版式设计　锋尚设计

出版　**中国健康传媒集团** │ **中国医药科技出版社**

地址　北京市海淀区文慧园北路甲 22 号

邮编　100082

电话　发行：010-62227427　邮购：010-62236938

网址　www.cmstp.com

规格　710×1000mm $\frac{1}{16}$

印张　22

字数　256 千字

版次　2018 年 7 月第 1 版

印次　2024 年 3 月第 3 次印刷

印刷　大厂回族自治县彩虹印刷有限公司

经销　全国各地新华书店

书号　ISBN 978-7-5214-0234-6

定价　**39.00 元**

获取新书信息、投稿、
为图书纠错，请扫码
联系我们。

版权所有　盗版必究

举报电话：010-62228771

本社图书如存在印装质量问题请与本社联系调换

内容提要

《理瀹骈文》，原名《外治医说》，为清·吴尚先所著。

吴尚先研究中医外治法数十年，临床经验丰富。《理瀹骈文》系吴氏一生外治经验的总结。全书不分卷，共分为"略言""续增略言""理瀹骈文"和"存济堂药局修合施送方并加药法"四大部分。骈文体例，内容丰富。

《理瀹骈文》的问世，标志着中医外治体系的发展与成熟，对后世中医外治法的发展产生了重要影响，对现代中医临床和科研工作也同样具有重要的参考和研究价值。

出版者的话

中医学是中国优秀文化的重要组成部分，传承发展中医药事业是适应时代发展要求的历史使命。中医古籍经典是中医药学发展的根基，中医临床则是其长久发展的核心力量。传承中医，要从读经典入手，文以载道，"自古医家出经典"，中医传统思维尽在于医籍，因此经典要读。临床医学关键在"用"，涉及临床实用的医籍也要读，吸纳先贤行医经验，切于临证，方可学以致用。因此，"经"与"用"，二者皆重。

以"经""用"并重为原则，我社特整理出版了"中医临床实用经典丛书"。本套丛书共计45种，其所选书目涵盖了历代医家推崇、尊为必读的经典著作，同时侧重遴选了切于临床实用的医著作品。为方便读者诵读，特将本套丛书设计为大字版本，行格舒朗，层次分明。

本次整理，力求原文准确，每种古籍均遴选精善底本，若底本与校本有文字存疑之处，择善而从。整理原则如下。

1. 全书采用简体横排，加用标点符号。底本中的繁体字、异体字径改为规范简体字，古字以今字律齐。凡古籍中所见"右药""右件"等字样中，"右"均改为"上"。

2. 凡底本、校本中有明显的错字、讹字，经校勘无误后予以径改，不再出注。

3. 古籍中出现的中医专用名词术语规范为现通用名。如"藏府"改为"脏腑","荜拔"改为"荜茇","旋复花"改为"旋覆花"等。

4. 凡方药中涉及国家禁猎及保护动物（如虎骨、羚羊角等）之处，为保持古籍原貌，未予改动。但在临床应用时，应使用相关代用品。

希望本丛书的出版，能够为诵读医籍经典、切于临床实用提供强有力的支持，为培养中医临床人才贡献一份力量。在此过程中，我们也期待读者诸君的帮助和指点。

中国医药科技出版社

2017年10月

序 一

人在气交之中，凡呼吸吐纳之气，皆天地之元气也。其或疾风暴雨，祁寒溽暑，山岚瘴疠之所触迕，以及情志之自贼，饥饱劳役之伤，卒暴之变，元气因之而戕，则病生焉。内中乎脏腑，而外发乎肢体，治之者，亦遂以内外殊科。汤液，内治者也。外治则薄贴为多，治外而舍其汤液者有之矣。天不爱道，而钱塘吴君尚先始专用薄贴以治内，则伊古以来，未之有也。君负济世之志，而啬其用于医。比年辟地海陵之东北乡，以薄贴施病者，常十全杏林之间，亦既不言而成蹊矣。顾或者疑之，疑夫内治者之何以能外取也？不知亦取诸气而已矣。今夫当风而浴，则寒气得而入之。触暑而行，则热气得而入之。入之者在内，其所以入之者，外也，非内也。人身八万四千毫孔，皆气之所由出入，非仅口鼻之谓。其可见者，热而汗，气之出也；汗而反，气之入也。草木之菁英，煮为汤液，取其味乎？实取其气而已。气与病相中，内治无余事矣。变汤液而为薄贴，由毫孔以入之内，亦取其气之相中而已，而又何疑乎尔？虽然，君之学则未尝教人以外取也。间出其所为《理瀹骈文》示余，受而读之，见其自《灵》《素》而下，博采约取，囊括靡遗，而不欲人徒重其方，意可知矣。然而断断然出于外治者何哉？以为读吾之书而有得焉，则于外治非弋获，即改而从汤液，奚不可也。未之有得，则姑用吾之治以为治，有不中，去之无难，可以收汤液之利而无其害。君之用心可谓仁且智矣。余愚不知医，君辱不余鄙而委以序，因为发明外内一贯之理，而要其归于气，其亦有听然而笑者乎？

同治三年鞠有黄华之月，海宁许楣

书于南通州旅次之存悔斋

中医临床实用经典丛书（大字版）

理瀹骈文

序 二

　　余性好医，知医之难，未尝妄为人医。今老矣，阅历益多，更不敢谈兹事，惟以诗遣兴而已。从弟尚先著《外治医说》，刊既成易名《骈文》，属余序言。余观之，窃以为可不序也，文已详之矣。然其中有不必论者，亦有不得不为之辨者。夫其所述天地万物之理，贤圣授受之心，学人格致之功，乃医之本也。知者自知，不知者自不知也，信者自信，不信者自不信也，此不必论者也。而其为法，则于前人诸家外，独辟一门，人人共见其无害者也。而或以为虽无损于人，亦无益于人，此不得不为之辨者也。吾谓其书，足比邵子、蠡子之数。方今医学，失传久矣。苟中材以下，贫无所藉，俾习其术以养其生，不至重衣食而轻人命，即使无功，而阴受其功者多矣。况施济有年，实有可凭者乎。夫蠡子数，数之有验者也，故人多学其法。至数之与皇极经世，同出于一原，则亦非上智不悟云。

同治三年甲子四月高桥散人书

序 三

客有问于余曰："古以医书为活人之书，若君兄之《理瀹骈文》者，其果能活人耶？"余曰："能活人。"客曰："何以征之？"余曰："于吾兄之所以施治者而征之。"客曰："施治如何？"余曰："泰之东北乡曰俞家垛，吾兄与余奉母避乱之所居也。余橐笔处州幕，兄在乡自制膏药以为施治。余以时归省，得见兄之所为施治者。下河数百里，间为庄者一千五百有奇，凡佣值力作之壮男健妇，以及衰老幼稚，居湫隘卑湿之地，而又时为寒暑所侵，内而心腹之患，外而头面身体肌肤之疾，往往困于力之无如何，委而不治者半。或力能治矣，数医而无验，亦自惜其药之徒费而不复治。闻有施者，相率而就，日或一二十人，或三四十人。人情莫不安于药饵，狃于其所常，而疑于其所异。彼夫病之久且深者，初请得一纸膏以去，窥其意，若不甚释。然至三四易，已脱然，踵门而谢曰：'吾谒所谓高手者多矣，此独不烦饮药，不待切脉，窃以为疗之难，而竟得愈之易也。'告于其所亲，来试之而果验焉。所亲更告于其所知，来试之而又验焉。以是信日益多，传日益广。凡远近来者，日或一二百人，或三四百人，皆各以时聚。有舁有负，有扶掖有提携，或倚或蹲，或立或跪，或瞻或望，或呼或叫，或呻或吟，或泣或啼，拥塞于庭，待膏之救，迫甚水火。斯时在旁观者，莫不慨息。以为绘流民之图，开赈饥之局，不过如是。深虑一人诊视之难，而力之有所不暇给也。而吾兄则自晨起，以次呼立于几案前，令自述病因，侧耳听之，若宜补，若宜泻，若宜凉，而宜温，略一视颜色，指其部位，分别散给。有重症、急症，膏外加以药，不半日而毕。自来医未有如此之捷简者，月治数千人。但有所忌于人，无所怨于人，则膏之能活人可知也。吾兄尝语余曰：'医于外症易，内症难，实症易，虚症难，吾之此膏，焉能必应？然治得其通而所包者广，术取其显而所失者轻。可以藏拙，可以观变，可以补过，可以待贤。有谓吾取巧者，吾岂敢取巧哉？吾亦求其心之安而已。'噫！是即吾兄用膏施治之本意也。夫亦即此书之所以为活人也。"夫客欣然心悦而退。适鸠工既竣，吾兄命余弁言，遂书其与客问答者如此。医，小道也，而修德积善之方在焉。风尘扰扰，我子若孙，其克守此以保家，或不仅为耕读之一助也乎？

岁在甲子孟夏之月，官业谨识于海陵寓斋之小鄂不馆

目 录

略言

　　外治法，针灸最古。自汉张仲景易针灸为汤液，百代宗之。《易》曰：穷则变，变则通。顾汤液要无可变，而针灸亦不可通。思所以济其穷，无悖于古，有利于今者，则莫如膏药。余乡居八载，行之既验，不敢自秘。爰取所集众方，为骈文以联缀之，并为发明内外治殊途同归之理。质之老友，咸曰："是诚一门，但惜为俪体，又杂子史，非所以通俗也。尚宜撮其大意为浅语，以提其要，使人人开卷了然。"余然其言，乃补增略言于首焉。

　　凡病多从外入，故医有外治法。经文内取、外取并列，未尝教人专用内治也。若云外治不可恃，是圣言不足信矣。刜上用嚏嚏即吐也。在上宜嚏，感邪从口鼻入宜嚏，中用填如填脐散之类。又罨脐、敷脐亦是，下用坐坐药也即下法。如水肿，捣葱坐取气，水自下是也。三句具吐、汗、下三法，已括外治之全矣，尤捷于内服。彼种痘者，纳鼻而传十二经。救卒中暴绝，吹耳而通七窍。气之相感，其神乎？

　　《内经》用桂心渍酒以熨寒痹，用白酒和桂以涂风中血脉，此用膏药之始。仲景桂枝汤治风寒，调和营卫，实祖于此。今以汤头还为膏药，于义为反其本。以为妄变古法者，非也。

　　外治之理即内治之理，外治之药亦即内治之药，所异者法耳。医理药性无二，而法则神奇变幻。上可以发泄造化五行之奥蕴，下亦扶危救急层见叠出而不穷。且治在外则无禁制，无窒碍，无牵掣，无黏滞。世有博通之医，当于此见其才。

外治必如内治者，先求其本。本者何？明阴阳，识脏腑也。《灵》《素》而下，如《伤寒论》《金匮》以及诸大家所著，均不可不读。即喻嘉言、柯韵伯、王晋三诸君所阐发，俱有精思，亦不可不细绎。今无名师，是即师也。通彻之后，诸书皆无形而有用，操纵变化自我。虽治在外，无殊治在内也。外治之学，所以颠扑不破者此也；所以与内治并行，而能补内治之不及者此也。若不考其源流，徒恃一二相传有效之方，自矜捷径秘诀，而中无所见，设遇疑难之症，古无传方，其不坐窘者几何？或知其一，未知其二，此虽无失，而彼已阴受其损者有矣！谚云："医得头痛眼又瞎"，良工要不如是也。

膏与药分为二，临症活变在此。有但用膏而不必药者；有竟用药而不必膏者；有膏与药兼用者。有膏自膏，药自药，以相反相济为用者。有膏即药，药即膏，以相佐相益为用者。古人于熬者曰膏，撮者曰药，兹合之而两全。今人混言膏药，兹离之而各妙。

膏，纲也。药，目也。膏判上、中、下三焦，五脏六腑，表里、寒热、虚实，以提其纲。药随膏而条分缕析，以为之目。膏有上焦心肺之膏，有中焦脾胃之膏，有下焦肝肾之膏。有专主一脏之膏，脏有清有温。有专主一腑之膏，腑有通有涩。又有通治三焦、通治五脏、通治六腑之膏。又有表里寒热虚实分用之膏，互用之膏，兼用之膏。药则或糁膏内，或敷膏外，或先膏而用洗擦，或后膏而用熏熨。膏以帅药，药以助膏。景嵩崖谓："观《大易》阴阳消长，可知内治之理。"愚谓观一部《周礼》，六官分职，陈毂置辅，敷布精密，水泄不

中医临床实用经典丛书（大字版）

理瀹骈文

002

漏，可为用膏用药之法，读书人当识此意膏内掺药，可取单方验者，研末备用。敷药宜作锭，余药皆现制。

膏方取法，不外于汤丸。凡汤丸之有效者，皆可熬膏。不仅香苏、神术、黄连解毒、木香导滞、竹沥化痰，以及理中、建中、调胃、平胃、六君、六味、养心、归脾、补中益气等，为常用之方也。或谓用汤丸熬膏，何不内服？不知吾惟不敢为内服，故用膏耳。自来相戒，误人非必毒药也。所见不真，桂枝下咽，承气入胃，并可以毙。即一味麻黄，一味黄连，一味白术，一味熟地，用不得当，贻害无穷。愚者自是而不知其非，旁观皆窃笑之。明者心知之而不肯自言，未尝不愧且悔也。然焉能吐而出之乎？或又云："良工可不患此。"亦思良工，古今有几？且良工亦不废外治。昔叶天士用平胃散炒熨治痢，用常山饮炒嗅治疟，变汤剂为外治，实开后人无限法门。吾之用膏，即本于此。使必内服而后可，无论妄为下药，药适加病，倘遇不肯服药之人，不能服药之症，而其情其理，万万不忍坐视者，又将何法以处之！

膏可以统治百病，人皆讥之。且举名贤论紫金锭统治百病之非为证，不知此亦偏见耳。药不止走一经，治一症，汇而集之，其统治也固宜。如冲和汤为太阳解表之方，而春可治温，夏可治热，秋可治湿，以治杂症亦有神也。通圣散为双解表里之方，而兼治风、热、燥三症。五积散为内伤外感之方，而内而脏腑，外而皮毛经络，上而头项，下而腰脚，妇人调经，无不可用。又，丹溪治痛风，有上、中、下、寒、湿、食、血、痰统治方。东垣中满分消丸，合二陈、平胃、泻心、四苓、六君而为一方。麻黄白术散治风、火、湿、热、郁而为病，而表里、寒热、补泻之药咸备。越鞠治气合痰、血、食、湿、热，变之而为薛己八味逍遥，加之而为养生六郁解毒。高鼓峰治血以一方统七情、饥饱、劳役等因，胡念斋深服之，陈修园复赏之。他如三和汤、三一承气、三一肾气、六一顺气之类，古方如此者不胜枚举。膏药本其意而更推之扩之，虽治百病何难？要之，人病不外气滞血凝，及阴有寒湿，阳有燥热而已。观病机十九条，文曰："皆属"，"皆"即统也，病可统而药不可统乎？知其要者，一言而终。制膏药者，亦在乎能握其要而已。满屋散钱，以一线贯串百钱可，即千钱、万钱亦无不可，是所谓握其要也。一副牙牌，不过单双配合，而千变万化，用无穷尽，是亦所谓握其要也。握要之道，一"通"字该之，理通则治自通矣。然通须虚心读书。

外治药中多奇方，学识未到，断不能悟。或少见多怪，反訾古人为非，则大不可。吾谓医之所患在无法耳。既有其法，方可不执。如一症中，古有洗法、熏法，我即可以药洗之、熏之；有盦法、擦法、熨法，我即可以药合之、擦之、熨之。原方可用则用，不可用则选他方，或制新方用之。张元素云："古方今病不相能。"许学士云："用其法，不用其方。"非独时异势殊，症多迁变，方未可拘泥，亦恐后人不识前人，妄加訾议，而教人以圆而用之之法也。所谓善于师古者此也。

膏中用药味，必得通经走络，开窍透骨，拔病外出之品为引。如姜、葱、韭、蒜、白芥子、花椒，以及槐、柳、桑、桃、蓖麻子、凤仙草、轻粉、穿山甲之类，要不可少，不独冰、麝也。补药必用血肉之物，则与人有益。如羊肉汤、猪肾丸、乌骨鸡丸、鳖甲煎、鲫鱼膏之类，可以仿加。若紫河车则断不可用，或用牛胞衣代之，其力尤大，此补中第一药也。须知外治者，气血流通即是补，不药补亦可。

中医临床实用经典丛书（大字版）

理瀹骈文

膏中用药味，必得气味俱厚者方能得力。虽苍术、半夏之燥，入油则润；甘遂、牵牛、巴豆、草乌、南星、木鳖之毒，入油则化，并无碍。又炒用、蒸用皆不如生用。勉强凑用，不如竟换用如银花换忍冬藤，茯苓换车前子之类。统领健儿，斩关夺门，擒贼歼魁，此兵家之所以制胜也。膏药似之。若以今医所处和平轻淡之剂相绳，则见者惊走矣！

膏药，热者易效，凉者次之，热性急而凉性缓也；攻者易效，补者次之，攻力猛而补力宽也。然大热之症，受之以凉，其气即爽；极虚之症，受之以补，其神即安虚人喜按者，其空处有以实之也，况得补膏乎，只在对症耳。若夫热症亦可以用热者，一则得热则行也，一则以热引热，使热外出也，即从治之法也。虚症亦可以用攻者，有病当先去，不可以养患也。且以气相感，虚人亦能胜，无虚虚之祸也。此又在临症之斟酌而变通也寒多冰伏，瘀积不去，愈补愈剧。

古汤头，治一症，往往有寒热并用者，有消补兼行者，膏药何独不然？《精要》有贴温膏敷凉药之说，足为用膏药者之一诀。推之亦可贴补膏敷消药也，此即扶正以逐邪之义也。若治两症，则寒热消补虽同用，而上不犯下，下不犯上，中不犯上下，更无顾忌。

仲景《伤寒论》，有火熏令其汗，冷水噀之，赤豆纳鼻，猪胆汁蜜煎导法，皆外治也。汗下之法具矣。用之失宜，非法之咎也。后贤于痞气结胸，又有熨法、熨法。是病发于阴而误治者，与病发于阳而误治者，皆有法也。至于无阳者宜蒸，脏结者宜灸，于无法之中更出一法，至周且详矣。而特以才高识妙，不必专主外治，故外治方不若内治之备。然博采诸书，未始不粗有其规模。或谓温症断不能用外治，吾谓温症治法，皆从伤寒推出，能者特于源流辨之分明耳。如吴鞠通《温病条辨》，大旨在手太阴、足太阳，伤阳、伤阴上认得清，至所用泻心、白虎等法，岂能外于伤寒。而伤寒外治于热邪传里，有黄连水洗胸法、皮硝水拓胸法、芫花水拍胸法、石膏和雪水敷胸法、老蚓和盐捣敷胸法。发斑有胆汁、青黛水、升麻水扫法。吐衄有井水噀法、搭法。蓄血有苏叶汤摩法，通有犀角地黄熬贴法。其余伤寒兼症、变症，无不各有外治法。凡热病应用之药，伤寒皆有之，即伤寒所未有，不难以伤寒之所有者比类求之。然则以外治法治温症，即可从外治伤寒之法推之已。或又谓温症传变至速，非膏药所及。不知汤丸，不能一日数服，而膏与药，可一日数易，只在用者之心灵手敏耳。惟是法由我造，不能为检方治病者道也。破习见而化拘牵，是所望于聪明理达者寒温传变，往往药煎成而症已换，医何能待？膏可预藏，较昔人先用葛根断阳明、苍术安太阴尤稳。

古膏，除太乙、观音、霪云外，治四时伤寒有两万灵膏，治脾胃有金丝万应膏，治劳损有五养膏，又有暖脐膏、涌泉膏，可见内证用膏，古原有是法。特其药庞杂，并治及外证，与汤头之纯一者不同，医家多訾之。而饵食者，遂概以为膏药不足恃。至于服药无效，事势危急，始用膏药，安能有济？此古膏之所以不行也。王晋三论《本事·四神丸方》云："删去背谬之药，复以相须、相使之品，自奏奇功。"此真古之功臣。安得今更有晋三其人者，为古膏一开生面，而并创制数十种膏方、药方，为世指南也叶天士有《临证指南》，外治得更有高手指南，则临症亦有所遵行矣。

膏药贴法，不专主一穴，如经治热病五十九刺，头上五行，行五者以越诸阳之热逆也。头中行督脉上星、囟会、前项、百会、后项五穴也。两傍膀胱承光、通天、脑盖、玉枕、天枢十穴也。又两傍胆经临泣、目窗、正营、承灵、脑空十穴也。天杼、膺命即中府穴、缺盆、背俞即风门穴八者，泻胸中之热。气冲、三里、巨虚、上下廉八者，泻胃中之热。云门、髃骨即肩穴、委中即腿弯穴、髓穴即腰俞穴八者，泻四肢之热。五脏俞傍五十者，泻五脏之热。共五十九刺，所以分杀其势也。症虽重，得此分杀其势，其病亦减。膏药治太阳经外感，初起以膏贴两太阳头痛本穴、风池、风门疏通来路、膻中穴于心取汗，更用药敷天庭，熏头面、腿弯，擦前胸、后背、两手心、两足心皆取汗分杀其势，即从刺法推出。诸经可仿此推疟疾、血症均有截法。若脏腑，则视病所在，上贴心口，中贴脐眼，下贴丹田，或兼贴心俞与心口对，命门与脐眼对，足心与丹田应。外证除贴患处外，用一膏贴心口以护其心，或用开胃膏使进饮食，以助其力，可以代内托。治外证亦不必服药者以此外治以饮食为填补。

汤液内治犹在暗室也，膏药外治犹在大庭广众之地也。暗室人所不见，大庭广众之地人皆见之。故内治可蒙，而外治不可蒙，然易于补过在此，不蹈重咎亦在此。彼贫无所恃，不得已欲藉医以谋生者，读书既不多，阅历又未深，以膏药疗治，安拙于己，推能于人，两无所负。非独存心宜尔，且以保名，且以保财，且以保身，且以保嗣。有以一膏起家者，资亦不必多也。

膏药多验于穷苦之人。一则无力延医，信任不得不专；二则平时不服药故也。富贵之家，一有微恙，名贤列座，亲朋省问，各举所知，且参芪视为常食之品，何能遽以膏药为是？然当百药不效之时，诸医束手告退，而膏药能用之有验，则易于传播，医者但当尽其心可耳。惟膏药修合无人见，不可鹭良杂苦，自失其真，更不可乘人之急，挟货居奇以蹈恶习。若能于穷民阴行其德，不以财论，尤为造福。

余所制膏方，惟清阳膏、散阴膏、金仙膏、爨膏、催生膏最验，已刊附骈文之后。产固非病，生亦不必催，有膏以备生而病者用也。往往产妇二三日后，目不得瞑，心中烦乱，火升于上，儿愈不下，贴此膏后，无不自觉腹中温暖，即时闭目安睡，睡醒即生。夫用纯阴之膏，何以能温暖？盖阳气外泄，得阴膏而阳回于内，故腹中温暖也，此即介以潜阳之法也。睡者，六字真言之一，能睡则阴气自复，交骨亦开矣。且睡则儿得休息，转身亦有力矣。造化自然之道，仍以自然还之，原不待膏药，特此时气不行阴，非借膏药之力，断不得睡。又非以膏药安产妇之心，而令其睡以俟药转，亦不得睡。此中有医意焉，所以历试俱验凡虚劳症，无病可疗，仿此。曾见有难产者，或以硝黄下之，或以蓖麻等拔之，卒无一效，而临死时自揭其衣者有之，此阳气外尽之故也。医理精微，在人静悟。聊举此方，质诸当世，以见膏药可以自造，不必古人曾有此方也。其余尚有灵霏膏、泰山石刻膏、七宝遇仙膏、灵砂膏、延龄膏、清补膏、温补膏、伤风发散膏、伤寒发散膏、三时感冒双解膏、东丹温症解毒膏、内伤退热膏、热结膏、冷积膏、火郁膏、阳症荡热膏、阴症逐寒膏、中寒回阳膏、阴痧救急膏、健脾膏、清胃膏、温胃膏、和胃膏、清肺膏、温肺膏、清心化痰膏、养心安神膏、清肝膏、养肝膏、平肝膏、温胆膏、三一柴胡膏、清肾膏、温肾膏、保精膏、种玉膏、润肠膏、涩肠膏、通治风热膏、通治湿热膏、通治寒湿膏、渗湿膏、辟湿膏、开郁膏、理营膏、止衄膏、行瘀膏、控涎膏、消胀膏、减渴膏、

中医临床实用经典丛书（大字版）

理瀹骈文

敛汗膏、开膈膏、癫痹膏、化痞膏、疟疾膏、痢疾膏、妇人调经膏、固经膏、安胎膏、卫产膏、小儿清热膏、消食膏、定惊膏、补脾膏、化痰膏、平疳膏、杀虫膏，共数十种，皆本古方增减为之。惟皆新制，试用未几，未能自信，姑存其名，如文之有题，能者可自造焉。

余所著骈文，因文以立法，自比于《酒经》《茶经》《书谱》《砚谱》之例，别为膏药录耳。所以苦心求索者，欲其句句皆可见法，不徒贵症症皆各有方外治古无书，故所重在分别立法以示后，与刻医方不同。而或嫌未分门类，方不尽可用，语亦过深，此诚所短也。余拟于文中，摘其精方，更博采他书，益取其精，先列辨证，次论治，次用药，每门以膏为主，附以点、揸、熏、擦、熨、烙、糁、敷之药佐之膏除通治者另为一门外，如伤寒在表，则用姜葱等膏为主，附以麻黄散点眼，川芎散鼻，香附擦背，紫苏熏腿弯，诸发汗药佐之。入里则用万灵等膏为主，附以田螺、硝石敷法，以代五苓；大黄、枳实熨法，以代承气，诸下药佐之是也。举此为例。仿王氏《古方选注》、汪氏《医方集解》体为之注解，并详所属经络穴道，眉目既分，义理亦出。取病之法，亦确乎有据。而骈文作为自序，总其大要，见浅见深，听之观者。衰年精力不逮，愿俟诸后之君子焉。济人之心，我知天下必有同也脉取十要，并柯氏反看正看十法，与徐灵胎抉死生说可矣。

上各条皆数年来阅历之言，余初亦未敢谓外治必能得效，逮亲验万人，始知膏药治病无殊汤药，用之得法，其响立应。衰老稚弱，尤非此不可。今人遇病，不问大小、轻重，辄云服药，众口一辞，牢不可破，有虽欲不服而不能者矣，此其故，亦由于未知外治之法耳，未知外治法之能得效耳。间有不效者，乃看症未的，非药之不可效也。然即不效，亦未至成坏症，犹可易他法以收其效。兹特将平日读书、临症者录而出之，以为欲学外治者之一助。自问不同门外揣摩，空言欺世，其中书不尽言，言不尽意，在人引伸触类，自为推广，此其大略也。至于道之不同，固有不必强相谋者，吾惟悯生命之多枉，自抒愚者之一得而已。总之，内外治皆足防世急，而以外治佐内治，能两精者乃无一失。吾为医家计，似不可不备此外治一法。若谓吾薄内治，则吾岂敢内科兼用膏药，未尝非计，病家亦甚乐从，吾乡近已有行之者？

《集证》二卷嗣出。《兰台轨范》云：有人专用丹溪摩腰方方载篇中治形体之病，老人虚人极验，其术甚行，或加入倭硫黄、人参、鹿茸、沉香、水安息，或单用麻油、黄蜡为丸，如胡桃大，烘热摩腰，俟腰热扎好，一丸可用数次。若腹中病亦可摩，此见外治之法，古未尝不行也。又王晋三云："喉风急症，舍吹鼻通肺之外治，别无他法。"陈修园于鹤膝风症云："有雷火针方载篇中及陈芥子末、葱涕、姜汁调涂外治二法，不可不知。"此见外治之法，今亦重之，又《汇参》云："金沸草散原治伤寒痰嗽，或以熏舌胀遂愈。"此见内治方可移为外治也，皆证也。

《辑遗》四卷嗣出篇中挂漏之方，与友朋寄示良方，皆载入卷内，以备好事者重刊时酌换。方不必多，法宜多也。

续增略言

古医书均有治验。余学外治十余年，日施济数百人，专以膏为主，而糁药、敷药辅之，其治愈不可胜计。膏药之外，别有数法，与服药相通者，病者必欲服药，每以此塞其请，用之颇有奇验。虽从窍入，而以气相感，仍属外治，有益无损。可以尝试，可以更换，与膏药亦并行不悖。今载于后，并详取意与其用法，以待推广。

大凡上焦之病，以药研细末，嗜鼻取嚏发散为第一捷法，不独通关、急救用闻药也。连嚏数十次，则腠理自松，即解肌也。涕、泪、痰、涎并出，胸中闷恶亦宽，即吐法也。盖一嚏实兼汗吐二法，不必服葱豉汤也。前贤治伤寒、中风、伤风、时疫、温症由肺逆传，尤宜取嚏、喉风、赤眼、牙疼等症，皆有嗜药，亦使病在上者从上出也。其方多以皂角、细辛为主，藜芦、踯躅花为引，随症加药。如伤风热，头疼、赤眼、喉肿、牙疼者，用羌活、防风、荆芥、川芎、白芷、薄荷、细辛、蔓荆子、踯躅花、雄黄、硼砂、青黛、黄连各一钱，生石膏、风化硝各二钱，鹅不食草三钱，僵蚕一钱五分，蝉蜕五分，皂角一两研末，含水吹鼻。含水者，但取其气上行，不令药入喉也。毛养生治重伤风，单用鹅不食草一味研，涕泪出即清爽，可与此方相证。王好古解利伤寒，用藿香、藜芦、踯躅花研末嗜鼻，此方可代藿香正气散用，亦可合不换金正气散用。如治冬月正伤寒头痛者，以麻黄易藿香亦可。中风吐痰用皂角、藜芦、明矾嚏鼻，或以人参、藜芦并用，一取其相反为用，一取其攻补兼施也，虚人宜之。又斟酌活变之法也。大头瘟及时毒燃肿喉痛，用延胡一钱五分，川芎一钱，藜芦五分，踯躅花二分五厘，嚏鼻，嚏出脓血痰涎为度。时感及湿温等症，用辟温散，苍术五钱，细辛三钱，大黄、贯众、姜厚朴、法半夏、川芎、藿香、羌活、柴胡、前胡、生甘草、防风、白芷、荆芥、独活、枳壳、香附、薄荷、陈皮、神曲、炒石菖蒲、草蔻仁、香薷、广木香、丁香、雄黄、桔梗各一钱，朱砂五分，皂角二两，研末嚏鼻。曾有发热、头痛、恶寒、无汗并肚泻者，用此取嚏而汗自出，泻亦止。是发散之中即兼升提，一法两用，较服升药_{升麻之类}尤速。外证肠出不收，及产妇子宫不收，取嚏即收，亦是此意。凡欲升者，均可以嚏法升之也。又夏月治湿病者，以瓜蒂、赤小豆含水嚏鼻，清肺金而水自下趋，胸中之水或吐、或泻而出。小便不通，探吐提气而水自下，则知嚏法能上升亦能下降也。如不用嚏，可用湿纸包药塞鼻亦同。古方治喉闭不能下药者，每用窒鼻法，得嚏而喉自宽。又治鱼卡喉者，用大蒜窒鼻不令透气，其骨自下。盖其气能达到也，故窒鼻亦能得效。虚人或参以吸法，如治血虚头痛，用熟地煎汤，置壶中吸其气法。产妇有用四物煎汤，令药气满房吸受法。膈冷嗅附子，脾寒嗅肉桂，即以窒鼻为嗅亦无不可，此代内服之一法也_{吸与内服同，但不对即可去之，不至于留患耳}。至上焦之病，尚有涂顶_{顶为百会穴，此一穴与腿上足三里穴、背后膏肓穴、脚底涌泉穴，百病皆治}，覆额_{额属天庭，主百病，病人黑气出天庭者凶，故急症多用生姜擦天庭}，罨眉心_{眉心属肺主咽喉，吕祖有一枝梅试法，小儿多治此}，点眼_{眼主五脏，肝病尤宜治此}，塞耳_{耳属肝、肺、肾。又鼻口相通，故鼻衄、齿衄、牙痛及疟疾者每治耳}，擦项_项

中医临床实用经典丛书（大字版）

理瀹骈文

为太阳经风门、天柱所属，风常从此入脑。又，截衄有涂项方及肩，又有扎指中指属心。鼻衄，分男左女右扎此。产妇鼻衄，非此不救。疟疾亦有扎指法。又，大指外侧一韭叶许名少商穴，治喉症用三棱针刺之即散，握掌掌亦属心，心主汗，故握药能发汗。治积聚及老人虚寒便秘，握药又能下积。中风，用蓖麻仁半粒，捣烂涂掌上，摊掌于纸簿，掌上置碗，以热水冲入碗中，静坐片时亦汗，敷手腕大指、二指手背微窝处为经渠穴，治牙痛久而不愈，用蒜泥敷之，过夜起一小泡，挑破愈。并治喉肿，涂臂黄疸有涂臂大肉方。又，内关穴在腕上积三个中指长即是，曲泽穴在臂膊弯上三寸是，疟疾治此。又，曲池穴即臂弯，为手三阴所汇之处，乃治手经要穴也之法。膻中即心口，为上焦诸病之所生也，凡病皆宜治此。其皮最薄易透，或连下胃脘穴贴、背心前后心相应，病多从俞入，故有擦背法及心背两面夹贴之法两处，尤为上焦要穴，治病握总之处。太阳穴则头疼者所必治也。方法俱见文中，兹略举其端以醒眼目。

　　中焦之病，以药切粗末炒香，布包缚脐上为第一捷法炒香则气易透，且鼻亦可兼嗅。如古方治风寒，用葱、姜、豉、盐炒热，布包掩脐上；治霍乱，用炒盐布包置脐上，以碗覆之，腹痛即止；治痢，用平胃散炒热缚脐上，冷则易之；治疟，用常山饮炒热缚脐上，其发必轻，再发再捆，数次必愈是也。此法无论何病，无论何方皆可照用。昔人治黄疸用百部根放脐上，酒和糯米饭盖之，以口中有酒气为度。又有用干姜、白芥子敷脐者，以口中辣去之，则知由脐而入无异于入口中，且药可逐日变换也。又治伤寒食积，寒热不调者，用一寒一热之药为饼置脐上，以熨斗盛炭火熨之，或空中熨之。治阴症者，用炮姜、附子、肉桂、麝香、吴萸末，绵裹放脐内，上盖生姜片，以葱切成碗粗一大束，扎好放姜上，熨斗熨之，或铁烙烙之，葱烂再易，此是加一倍法，皆所以逼药气入肚也。治风痛者，敷药后以桑枝燃火逼之。治乳痈者，捣葱铺乳上，以瓦罐盛炭火逼之，汗出而愈，亦是此意。畏炭火者，用瓦罐盛热汤，或糠火熨，或手摩之，皆可治。大热症不用火，以冷水逼之。治寒热交混者，冷热互熨之，此在临症制宜矣。至背后脾俞、胃俞有须兼治者，又有熏脐、蒸脐、填脐法太乙熏脐法，附子填脐法，及布包轮熨等法如脾实者，用枳壳、陈皮炒熨。脾虚者，用糯米炒熨，能助脾运。阴寒症，用吴萸、蛇床子炒熨之类，俱见文中，可随症酌用。

下焦之病，以药或研或炒，或随症而制，布包坐于身下为第一捷法。如水肿捣葱一斤，坐身下，水从小便出，小便不通亦然。水泻不止，艾一斤坐身下并可缚脚心至膝盖，微火烘脚，泻自止是也。一属前阴，一属后阴，凡有病宜从二便治者仿此。治疝者用灶心土或净砂，炒过，加川椒、小茴末拌匀，隔裤坐之，并用布袋盛药夹囊下，又是一法。妇人痨症，有烧热砖淋药水，布包垫毡片坐法。痨多属肝肾之损，故治在下部，此又是一法。则知下部之病，无不可坐。若内服药不能达到，或恐伤胃气者，或治下须无犯上、中者，或上病宜釜底抽薪者，更以坐为优矣。又治鼓肿及秘结，有煎药水倾桶中坐熏者，即用峻药如硝、黄、遂、丑、轻粉之类亦不至大伤元气。又治久痢人虚，或血崩脱肛者，不敢用升药，用补中益气煎汤坐熏。产妇阴脱，用四物煎汤加龙骨入麻油熏洗，皆与坐法一例，或泻或补任用。古治妇人本有坐药，但以导为坐，不如坐身下者可用大剂，或有宜导者不妨兼用。蒋示吉云：治老人、虚人、产妇便秘，用导法最妥方中导方不少。此又代内服之一法也。再下焦之病，有摩腰法腰为肾府。《简便方》用黄蜡、麻油为丸，如胡桃大，摩

中医临床实用经典丛书（大字版）

理瀹骈文

腰，俟腰热扎之，并可摩腹中诸病、**暖腰法**、**兜肚法**。又，**命门火衰**治此、**脐下**脐下三寸为下丹田，即关元也。脐下二寸为气海，一寸为阴交，皆肝肾要穴。古灸法治阴症，每于此回阳，如欲用肉桂引火归元，用破故纸纳气归肾者，糁敷脐下最妙、**膝盖**、**腿弯**即委中穴。膝盖腿弯，皆足三阴所汇，故阴症及三阴症皆敷膝盖。又，治阳虚者，有蔽膝缚法，方见文中。伤寒有熏腿弯法，喉症有刺委中穴法，治痧者亦有之。又，治鱼、禽、兽骨卡喉者，用灰面四两，冷水调敷膝盖一时之久，其骨不知消归何处。愚按：亦是引下法，但未解其用意，录此以俟知者，如能推之，则用法可无穷矣、**腿肚**三里穴在膝盖下三寸外旁，属阳明胃经，亦是下部要穴。西医治肺病，有白芥贴腿肚引下法、**脚跟**与肺肾俱相通，治肺肾宜知此、**脚趾**脚趾与手指同，灸穴甚多，亦有掐法、扎法，宜参看、**足心**涌泉穴。凡治下部肝肾之病，皆宜贴足心。又，引热下行，如衄血、吐血、水泻、噤口痢、赤眼、牙痛、耳痛、喉风、口痦等症。又，假阳症，皆宜用附子、吴萸、川乌等药敷足心，或微火烘之，亦有贴大蒜片者。又有囊盛川椒踏者，浸热汤者，亦有加牛膝、蚓泥为导者。治孕妇热症、保胎，用凉药敷脐下，并用井泥涂足心，云胜用罩胎饮。治阳虚者，古有涌泉膏。又，缩阳有擦足心法，皆见文中**诸法，下焦之法备矣**。

　　此三法虽分上、中、下三焦，而凡上焦之症下治，下焦之症上治，中焦之症上下分治，或治中而上下相应，或三焦并治如治鼻衄者，清肺热并清胃热与肾热之类，乃子母相通之理也。可推，其法俱不出于此。不独可代内服，并可助膏药之所不及。凡古方之有效者，视症加减，无不可为吾用，只须辨症分明《骈文》注中于辨症甚详，有未备者，可参之古书，一无拘牵顾忌。医有数不治，外治则见得到即行得到，是诚至善者。

　　余施诊专以膏药为主，因贫人购药为难，膏药则更便也。凡治上焦风热及内外热症，并用清阳膏本双解及败毒诸方推广。外感风热，初起头痛者，以一膏贴太阳并风门，风即散，无传经之变。内热者兼贴膻中，夹食者并贴金仙膏。如入里后欲清者，加硝石散即犀角、白虎、紫雪诸方加减糁膏贴。欲下者，贴膏后用硝黄散即承气诸方加减，以鸡子清调，敷胸腹，虽结胸亦能推之使下，屡试皆验。中焦郁积，用金仙膏为多本六郁利气诸方推广。诸病属郁积者多，此膏能和气血，治脾胃百病，气痛、腹痛立效。疟疾，先用金仙膏贴胸口化其痰、食、暑、湿即轻。数发后可截者，用散阴膏加药末即肉桂、丁香、吴萸、灵仙、白胡椒、白芥子、草果等份，或加巴霜少许，贴项后第三、第四骨两骨中间，先一时用生姜擦后再贴，并贴一膏于脐上不必加药，再以生姜两块捣敷两膝盖，轻者即愈，重者两张必愈。三阴疟，虽数年者亦效，忌口十日，免复发，并无后患。痢疾，无论老少皆用金仙膏，一贴胸口，一贴脐上，轻症半日腹响泄气，小便通利，胸中廓然即愈；重症逐渐减轻，不过数日亦愈。此二症夏秋最多，余治愈不止万人轻症用膏三分，重症用膏一钱，特为拈出。下焦寒湿用散阴膏为多本五积、三痹诸方推广。近照《骈文》后所载方，又有加味。盖膏药与汤剂异，虽多不碍，有黄丹协和，且每料用油既多，药不能不多也，若上热下寒者贴足心，脾虚泄泻者贴脐并对脐，皆效。风寒湿痹，筋骨疼痛及跌打闪挫，一贴即愈。三膏治症甚多，内外证皆可用，此举其至验者，余膏如行水专治湿热通利、养心、清肺、滋阴、健脾、扶阳数膏，皆不可少，亦有试皆效。重症酌用糁末专治尤应，外证则始终只用云台一膏，加以敷药、糁药，亦不用内托服药，并不用刀针升降等药也。拟将全方另为刊刻，故兹不多赘。

　　明·喻嘉言先生《寓意草》载"与门人定议病式"云：某年某月、某地、某人、年纪若干，形之肥瘦、长短若何，色之黑白、枯润若何，声之清浊、长短若何，人之形志苦乐若何，

中医临床实用经典丛书（大字版）

理瀹骈文

病始何日，初服何药，次服、再服何药，某药稍有效，某药不效，时下昼夜孰重，寒热孰多，饮食喜恶、多寡，二便滑涩、有无，脉之三部九候何候独异，二十四脉中何脉独见、何脉并见，其症或内伤、或外感、或兼内外、或不内外，依经断为何病，其标本先后何在，汗、吐、下、和、寒、温、补、泻何施，其药宜用七方中何方，十剂中何剂，五气中何气，五味中何味，以何汤名为加减和食，其效验定于何时。一一详明，务令纤毫不爽，据此则医岂易称哉？妄为下药，不效归于病，嘉言所警也。外治知为高明所笑，求免于过而已，阅者鉴之。

钱唐诸生汪画山，名祝尧，余从妹婿也，为人谨厚，待人以诚，深于内外医道，著有《外科易知》二十卷，未刊而殁。前与余避兵海陵，助余散给膏药，因论及外治之道，余曰：亦不外天地万物之理，与前圣相传之心法。余文前半征引用考据体，详列古方以为案；后半发挥用议论体，直陈己见以为断。虽未必悉当，而要与内治说不同。其中"如观水影之浮沉"等句，外治之诊也。"天取其气"等句，外治之制药也。"毋犯所忌"等句，外治之临症施疗也。而一切点眼、枕耳、窒鼻、抹胸、缚脐、坐身、蔽膝、裹足诸法，临症之变化也，是皆道之所著也。维膏与药一段，抉内外治殊途同归之旨，乃道之大原也。苟能推之外治，其亦无穷尽也乎！又问膏药功用如何？余曰：一是拔，一是截。凡病所结聚之处，拔之则病自出，无深入内陷之患；病所经由之处，截之则邪自断，无妄行传变之虞。又问膏药方寸耳，何以遂能伏病？余曰：蚁穴溃堤，知塞其穴，堤自不溃，其理一也。又问膏药能补否？余曰：能补。但经文药以治病，食以养人，殊不言补，所谓补者，辛补肝，盐补心，甘补肾，酸补脾，苦补肺，不以生为补，而以克为补，其义安在？诸公且思之。伊当时颇契余言，恨今不能见也。至画山所著，根抵先贤，自抒己见，足为外科指南。今录其要者，亦可识所学之精矣。一察所因内因、外因、不内外因，谓如内科之求其本也。二望形色，谓高耸、平塌、软坚，与鲜明、昏暗、板活也。痈不尽红也，疽不尽白也以红白概痈疽者浅，疔不尽硬也疔怕软，不怕硬。三分表里，谓受之外者，法宜温托，若寒则皮毛之邪引入骨髓；受之内者，法宜寒利，若温则骨髓之病上彻皮毛，助邪为毒也。四审阴阳，谓治主当缓，如阳分阳邪，阴分阴邪也。治客当急，如阴分阳邪，阳分阴邪也。又过用寒凉，阳变为阴，过用热燥，阴变为阳，是伤而又伤也。五看部分、经络，谓上焦壅塞实候，中焦皆涩滞候，亦乘虚而作，下焦多虚损候。又毒生虚处俱险。又发于节而相应者，由内达外古云内发多不治也。其治法，肿疡则本洁古托里、疏通、行荣卫三法，溃疡则本丹溪补托元气之法，阴疽则本王全生法。而其最重者，一在分消，谓热重者先宜分消，否则气血热而疮口即合，尚防流注也。一在内托，谓邪将内陷者托之，而不使入，内托之功匪浅，即托之而必使出，内托之效亦速也。凡已成不起无脓即宜补托，寒者用温中法。其余辨肿、辨脓以及形症、方药，汇集群书，无不详细核实，惜无力刊传耳。

余亲友中，赵璘书表弟最信余外治法。寓居石港，曾用余膏方十三种，修合济人。且与其内亲胡槎仙，将方翻刻传播矣。近复索余新增方，并询余如何制膏之法，及膏外如何加药法，与汤头如何外用法，盖拟为子弟将来学医行道之式也。余以为膏药与汤药殊途同归之理，文中已详之矣。至于膏之用药，有不得不与汤头异者。盖汤主专治，分六经，用药一病一

中医临床实用经典丛书（大字版）

理瀹骈文

方，日可一易，故其数精而少；膏主通治，统六经，用药百病一方，月才一合，故其数广而多。前明赵府比天膏有百余味，国朝程氏万全膏亦有七八十味，是其征也。然余之初制膏也，亦不敢自肆，惟谨守汤头绳墨而已。以其用之应手，知内外可以同效，于是渐而扩之，视本方有加味者而加焉如越鞠丸本方，香附治气，川芎治血，苍术治湿，山栀治热，神曲治痰食也。气加木香、陈皮、乌药、槟榔、苏叶，血加当归、丹皮、桃仁、红花，湿加白术、羌活、防己，热加黄连、连翘，痰加半夏、南星、瓜蒌，食加麦芽、山楂、砂仁，此就方内加者也。寒加吴萸，火加青黛，此在方外加者也。膏用越鞠方熬者，即照此加味。五积总方，人参、黄连、厚朴、川乌、干姜、茯苓、巴仁也。肝加柴胡、蓬术、昆布、川椒、皂角，心加丹参、黄芩、菖蒲、桂枝、良姜，脾加黄芩、砂仁、吴萸、川椒、肉桂、茵陈、泽泻，肺加紫菀、天冬、桔梗、白蔻仁、三棱、青皮、陈皮、川椒，肾加附子、肉桂、延胡、菖蒲、独活、丁香、川楝子、泽泻、全蝎，此依总方，五脏分加。总方是纲，加药是目，并而合之，只一方也。**酌取其各半**仲景有各半汤，东垣麻黄人参芍药汤，取仲景麻黄汤与补剂各半为之。《纲目》云：凡虚人当服仲景方者以此为式。又云：四物与桂枝、麻黄、白虎、柴胡、理中、四逆、茱萸、承气、凉膈等皆可作各半汤，此易老用药大略也。膏有取古方各半而为之者，仿此，**参诸偶方、复方**二方相合为偶，数方相合为复。偶方如柴平、胃苓、五积、交加、对金饮子，复方如桂枝二越婢一、三一承气、六一顺气之类，**更层累其剂**如调胃承气一方，加之而为凉膈散，再加之而为防风通圣散，再加之而为祛风丹、愈风丹之类，盖层累而加者也，喜其无所窒碍。因思天地之数起于一，而充之以至于十百千万，自有其要。五行亦有相生相制，各安其位，以行其权之理。惟膏可不病其多，乃纵心博览，推古人极则变如风病而筋缩，木极似金也，阳明燥金主筋缩也。热病而舌黑，火极似水也。皆物极而兼胜己之化，乃假症也。假症宜从治法，仲景四逆汤用猪胆汁者，盖为阳虚阴盛从治之法也。可类推，**合则化**如甲己合化、乙庚合化也。盖有制则能化也。化则元者亦为和平矣。药如酸甘、酸辛之合用也。仲景白芍甘草汤即甲己化土也。又，桂枝汤用白芍、甘草，并用桂姜和营卫也，**有交养**水火有交养也，即坎离既济之义也。如盐能补心是也。又如黄柏、知母、胡桃、故纸同用，一金水相生也，一木火相生也。又黄连、肉桂之交心肾也。又八味丸之用桂附，水中补火也，**无偏胜**寒热无偏胜也，即一阴一阳之为道也。若黄连吴萸、黄连木香、黄连干姜、黄柏细辛之相配也。又，补阳者必兼和阴，不使偏胜，用附桂者，宜用白芍和之是也，**母子相及**五行母子相通，病常相及。方书云："虚则补其母，实则泻其子。"亦有母子兼补者，亦有母子兼泻者，如肝实者泻心火，亦泻肾火是也。又，补肺者，益胃津以生肺气，或用参、芪补脾，更用熟地滋肾也。盖子旺能令母实，子虚必盗母气也。五行肺肾为子母脏，**手足相关**手足经皆会于腹也，古方多有手足经并用者。**彻上彻下**言治中者必通彻上下也。中者，脾胃也。诸虚不足，先建其中。中虚则清阳下陷而阴火上干，气血俱伤也。又，脾为中州，必使心肺之阳降，肝肾之阴升，而成天地之泰，所谓上下交而其志同也。若上下不交则否矣。故治脾胃者，当彻上彻下看也。理中之分阴分阳，中满之上下分消，皆此义，**隔二隔三**言正治者，亦有隔二隔三之治也。如心生血，脾统血，肝藏血，血症须按三经用药。归脾汤从肝以生心火，从心以生脾土，是隔二之治也。又如膀胱病而治膀胱，是正治也。因金不能生水而膀胱病，而治肺，是隔二也。更因土不能生金而肺病，而膀胱病，而治脾，是隔三也。治小便不通用车前、木通，又用麦冬、黄芩，又用苍术、白术是也，**或总或合，或通或移之义**总，如心为五脏之主，七情总隶于一心也。又胃为水谷之海，乃三焦、大小肠、膀胱之总司也。合，如肺合大肠、心合小肠、肝合胆、脾合胃、肾合膀胱之类，盖脏腑相表里也。如治肺用花粉以泻大肠，治心用木通以泻小肠也。通，如心与胆通，心病怔忡宜温胆，胆病战栗癫狂宜补心。肝与大肠通，肝病宜疏通大肠，大肠病宜平肝。脾与小肠通，脾病宜泻小肠火，小肠病宜润脾。肺与膀胱通，肺病宜清利膀胱水，膀胱病宜清肺。肾与三焦通，肾病宜调和三焦，三焦病宜补肾是也。**移**，如脏腑寒热相移之类，有薄其所胜者，亦有侮其所不胜者，**原其所从来**如肺主气，肝生血气；中风由于血虚，中寒由于阳衰；火之本气也，痰之本水也之类。**究其所终极**如初起为寒者，久则郁而为热也。初起为热中者，末则传为寒中也，**审其有余，察其不足**如土之不足，木之有余也，古人胃病治肝者此也。水之不足，火之有余也，治肾病先清君、相二火者此也。心为君火，肝为相火也。又阳有余而阴不足者，宜补阴再泻阳也；阴有余而阳不足者，宜补阳再泻阴也；**预事以防患**如治肝病者先实其脾，治心病者先保其肺之类。实脾者恐木克土也，金之源绝则木无所制矣。保肺者恐火烁金也，水之源绝，火无所制矣。又如用热药者防其涸阴，用凉药者防其伤胃也；**广略以取胜**如治水者，实脾者守也，泄水者攻也，兼发汗为三法。三法备举者，广略以取胜也。又如治中风者，顺气、活血、清心、化痰兼疏风也。治虚人之火者，或火太盛者，不能但用寒凉，宜温散甘缓兼补阴也。退热者宜清心、调血兼滋肾也。盖热生于心，心妄动而热不能退；亦热能伤血，血滞则气郁，而热愈不退也。又如助金以平木者，更扶土以抑木，泻火以泄木也。培土以制水者，更益火以拒水，清金以导水也。补火以生土者，更疏木以安土，利水以实土也。又培土以生金者，必水能制火，而后火不刑金也。此皆不专于一法者也，**同则相统，杂则相并**《金匮》论云："凡症但言风、寒，不及暑、湿、燥、火者，盖寒、湿、燥皆属阴同类，以燥、湿统于寒也；风、暑、火皆属阳同类，以暑、火统于风也。又风为阳邪，燥、火统于风者，盖燥为金气。"古云："次寒故属阴，其复气为火，故又属阳。"如防风通圣散治风、热、燥三症是也。又人参败毒散治风、湿、热三气，五积散治风、寒、湿并气、血、食、痰，六郁汤治湿热并气、血、痰、食，丹溪痛风方治寒、湿、热并血、痰。又十味补心丹补心而统补五脏。天王补心丹补心神，而统魂、魄、智、精、志五脏之所藏者，而为一方也。凉膈散统手足太阳、阳明、少阳、太阴、少阴、厥阴之脉之上膈者，而为一方也。又黄连解毒汤泻亢极之火，兼三焦而统治之也。十鼓取水法以一味为君，而兼五脏，大小肠、膀胱而统治之也。又九味羌活汤药备六经，治兼四时，并治杂症。大金丹兼五运，加三豆，即治疫痘也；**寒佐热佐**如治寒胀者，用吴萸、干姜，佐之以黄连，是热因寒用也。治热秘，用知、柏，佐以桂，是寒因热用也；**通用塞用**如治渴用五苓，治痢用大黄、枳实，是通因通用也。治满用白术、甘草及四君子、补中益气，是塞因塞用也，**阴阳、上下、升降不胶于治**方书云：从阳引阴，从阴引阳。又曰：阳病取阴，阴病取阳。又曰：阴中求阳，阳中求阴。盖阴阳互根也。又曰：上病下取，下病上取。如久嗽为喘，而气泄于上者，宜固其肺，尤宜急固其肾也。如久遗成淋，而精脱于下者，宜固其肾，尤宜兼固其气也。古方治喘用破故纸纳气归肾，治遗及小便不禁，俱用鹿茸、五味等药，提阳固气，不使陷下可见。又曰：水升火降，盖水火失其升降则病。故心热宜补肾，肾水升则心自不热也。肾寒宜补心，心火降则肾自不寒也。又曰：将欲升之，必先降之；将欲降之，必先升之。又曰：清阳不升，则浊阴不降。又曰：浊阴出下窍，而清阳自宣化于上矣。古有升降散是也。又如六郁汤，苍术、香附同用，天门冬散升麻、大黄同用，清胃散升麻、石膏同用，泻肝汤羌活、防风、胆草、大黄同用。又顺气汤升麻、柴胡、黄柏同用，黑锡丹黑铅、丹铅、硫同用，头瘟方大黄、姜黄、蚕、蝉同用，皆具一升一降之义。可推；**表里、温凉、补泻之药咸备**如仲景之方至精简者也。而《金匮》所载鳖甲煎丸、薯蓣丸皆二十余味。汇集气血之药，攻补兼施，是方中用药非一定也。后之秦艽、续命，皆治六经中风之通剂，麻黄白术汤为足三阳、足三阴通治之剂，合四君、五苓、补中、平胃、麻黄、吴萸、解毒为一方，内中表里、寒热、补泻之药咸备。盖治证既多，故所用药品亦

中医临床实用经典丛书（大字版）

理瀹骈文

多也。膏本其意，而更加推扩耳。虑其或缓而无力也，假猛药、生药、香药猛药如附子、川乌、南星、巴豆、大黄、黑丑、葶苈、甘遂、大戟、芫花、木鳖仁、蓖麻仁、穿山甲、轻粉之类，观音膏用甘遂、蓖麻为君可证。生药如姜、葱、韭、蒜、薤、槐、柳、桃、桑、榆、凤仙、苍耳、菖蒲、艾叶、花椒、茱萸、芫荽、白芥子、马齿苋及诸草药之类，皆膏内应用之药。补膏亦宜酌加者，盖虽少减补力，而气藉以达到，且邪不去，补亦无益。寓攻于补，补乃得力。若十补不一泻者，固少也。余膏能多验者，用此法也。《骈文》中有十宝膏，可以通治百病。凡膏内皆可加入香药，如苏合油、十香丸、冰片、麝香、乳香、没药之类，率领群药，开结行滞，直达其所。俾令攻决滋助，无不如志，一归于气血流通，而病自已，此余制膏之法也。

盖积十数年之苦心，统会前人用药之旨前人用药，皆本五行生克之理。即如《骈文》注内"七情，恐能治喜，怒可治思"之类，此以五脏之相克推也。邵公睹人面与脚掌相应，而知误服何药，此以五色之相克推也。皆是五行之生克变化也，医不能外五行也，于汤药外，自为变格既变内治为外治，故方亦不能不变，而别开一门者也今人但知痞癖用膏，风痹用膏，不知一切脏腑之病皆可用膏。余阅历十年，施送数万人，深知其效，故不惜为后人告也。草创者多疏，因其有效，特自珍重。规模始具，究未可云完也。倘如太极图、回文诗斯妙矣，是真可万应也现在重订膏方二十余种，皆有百十味。其中如清阳膏治上焦风热，散阴膏治下焦寒湿，金仙膏治中州脾胃郁积，寒热不和之症，三膏表里上下可通用。行水膏佐金仙通利三焦，并治一切湿热下注之症。云台膏则统治外证。五膏为用最广，亦最验，藜藿人尤相宜。余一年施济约膏大小二十万张，五膏十居其八九。其余之膏，若清心、养心、清肺、温肺、平肝、健脾、温胃、滋阴、扶阳、大补等，及妇人调经、固经、安胎、催生、卫产等，特参用之耳。昔龚氏谓：人病不外阴寒阳热，以五积通圣治之，病无不愈。余即本其法，较龚氏更为推广，惜不得龚氏斟酌耳。学者欲制膏行道，勿以余为法，当于古汤中求之。一则取法乎上者，斯得其中；二则自得者，有逢原之妙。仲景医之祖，其方实为立极之方，如麻黄、桂枝、青龙、白虎、柴胡、葛根、黄芩、黄连、栀子、泻心、陷胸、承气、猪苓、五苓、茵陈、十枣、白头翁、阿胶、抵当等方，及理中、建中、吴萸、四逆、附子、真武、白通、白散、久痛丸等方，其药峻厉而份两又大，实能起人之死。昔唐许氏云：用仲景之法，不用仲景之方，盖亦以其药之峻厉也。丹溪云：用东垣之药，效仲景之处方，盖亦取其份两之大专而得力也。今人用仲景方者，多代以他药，减其份两，实非仲景本旨，若合而为膏正是相当古之三两，今之一两；古之二两，今之六钱半；古之一升，今之二两五钱也。余谓合膏竟照原文份两，不必折算。再遵其法以为加减，真可以应变不穷。或以为仲景之方高简，而其法更精严，一丝不能乱。喻嘉言、柯韵伯、王晋三诸君所阐发，中材且未必解，又何能用？只宜降格以求多其药味，以幸有功。或庶几其不谬，则亦可于后贤诸方中择之，取官方之素效者，与秘方之奇验者方书所载，有异人传授绝奇验者，如吕真人七宝如意丹、回生丹、遇仙丹、龙宫方之类，较官方稍峻，汤头中不能用，合膏极妙，约以三四十种，以一方为主，如汤之有君药，参以二方三方，如汤之有臣、佐、使药不能参者，不必妄参。风归风上清散、芎芷香苏饮、羌活愈风汤、小续命汤、祛风至宝丹、辟巽锭子、十香保命丹、八宝回春汤、危氏一粒金丹之类。此十方虽有伤风、中风之殊，然同是风，膏可通用。其中有温有凉，须分一温一凉两种合。喜用何方，即用何方合，便是各人必得秘方。余不传方而传法者以此，下仿此推，寒归寒冲和汤、香葛汤、沃雪汤、麻桂饮、姜附汤、五积散、回阳救急汤、阳旦汤、加味理中汤、厚朴温中汤之类。此十方专治寒，系是

中医临床实用经典丛书（大字版）

理瀹骈文

一类，不拘用单、用复，皆可合。但寒有真假，膏不能混同，假症用时甚少，可分一大一小两种合，或假症竟于临时用敷熨法亦好。下仿此推。医方有万，此不过举其例耳。用法听人自为变化，即另用方合，均无不可，不限定也，**温热归温热**荆防败毒散、普济消毒饮、龙虎双降散、防风通圣散、五瘟丹、人中黄丸、犀角大青汤、消斑青黛饮之类，**暑湿归暑湿**解暑黄金丸、清暑中和饮、清暑益气汤、二香散、六和汤、桂苓清露饮、羌活胜湿汤、苍术白虎汤、平胃散、正气散、神祐丸、清燥汤之类，**气归气**逍遥散、六磨汤、六郁汤、平气散、乌药顺气散、木香调气散、苏子降气汤、蒜红丸、六君子汤之类，**血归血**当归补血汤、生津养血汤、六味地黄汤、犀角地黄汤、三黄四物汤、桃仁承气对子、东垣固荣散、三和汤、芍药汤、止衄丹、地榆散之类，**痰归痰**清气化痰丸，清火豁痰汤、竹沥达痰丸、木香和中丸、顺气消食化痰丸、滋阴清化丸、蠲饮枳实丸、涤痰汤、姜桂丸、胡椒理中丸之类，**积归积**枳实导滞丸、木香槟榔丸、加味五香丸、感应丸、攻积丸、化痞丸、温白丸、香棱丸、茴香丸、金露丸、万病丸之类，**水归水**一元散、八正散、浚川丸、舟车丸之类，**火归火**升阳散火汤、黄连解毒汤、加味大金花丸、凉膈散、滋阴降火汤、人参竹叶汤、四顺清凉饮、地骨皮散、清骨散、坎离既济丸之类，**心、肝、脾、肺、肾，各归其脏**心如天王补心丹、九味清心丸、十味补心丹、桃灵丹、准绳牛心丸、古庵心肾丸之类。肝如龙胆泻肝汤、当归龙荟丸、芦荟丸、地仙散、洗肝汤、补肝散之类。脾如温脾汤、香砂六君汤、圣济大建中汤、调中健脾丸、实脾饮、归脾汤、补中益气汤、温经益元汤之类。肺如麻黄散、清金降火汤、滋阴保肺汤、清燥救肺汤、清肺汤、香苏温肺汤、杏子汤、补肺汤、鸡鸣丸之类。肾如滋肾丸、三一肾气丸、温肾丸、八味丸、菟丝子丸、安肾丸、补真丸、四神丸、金锁丹、地黄饮子之类，**胆、胃、大小肠、膀胱、三焦，各归其腑**胆如加味温胆汤、半夏散。胃如清胃丸、清胃石膏汤、甘露饮、沉香温胃丸。小肠如导赤散、分清饮。大肠如泻白汤、润燥汤、养脏汤、实肠散。膀胱如葵子丸、既济丸。三焦如枳壳丸、《局方》木槟丸之类。有散有敛，有清有温，有凉有热既就上方分别，有攻有补攻如加味陷胸、六一承气之类。补如大造丸、太极丸、二至丸、再造丸、九转丹、七宝丹、人参养荣汤、保真丸、固本丹、滋阴百补丸之类。今之参茸膏、暖脐膏、涌泉膏，皆补药也。医家信参、茸等，而不以余之补膏为然，何也？以上诸方，皆出《东医宝鉴》及《沈氏尊生书》《成方切用》《集验良方》等书，乃余膏所本，因杂录之，以备采择，更与博闻多识者考订焉。于分别之中，各方各具包贯之理，斯为精括如一方治火，而凡经言皆属于火者，悉包贯也。就中去其平淡无力之味，易以他方力厚之品，加以引药见上。大约姜、葱、槐、柳、木鳖、蓖麻、凤仙、菖蒲、山甲、轻粉之类，方方须用。若韭、蒜、桃、桑、芥、椒、萸、艾之属，有加有不加。又如延胡、木通、细辛、灵仙、木香、乌药、苏合油及一切行气、开窍、通经之品，量症加用。大不过三十味，小不过十余味。重其分两，拣道地之材而合之。油可老，丹不可老每干药一斤，约用油三斤或二斤半。鲜药一斤，约用油半斤或一斤。先浸后熬，熬枯后去渣，将油再炼至滴水成珠，称之，视前油约七折上下。每净油一斤，下炒黄丹六两收。盖膏蒸一回则老一回，嫩则尚可加丹，老则枯而无力，且不能黏也，膏成和之以胶膏成后，将锅取起，俟稍温以皮胶一二两，醋酒炖化，乘热和入，则膏黏。勿炒珠，炒珠无力也。先以一滴试之，不爆方下，须搅千余遍令匀，愈多愈好。浸水中出火毒，瓦钵分储，勿使见风。每膏可各自为用，两三膏亦可并而用，尽足应酬矣。此虽为中材说法，然是制膏之权舆，于膏为正宗，用之既熟，即可用仲景之方。盖诸贤方亦本于仲景，沿其流者自能讨其源也。余膏系有意为变格，故多至百余味，实不如此之分晰精当且有变化也。此亦经十余年体验，由博将返于约而始知之也。或更以药肆中丸散方，取其峻厉者，亦加引药合而为膏，更通行也药铺丸散，皆依

中医临床实用经典丛书（大字版）

理瀹骈文

古方修合。如治肺经痼寒喘紫金丹，用白砒、石膏、豆豉。又哮喘夺命丹，用信砒、白矾、白附子、南星、半夏。治火衰补火丸，用硫黄。治肾厥头痛玉真丸，用硫黄、硝石、半夏、石膏。治积聚癖痰饮痼疾木香硇砂丸，用硇砂、巴豆、三棱、莪术、干姜、白芷、木香、青皮、胡椒、干漆、大黄、槟榔、肉蔻仁，或加附子、肉桂。数方用砒、硫、硇砂，虽素称灵验，人多畏服，改而为膏，则如京师之硇砂膏，人无所忌，可通行矣。又如治痰有沉香滚痰丸、控涎丹、小胃丹、青州白丸子、蝎麝白丸子，治积有槟榔消块丸、备急丸、抱瓮丸、温白丸、万应丸、万病丸，治水肿有舟车丸、苏葶丸、黑白丑散，治胀有消胀丸，俱是峻药，亦可改用。至如苏合丸、牛黄清心丸、抱龙丸、至宝丹、金虎丹、活命金丹、紫雪丹、活络丸、蟾酥丸等药，不须再改，以备糁敷摩擦之用可也。凡方书峻厉之药，均照此推。贴穴不过前后身、上中下三部，大约心口、脐眼为多。已见前略言，不赘。

加药之法，始于观音膏，用甘草捣敷膏君甘遂，药敷甘草，二物性反，正取其相激为用。凡敷药须与膏相应，可推；霏云膏用巴豆纳脐，再用膏盖来膏统治，巴豆专治，症重故用劫药。凡糁药皆用治此一症之要药，可推。后之平肝、暖胃、截疟、化痞、止泻、蠲痹等膏，各有加药，余糁敷亦由此推广，惟其中有当加者，有不必加者，且有不可加者，全在临症活变，不能刻舟求剑。故余不敢传人，而教人亦于医书中寻究也。仲景诸方，其加药法各有精理，能师其意施之于膏，正自绝妙如桂枝汤加桂，加葛根，加厚朴、杏仁，加芍药，加附子，加大黄。又，葛根汤加半夏，黄芩汤加半夏、生姜，柴胡汤加硝，白虎汤加参，四逆汤加吴萸、生姜。即此数方，而表里寒热补泻已备矣。其余可为加药用者，本草外若《雷公药性赋》如心痛欲死，速觅延胡，益食加觞，须煎芦朴之类，皆单方也。一句一法，余文前半仿其体、东垣药例头痛用川芎为君，巅顶痛用藁本，肢节痛用羌活，腹痛用白芍，恶寒加官桂，恶热加黄柏，腹中实痛用大黄、芒硝，胃寒痛用草蔻仁，胁痛或寒热用柴胡，小腹痛用青皮，气痛破气用枳壳，血痛和血用当归，调气用木香，破血用苏木、桃仁，心下痞用黄连，宿食不消用枳实，腹胀用厚朴，腹中窄狭用苍术，痰用半夏、陈皮，风痰用南星，上热用黄芩，中热用黄连，下热用黄柏，三焦热用栀子，小便涩数用泽泻，膀胱有火及下焦湿热用防己、草龙胆、黄柏、知母，饮水多用白术、猪苓、泽泻，口渴用干葛，嗽用五味子，水泻用白术、芍药、车前子，茎中痛用甘草梢，补气用参，内伤虚汗用黄芪，喘用阿胶、**东垣十二剂**原方十剂：轻可去实，麻黄、葛根；宣可去壅，生姜、橘皮；泄可去闭，大黄、葶苈；通可去滞，木通、防己；涩可去脱，牡蛎、龙骨；燥可去湿，桑白皮、赤小豆；滑可去着，冬葵子、榆白皮；重可去怯，磁石、铁粉；润可去枯，紫石英、白石英；补可去弱，人参、羊肉。东垣加寒可去热，大黄、芒硝；热可去寒，附子、官桂，为十二。《古方选注》：仲景麻黄、葛根汤，轻剂也；栀豉汤、瓜蒂散，宣剂也；陷胸、承气汤，泄剂也；五苓、十枣汤，通剂也；石脂、桃花汤，涩剂也；麻黄连翘赤小豆汤，燥剂也；猪胆、蜜煎导，滑剂也；龙骨牡蛎汤，重剂也；黄连阿胶汤，润剂也；理中丸、附子汤，补剂也；白虎汤，寒剂也；白通汤、四逆汤，热剂也。《医方集解》《成方切用》，分门本此、**东垣脏腑温凉补泻之药心**：温用当归、吴萸、肉桂、苍术、菖蒲，凉用犀角、生地、黄连、连翘、麦冬、朱砂，补用远志、天冬、菟丝、茯神、金银箔、炒盐，泻用苦参、黄连、贝母、前胡、郁金。小肠：温用巴戟、茴香、乌药、益智，凉用木通、通草、黄芩、花粉、滑石、车前子，补用牡蛎、石斛、甘草梢，泻用葱白、苏子、续随子、大黄。肝：温用木香、肉桂、半夏、肉蔻、陈皮、槟榔、蓽茇，凉用鳖甲、黄连、黄芩、草龙胆、草决明、柴胡、羚羊角，补用木瓜、阿胶、川芎、黄芪、山茱萸、酸枣仁、五加皮，泻用青皮、芍药、柴胡、前胡、犀角、桑皮、草龙胆。胆：温用橘皮、生姜、半夏、川芎、桂枝，凉用黄连、黄芩、竹茹、柴胡、草龙胆，补用当归、山茱萸、酸枣仁、五味子，泻用青皮、柴胡、黄连、木通、芍

中医临床实用经典丛书（大字版）

理瀹骈文

药。脾：温用香附、砂仁、干姜、官桂、木香、肉蔻仁、益智仁、藿香、丁香、附子，凉用黄连、栀子、石膏、白芍、升麻、连翘、黄芩、苦茶，补用人参、黄芪、白术、茯苓、陈皮、半夏、干姜、麦芽、山药，泻用巴豆、三棱、枳实、赤芍、青皮、山楂、神曲、大黄。胃：温用丁香、白蔻仁、草蔻仁、干姜、厚朴、益智仁、吴茱萸，凉用石膏、连翘、滑石、升麻、姜皮、天花粉、黄芩、栀子，补用白术、山药、人参、黄芪、砂仁，泻用大黄、巴豆、枳实、芒硝、厚朴、黑丑。肺：温用陈皮、半夏、生姜、款冬花、白蔻仁、杏仁、紫苏子、川椒，凉用知母、贝母、栝楼仁、桔梗、天冬、片芩、栀子、石膏，补用人参、黄芪、阿胶、五味子、天冬、沙参、山药、鹿角胶，泻用麻黄、紫苏、防风、桑皮、杏仁、枳壳、葶苈。大肠：温用人参、官桂、干姜、半夏、木香、胡椒、吴茱萸，凉用黄芩、槐花、花粉、栀子、连翘、石膏，补用罂粟壳、五倍子、牡蛎、豆蔻、木香、诃子肉，泻用芒硝、大黄、续随子、桃仁、麻仁、枳壳、槟榔、牵牛子、葱白。肾：温用沉香、菟丝子、附子、肉桂、破故纸、柏子仁、乌药、巴戟，凉用知母、黄柏、丹皮、地骨皮、玄参、生地，补用熟地、杞子、鹿茸、龟板、五味子、肉苁蓉、牛膝、杜仲，泻用泽泻、猪苓、茯苓、琥珀、木通。肾有补无泻，苓泻，乃泻其邪耳。膀胱：温用茴香、乌药、肉桂、沉香、吴茱萸，凉用生地、防己、黄柏、知母、滑石、甘草梢，补用益智、菖蒲、续断，泻用车前子、瞿麦、芒硝、滑石、泽泻、猪苓、木通。命门：温用附子、肉桂、破故纸、茴香、沉香、乌药、干姜，凉用黄柏、栀子、知母、柴胡、滑石、芒硝，补用肉苁蓉、黄芪、肉桂、沉香、破故纸、菟丝子，泻用乌药、枳壳、黄柏、栀子、大黄、芒硝。按：命门在脐下，旧名内肾，在脐下一寸三分，乃生命之原也，非背后第十四椎下命门俞穴也。凉用知母、黄柏者，盖指相火而言耳。惟治泻痢者当贴后命门穴。三焦：温用附子、破故纸、当归、熟地、菟丝子、吴茱萸、茴香，凉用知母、草龙胆、木通、车前子、黑山栀、黄柏、地骨皮，补用人参、黄芪、干姜、白术、桂枝、益智仁、甘草，泻用黄柏、栀子、猪苓、泽泻、赤苓、大黄、槟榔。按：药例有叶香侣《平易方》所载标本虚实寒热补泻、引经报使之药，较此更详。然即此已用之不穷，只在于善用耳。**东垣引经药**太阳经，手羌活，足黄柏。太阴经，手桔梗，足白芍。阳明经，手白芷、升麻，足石膏。少阴经，手独活，足知母。少阳经、厥阴经，手柴胡，足青皮。手，手经也。足，足经也。此药引当与药例参用、**医书用药大法**须看医书，如"某病某汤主之"之类，兹不备载。又，各症皆有用药大法，今举气血以见例。如治气有四法：气虚宜补，参、芪、术、草；气升宜降，轻用苏子、橘红、乌药、枇杷叶，重用降香、沉香；气逆宜调，木香、陈皮、香附、白蔻仁、砂仁；气实宜破，枳壳、青皮、厚朴、槟榔之类。又，治血亦有数法：血虚宜熟地、当归、杞子、萸肉、鹿胶，血热宜生地、芍药、阿胶，大热宜犀角、栀子，血瘀宜桃仁、红花、苏木、丹皮，血瘀而痛宜没药、乳香、灵脂，血滞宜丹参、益母草，血陷宜升麻、川芎、白芷，血滑宜乌梅、五倍、白及、发灰，血燥宜柏子仁、苁蓉，血寒宜干姜、官桂；气虚不生血，不摄血，宜参、芪、术、草；引血归经用当归；失血不能引气归元，用炮姜、炙草；止血用黑药，如黑荆芥、炒蒲黄、炒灵脂之类。表散之药，太阳风用桂枝，寒用麻黄，阳明用葛根，少阳用柴胡，太阴苍术，少阴细辛，厥阴川芎，此分经者也。麻黄峻散寒邪，桂枝解肌缓散，防风、荆芥、紫苏平散，细辛、白芷、生姜温散，柴胡、干葛、薄荷凉散，苍术、羌活走经走湿而散，升麻、川芎能举陷上行而散，此性味之别也。又，麻黄无葱不汗，山栀无豉不吐、不宣，大黄非枳实不通，芫花非醋不利，附子无干姜不热。又，附子走而不守，得干姜则守而不走。竹沥非姜汁何以行经，蜜导非皂角何以通结？此配法也。又，大黄同白术用则入心，同生姜捣用则不直下，同滑石用则走小便，亦配法也。又，巴豆同黄连用则不烈，同大黄用反不泻，南星得防风则不麻，斑蝥以猪油炒则不毒，半夏泡透则不伤胎，此制法也。黄连治火君药，略炒以从邪，实火硝水炒，假火酒炒，虚火醋炒，痰火姜汁炒，气滞痛吴萸水炒，血瘀痛干漆水炒，亦制法也。诸药皆有配制法，宜推。

中医临床实用经典丛书（大字版）

理瀹骈文

晓得配制，一药可抵两药用，皆足供糁敷之用。即文中所载方，亦有糁有敷，只须所见者多，识得症治，加药自易易也不识症治，单膏尚恐贴错，何能加药。若行道者，适遇急症，恐病家嫌膏药尚缓，力请非处汤不可，则不妨竟以古汤头煎服之方，改为煎抹炒熨，于医理无悖，于外治一门，亦变而不失其正，与医家亦分途，亦合辙。且应用何汤足以取效，此中自具本领，高手未尝不于此异人也二法叶天士每用之，余亦试用已久，内伤、外感无不验，兹特从外治法中更为标出。但审证用药，此中大有本领。如伤寒衄吐，有宜用犀角地黄汤者，有宜用麻黄汤者，此表里之别也。伤寒发狂，有宜用大承气者，有宜用海藏参芪归术陈甘者，此虚实之分也。高手之异人，全在一双慧眼，不可忽也。此法亦从岐伯"摩之浴之"推出，炒熨即摩也，煎抹即浴也。寒证喜火，宜炒熨；热证喜水，宜煎抹，然亦不拘药忌火者勿炒，或在后加，或煎抹，或蒸熨。冬时人畏冷，只可炒熨。又，药不宜太热，手势不可过重，令病人难受。抹后再用布浸湿罨于胸口，熨后再用布包顿于腹上，尤得力。古方治伤寒阴毒，有葱熨法《活人方》：先填麝香、硫黄于脐眼内，再上加葱饼，熨斗熨。海藏用醋炒麸皮熨。按：阴毒重症，非附、桂所能治，故古方多用硫黄，然其性太烈，有硫黄同艾煎，去硫用艾法，可参。又，治阴毒药如正阳散，用附子、干姜、甘草、皂角、麝香。附子散用附子、桂心、白术、当归、半夏、炮姜、生姜。白术散用川乌、附子、白术、细辛、炮姜。皆可炒熨。又，复阳丹用荜澄茄、木香、吴萸、全蝎、附子、干姜、硫黄为末，姜汁、热酒调。又，返阴丹用附子、炮姜、桂心、太阴元精石、硝石、硫黄丸，艾汤调。此二方可用敷法，再加艾缚之。凡用古方，均要临症活变，有不合者，不妨增减，举此例推。治伤寒阳毒，有水渍法丹溪方：煮绿豆汤一滚，取起以青布浸湿搭胸膈上。危氏用井水搭。按：治阳毒药有三黄汤、白虎汤。阳毒发斑者，有消斑青黛饮。又，斑毒内陷者，有举斑汤。皆可煎抹。余尝自患风斑，仿此法用荆芥、防风、当归、麻黄、紫草、皮硝、蝉蜕、明矾，煎抹，眼看斑皆并成一片，随起随消，立时平复。则知凡斑不透，可用消斑、举斑汤煎抹也。又，阳毒发斑者有三黄石膏汤，用石膏、黄芩、黄连、黄柏、黑山栀、麻黄、香豉、姜、茶煎者，盖表症重，故用麻、豉汗之也。此方去麻、豉，加大黄、芒硝、姜、枣煎，名三黄巨胜汤，治阳毒发狂甚者。里症重，故用硝、黄下之也。二方一汗一下，可分别推用。又治二便不通，有阴阳熨法，亦名冷热熨法先以冷物熨之，再以热物熨之，更以冷物熨之，自通。亦见《骈文》注。按：大小便不通，《内经》谓三焦约。约者，不行也。以长流水煎八正散治之。又，关格垂死者，但通大便，大便行而小便亦行矣。伤寒至于阴毒阳毒病，至于二便不通，危险已甚，而尚用此二法，则凡阴寒阳热诸症，均可用此二法治之也亦明矣文中方用此二法者亦不少，可推。审是何症，于前胸后背及脐眼、对脐、大小腹用之，可发散，可消导，可推荡，可补益发散即汗也。汗有数法，擦天庭，熏头面，熏腿弯，揉脐腹或胸口、背心、两手心、两臂弯、两足心，或浸脚，或浴身，皆可煎汤为之。消导多在胸口。推荡即下也。或食、或痰、或停水，多抹胸背脐腹。胸与背相应也。古治寒结、热结、食结、痰结、水结，有炒生姜渣熨胸法。治气有煎药抹胸背法。治肿胀有用甘遂等末满铺脐腹法。可推。蓄血多治少腹，古方有煎紫苏汤、当归红花汤摩法。火衰治对脐。补益多在脐下。古方治中暍者，用热汤熨气海，固元气。治虚寒症有玉抱肚法，方见文中。治痼冷症，有摊膏贴脐下气海、关元法。诚以脐下为生命之原也。又，肝肾病多治脐下。妇人经病及儿枕痛，多治脐下，盖冲为血海，任主胞胎也。其或兼有肿痛之病，于患处用之，可以消肿定痛即经熨寒痹法也。若内伤重者，仍当以药熨其胸腹。自仲景一百十三方、《金匮》方，与诸家所传方，及危氏五世家传得效方方载《宝鉴》，无不可照方而用，亦无不可撮一两味而用如文中香附擦背，柴胡擦背，桂枝浸拓，黄连浸

中医临床实用经典丛书（大字版）

理瀹骈文

拓，以及芫花、石膏、皮硝、吴萸、附子等熨法，皆从古汤头中抽出一味也，此即主药也，或用二三味，同。并可于经验方中选单方而用《宝鉴》及《纲目》所载单方不少，今人亦有刊送经验单方，其方不过一二味，药贱易得，贫人最相宜。凡疑难之症，可以自抒其见，不至恐失人情而成坐视如感症热邪入里，土燥水枯，仲景用承气等攻下以存阴，后贤恐误下邪陷，或下多亡阴，改用滋阴补水之法，以始终照顾津液为主，津液既充，不必攻而宿物自润下矣。诚知本之治也。但阴虚而邪盛者，势不能遽进四物、六味以滞其膈，外治则攻下与滋补并行，一无隔碍。盖所以攻补者，皆是气，而非味也。至于欲下之时，更以膏药前后护其心，正气不动，亦无亡阴内陷之弊，此人力之所能主持者也。又按：温症一门，有由春夏时口鼻受者。叶天士云：初起用辛凉轻剂，挟风加牛子、薄荷，挟湿加滑石之类是也。吴鞠通本此著《温病条辨》，更为分明，人多宗之。有由冬伤于寒与冬不藏精，伏邪至春夏始发者，在阳分则易疗，在阴分则难疗。若阴阳两邪同发，与伤寒两感，太阳与少阴俱病，头痛、口干、烦满而渴之例，纤毫不爽。喻嘉言云：治法先以麻黄、附子、细辛汗之，继以附子、黄连、黄芩、大黄下之，二剂可愈。柯韵伯亦云：桂枝汗后大渴者，即是温热猖獗，当用白虎加人参法。然温热之时，用辛凉滋阴之剂，人无异议。若用麻黄、附子、人参，人必骇然。惟此症劳苦人及少年多有之，不得竟听其因循不救也。是法可以为良医添一出路，与外科汤淋火照同。诸疑难症皆视此，轻症不必言也。其应用膏者，或先煎抹而后贴膏，或先贴膏而再炒熨，或煎抹与炒熨并用，均无隔碍。即于二法之外，更参以嚏法、缚法、坐法，一切外治之法，亦均无隔碍。至于临症之变化，神明存乎其人，非余之所能知也按：唐王太后中风，许荫宗用黄芪、防风浓煎汤数十斛，熏之而愈。丹溪论云：中风脉沉口噤，非大补不可，若用有形汤药，缓不及事。熏以芪防，使口鼻俱受，此非智者通神之法，不能回也。盖人之口通乎地，鼻通乎天。口以养阴，鼻以养阳。天主清，故鼻不受有形而受无形；地主浊，故口受有形而兼乎无形也。又按：名贤主治产妇沥浆生，用四物浓煎汤，令药气满屋，口鼻吸受以滋益之。又《洗冤录》载，治跌压未绝者，亦用四物汤煎熏。俱从许氏推出，足见补药皆能外治。丹溪之论固为精微，而《洗冤录》所载，断非虚假。倘遇此等症，必欲拘定内服，其能乎？尊亲之大，尤当求其万全无弊，或熏之不应，亦须更为设法，岂遂循例，可幸无罪？内治有穷而外治无穷，惟智者为之。

总之，医之难在不能见脏腑，而人之敢于为医者，正恃此皆不见脏腑。然孟浪酬塞，欺人欺己，于心终有不自安者乡村贫士，无业可为，借医糊口，时有误失，未尝不自歉也，惜无善术耳。外治自是一门。余非不慕高医之一剂知，二剂已也，而自问聪明才力万不及前人，阅历愈深胆愈小，不得不遁而出此，所谓画虎不成，不若刻鹄者也。又所谓与为牛后，不若为鸡口者也，自任如此，故教人亦遂如此也。惟是治分内外，而读书明理则一古重儒医如此，能通其理，则辨症明白，兼知古人处方用药之意，庶几用膏薄贴，用药糁敷，用汤头煎抹、炒熨，无不头头是道，应手得心，具有内外一贯之妙。否则依样画葫芦，病药不相对，或且相反，误人匪浅，岂惟暗中折禄，吾惧其辱也。而或归咎于法之不善，法岂受咎哉？医之理甚高妙，而出之以平正。医之理极深微，而出之以明显。当其用心，人不能知用心，即审症用药。如《骈文》注廷绍用楮实、姜豆之类。伤寒传经，不皆始于太阳，有经犯阳明者，有八九日而仍在表，有二三日而已传里，有不由表而直中里者，当审脉症施治。伤寒初感，只宜姜、葱、苏叶散之，勿遽用麻、桂、升麻，引入阳明胃经，助胃中邪火，致燥结、狂谵、发斑。亦勿遽用芩、栀、牛子、石膏，引入阴经，致呕吐、泻痢。又，无积滞勿轻消导，引邪入内。伤寒头痛、身热，便是阳症，不可用热药。盖伤寒六经内，太阴病头不痛，身不热，少阴病有发热而无头

理瀹骈文

痛，厥阴病有头痛而无发热也。伤寒当直攻毒气，不可补益。盖邪在经络，补之则毒气流脏，多杀人。中风邪在经络，未入脏腑者，亦当遵《金匮》导引、吐纳、针灸、膏摩之法，不可补益，使九窍闭塞。伤寒不思食，为邪在胃，不可温脾胃。伤寒腹痛，亦有热症，不可例用温药。仲景云："痛甚加大黄。"乃知惟身冷厥逆者，方是阴症。伤寒自利，当察阴阳，不可例用温药及止涩药。盖自利惟身不热、手足温者属太阴，身冷四逆者属少阴、厥阴，其余身热下利，皆是阳症。伤寒手足厥冷，当辨阴阳。古云用理中试之，阳厥便热，阴厥不热，此须斟酌。伤寒阴症阳症，当分真假。伤寒阳毒阴毒，与阳症阴症别。盖毒入阳经为阳，入阴经为阴。仲景用解毒之品，而阳毒反投蜀椒，阴毒反去蜀椒，是宜参悟。此举伤寒为例耳，诸症皆有六经、表里、寒热、虚实、宜忌、可不可之辨。并有相沿旧说而须自具慧眼者，悉照此类推，幸毋粗忽，及其取效，人所共见，是良医也。吾愿学者，亦勉为外治之良医而已。至于医之行道以谋生也，人人皆有谋生之心，我但行我之道，不必问人之道。吾《骈文》意在补前贤内治之所不及，非以内治为不然也。即此书亦为中材不能内治者传其法，非禁内治之能者也。太史公曰："儒老相绌。"魏文帝曰："文人相轻。"医亦有然，不可效也。

又寄璘书论针灸按摩法。经文外取注云："针灸按摩也，今之烧针、灼艾、推拿乡村人谓之抹本此。"然针灸禁忌太多，且嫌炮烙。《入门》云："针但能泻实，如虚损、危病、久病俱不宜用。盖无，古人以自己精神消息也。艾灸只宜于阴寒症，若伤寒热病、头面诸阳之会、胸膈二火之地，及阴虚有火者俱不宜用风痹用桑枝烧熏，名桑枝针。瘰疬用大蒜擦脊梁，名水灸。前人已有变通之法。推拿多系粗工，殊不可恃。"余谓炒熨、煎抹之法，实足以代三法。而看症用药精切简便，较三法尤善。再体会经文，察其阴阳，审其虚实，推而纳之补也，动而伸之泻也，随而济之补也，迎而夺之泻也，泄其邪气，养其精气之意。疾徐轻重，运手法于炒熨、煎抹之中，以药力到为候，无不效者。唐有按摩生专为一科，今外科亦有热汤淋洗，神火照法，不惜工夫。为人治病，何不可仿而行也女医亦可学以治女。其部位当分十二经，如伤寒邪在太阳膀胱，用羌防太阳经药擦背背两旁为太阳经，若径犯阳明，用葛根擦胸。里症、阴症，看症治，疟少阳肝积，亦有六经形症用柴胡少阳经药擦背两旁太阳经，中央督脉经，风府，疟所会，大椎至尾骨，疟所上下，十二经各有部位。又募穴在前，俞穴在后，督脉行背，任脉行腹，冲脉起于脐下，带脉横围于腰，均照此推部穴皆见《骈文》，其余则就患处治之可也。如欲学针灸、按摩，宜从吾说。

又与璘书论老人、产妇、小儿治法。老人气血两衰不能胜药，如火亏用附、桂、吴萸，则燥热伤阴；火旺用犀、地、石膏，则寒凉伤胃。又，食物停积，不可用硝、黄以削元气，虽目前或效，而日后变生他病，卒致不救，其根实由于此《南史》徐文伯治范云伤寒云：发汗便愈，但一年后不起。即此理。外治亦须平和，缪仲纯前明高医治老人食冷不化，有生姜、紫苏煎浓汤擦胸腹法，药寻常而其效则甚速，宜推用。妇人积冷痛经与子宫冷者，皆艰生育，忌热药种子生子多殇。痛用延胡、当归、吴萸、椒等炒熨；冷用蛇床子煎汤频洗；安胎葱敷至妙；难产用蛮法，死者最惨，余催生膏甚效无膏用文中龟壳散代之。又《济阴纲目》载一妇严冬难产，血冷凝滞，用红花煎浓汤，棉蘸盫之，并以器盛汤，又暖又淋，久而生一男子。又一妇难产，下体已冷，用椒、橙、吴萸煎汁，如上法淋洗遂产，可以为法。产后症，有葱熏、姜擦、醋喷、黑豆蒸熨，诸方皆稳，宜推用。小儿纯阳之体，不受暖药，且脏腑未坚，并不受诸药古云用

中医临床实用经典丛书（大字版）

理瀹骈文

祛风药反生风，用化痰药反生痰是也。文中儿初生有鸡蛋清擦法，风寒有疏表等法，急惊有蜂蜜擦法，痘症王晋三云：痘症，流通气血、清凉败毒是常，补益辛热是变有麻油擦法，葱、荽熏法，柳枝浴法，酒鸡敷法，宜推用。数法不独行医，凡居家均宜知之。

又与璘书论脏病、腑病治法及饮食治法。膏药治脏腑均妙者，盖见病则治，不走迂途，中病即止，亦无贻患，经所谓"适其所"是也无过不及，为适其所。尝有心病神不归舍者，医用黄连鸡子汤及补心丹等不效，余以膏贴之即《准绳》牛心方加减，而外越之神自敛。又有心病不寐者，医用心肾汤等不效，余以膏贴之即《千金》龟板方加减，而阴气复即瞑。诚以服药须从胃入，再由胃分布，散而不聚，不若膏药之扼要也。又有肾消者，医用赵献可八味丸方而火升。又有少阴气厥舌喑者，医用河间地黄饮子方而痰塞。余治二症，即以二方膏贴脐下，颇有效。诚以服药须由上焦而达下焦，不若膏药之径捷。且能引火，亦可镇风，一法两用也。此非余之师心自用也，经曰：脏病止而不移，其病不离其处。膏之贴法，实从此悟出。若腑病，经曰：上下行流，居处无常。用膏逼之，则在上者自移于下，如陷胸、承气皆可分用，结胸能开。以此加以炒熨、煎抹、盘旋、摩荡，尤能催之使速通，是在善用者。饮食治法。如发散用姜、葱、韭、蒜，热用椒、茴，凉用瓜、蔗、梨、藕，补用莲、芡、柿、栗、枣、杏、便浸鲫鳗、猪腰、白肺、老鸭、乌鸡、羊肝、牛乳，以及盐、油、糖、蜜、酒、醋、茶水、糕粥之类，古皆疗疾，特有忌者须慎耳。

又与璘书论先贤外治用药，均有意在，略举数方，以待推用。如治头风，盐摩疾上，所以清邪，加白附子者，是用劫药之法也。治头痛，瓜蒂鼻，鼻取嚏，所以治表，取脑中黄水，是治里之法也。治白带，矾石丸导法，用杏仁从大肠升气于肺，而肺气乃下行，此以升为降之法也。热结便闭，胆汁蜜煎导法，是润以下之之法也。治肾水挟脚气凌心，矾石汤浸足，矾石能却水，此涩以收之之法也。治水肿，用麻黄、羌活、苍术、柴胡、苏梗、荆芥、防风、牛子、忍冬、柳枝、葱白煎浴取汗，此开鬼门之法也。消河饼、铺脐药饼，此洁净府之法也。中风口眼㖞邪，乃经络之病，用生瓜蒌汁和大麦面为饼，炙热熨心头，此治本之法也。阴寒多属肾经，附子烧酒浸透贴足心，俟腹中有声，则风寒散矣，寒从足心入，此亦治本之法也。卒死，葱白捣纳鼻孔及肛门，气通即愈，此通阳之法也。大病虚脱本是阴虚，用艾灸丹田者，此补阳而阳生阴长之法也。少阴病得之一二日，口中和、背恶寒者，服汤后即用灸法，此见微知著，内外夹攻之法也。大凡外治用药，皆本内治之理，而其中有巧妙处，则法为之也。兹不具载，能者自可引伸。

又与同人析外治之疑义，并引经明用药与膏之法。诸君皆言医有仁心，死者其人之命，固也，然此只可为良医用药不谬者言耳。譬如治狱，审断既明，求其生而不得，我与死者两无憾也。若审断不明，或更滥刑致毙乱用药与滥刑无异，是枉杀无辜也，死者能无冤乎？我亦岂能无罪乎喻嘉言《医门法律》历言医之罪，所以警门人也？庸工捡方治病，自问无他，而用药不当，杀人无形杀人不必在峻药也。即和平之药，亦能因循致人于死。虽亦有治愈之人，而功不抵罪。其终也，往往有自己误药者，有为他医误药者，报复之理甚可惧也。余学医二十年，所以专用膏药，而不敢妄行处汤者，诚有鉴于此尔。

大抵医之得失，全在看症、用药，而内治用药，往往有不能自主者，历来医家多不肯言耳。何则？五脏各有其所苦如

中医临床实用经典丛书（大字版）

理瀹骈文

"肝苦急，急食酸以收之。脾苦湿，急食苦以燥之"之类，详见经文，亦各有其所欲如"心欲软，急食盐以软之，用盐补之，甘泻之。肾欲坚，急食苦以坚之，用苦补之，盐泻之"之类。五味人胃，苦人心，辛人肺，甘人脾，酸人肝，盐人肾又，五味所走，辛走气，盐走血，苦走骨，甘走肉，酸走筋，此不过据药之性言耳。用药者斟酌乎药之可与不可与，亦不过据药之性言耳！而究竟药之能到与否，不可必也。加以引药似可到矣，而或上或下，或左或右，能恰当其位，能中病与否，能不犯无故否，不可必也升麻引上，牛膝引下，桔梗载药浮中，三承气分三焦，此用药之法也。然治上者岂能禁其不入于下，治下者岂能使之不经于上？又，桂枝、桑枝达四肢者也。然治左者未必竟肯走左，治右者未必竟肯走右，引药亦不过以意度之耳。若误用引邪，如足太阳证误用葛根，领邪传入阳明；手太阴证误用犀角，领邪径犯心君。又如误用升麻治痢，而邪提于上焦；误用牛膝治产，而瘀降于两腿，其害甚大。又，女科载有催生方，内用附子、牛膝，云"附子先令儿转身向上，牛膝再使儿翻身向下"，此说尤恐腹中未必答应。又，痘症用人参、鹿茸者，往往亦提毒于胸；用大黄、石膏者，每开灰白陷下之门。甚矣，用药之难也。即能当其位，能中其病矣，能不犯无故矣，而分两之轻重多寡，或过或不及，不可必也不及则留邪，过则伤正。然不及尚可增，过则难减也。亦有先则不及，而后又过者。热药性急如用附子而发狂者，凉药性缓，攻药性速如用硝黄而泻不止者，补药性迟，要皆由胃分布，有人口而即见分晓者，有三日五日而不见分晓者，必待性发而始知其误与不误也有本不误而性未发，疑其无效，易药服之而反误者；有初已误而性未发，信其有效，再三服之而大误者；有医多药杂性有所制而不及发，无由辨其误者；又有病家凤服他药，他药性发疑是此药之误，而莫能辨其误者。其有主人执定一见，不喜说错，与医家自以为是，而不肯认错者，不在此例。

不误则病退，误则病进，或病外增病，非其本病，所谓误治之症是也。岂无不误者，然误者常多也。《周官》尚有失三、失四之文，仲景亦有误汗、误下之戒，奈何今人乃以为无误乎？知其误而救之，其先人之药不能去，能救与否，不可必也。幸而得解，以药攻药，元气受削，迁延时日，为累甚深。或更值天时、人事之有乖，邪凑其虚，复生他变，卒致不救者有之。若夫服药太多，精气内伤不见于外，至于气增而久，脏有偏绝见《内经》，以致暴夭者或忽患急病，或原病斗然加重，皆谓之暴，并无由救也如味过于酸，肝气以津，脾气乃绝之类，木旺则克土也。五脏类推。又如多食辛令人夭，辛药太散故也。又，常服苦参、黄连，反能生热。又，常服附子、人参，热在阳分者，其害易见，热在阴分者，似为无害，必至熬干津液而后已。前人屡以为戒，非无故也。又如吐血症，服参者多难愈，服凉药者卒至败脾胃而死。今人信药，不思其弊，良可叹也。其有藉药以纵欲者，更无话说。一人生死，关系一家，倘有失手，悔恨何及？虽汤药不能尽废，然人死要难再生，医者、病家均宜慎之。

医之《内经》，犹儒之《六经》也。其书博奥精深，统贯三才，通达万变纪文达语，所以斡旋气运，调剂群生汪讱庵语，参赞之道，于是乎在《易》之阴阳，《范》之五行，《月令》之四时，一也。吾儒讲求天人性命之理者，莫不于是经探索焉。然欲为内治，则苦于不见脏腑，明其理不克措诸事，虽竭其指别目察之能《内经》：滑涩浮沉，可以指别；五色微诊，可以目察；能合色脉，可以万全。喻嘉言曰：色者目所见，脉者手所持，而合之于非目非手之间，总以灵心为质。又曰：善诊者，察脉按色，先别阴阳。审清浊而知部分，视喘息、听音声而知所苦，观权衡规矩，而知病所主，按尺寸，观浮沉滑涩而知病所生，是由色脉以参合于视息听声，相时而求病所生之高下中外，精矣，微矣。又，问是四诊之一，

中医临床实用经典丛书（大字版）

理瀹骈文

亦不可少。徐灵胎曰：诊脉大要，胃气为本。得者生，失者死。次推天运之顺逆，如春宜弦，夏宜洪也。次审脏气之生克，如脾畏弦，肺畏洪也。次辨病脉之从违，如外感寒热，宜洪数，忌细弱；内伤脱血，宜静细，忌洪大也。此皆《内经》《难经》言之明白详尽，脉之可凭也。脉之变迁无定，焉能一诊而即知为何病？皆推测偶中，以此欺人也。陈修园曰：此是实话，医所不肯说者。按：脉在内，色在外，明晦枯润较脉更显然呈露。喻嘉言、李士材所论皆精，愚谓《水镜麻衣相法》尤为色诊秘传。古有禅师，望人形色而知病所在，能决死生，断寿夭，又能知其家之病，当时诧为神奇，不知此即从脏腑六亲部位推出也，而腑肺不语，是非得失，终鲜决断仲景之圣，其审症用药，犹有多少迟回审顾者，盖决断之难也。其天资之高者，不免师心以自用，毫厘之差，时有千里之谬；其性情之拘谨者，又束手而不敢为。此通儒与良医不能合一，而圣经无人阐发，徒坐视斯民之夭枉而不能救，为可惜也。外治非谓能见脏腑也，然病之所在，各有其位，各有其名，各有其形。位者，阴阳之定也；名者，异同之判也；形者，凶吉之兆也。位不能移也，名不能假也，形不能掩也，此即脏腑之告我者也。外也，皆内也如咳嗽肿胀见症，皆分别五脏六腑是也。按其位，循其名，核其形，就病以治病，皮肤隔而毛窍通，不见脏腑恰直达脏腑也。初时，即见有未真，皮肤之小试，可于脏腑无伤。精熟之后，如庖丁之解牛，宜僚之弄丸，技也，无非道矣。苟明乎天人性命之旨，讵不有无穷之妙用也乎？如东垣普济消毒饮，在当时实为挽回造化神方。余开此一门，专为吾党中有心此事者设立。法于无弊，聪明才力，任自为之。造化在手，似平实奇。上承先圣，下拯斯民，有重赖焉，此固不必为外人道也前人论医当博极群书，求圣贤之意旨，明造化之会归。愚谓欲阐发阴阳造化之理，惟外治能达其所见，内治非有隔垣而见之技，不能神也。太史公《扁鹊传》故为此诡辞，正言后人之无此也。外治一法，有功无过，不独寒士可以谋生，即文人修心，亦莫善于此。

有讥外治为诡道以欺世者，不知其道即近在人耳目前也。人生惟饮食属内耳，其余有益于身者，无非身外物也。夏之簟，冬之裘，不在外者乎？暑则卧簟，寒则围炉，不在外者乎？而热者以凉，冷者以暖，随四时而更变，因是得免于病。不独此也，诸阳聚于头，十二经脉三百六十五络，其血气皆上于面，而走空窍，面属阳明胃，晨起擦面非徒为光泽也，和血气而升阳益胃也此理甚微，人寿以此。又，胃不和则睡不安，故擦面能治不睡。洗眼，滋脏腑之精华，以除障也。漱齿，坚骨以防蠹也。梳发，疏风散火也发者血余。古方中热心烦，大汗不止者，以冷水浸发。伤寒、中风无汗者，以热汤浸发。盖心主血，而汗者血之所化也。同气相求，一有汗一无汗，一冷一热，妙用可参。饭后摩腹，助脾运免积滞也神仙起居注法即如此。临卧濯足，三阴皆起于足指，寒又从足心入，濯之所以温阴而却寒也以上数法，皆治病于无形者也。痛则手揉，痒则爪搔爪能搔痒，从火化也。又能破血，故烧灰吹喉蛾立破，唾可抹毒，溺可疗伤人犬咬及刑伤者皆用之。又，尿脐能救暍死，尿面能救中恶死。其用甚多，近取诸身甚便也，何尝必须服药乎！七情之病也，看花解闷，听曲消愁，有胜于服药者矣。人无日不在外治调摄之中，特习焉不察耳！谚曰：看不见，遮一层谓眼镜，走不动，拖一根谓拐杖，无理之言中有妙理，老人有疾亦不恃药饵也。又谚曰：瓜熟蒂落。妇人胎产，始终不服药者多。至小儿断乳、种痘，只传外治牛痘亦是外治，不闻古有内服之方，时贤亦未有言内服者，如以外治为不然，胡不出一内服之方乎？又《洗冤录》所载五绝救法，大都外治，起死回生，有功匪浅，盖服药者至此

中医临床实用经典丛书（大字版）

理瀹骈文

技亦穷矣。夫绝症可以外治法救，未绝者更易救也。倘医家能以其法推之，而体察于人情物理，于无法中别生妙法，则治诸症莫不可起死回生，岂非人心之所大快也哉？又何嫌于诡道以欺世乎仓公治产后血厥，用瓜蒂、藜芦、雄黄、明矾鼻。扁鹊治产晕，用生半夏裹塞鼻；治子肠不收，用磨刀水润之，口含磁石。《灵枢》治呃，用刺鼻法，又用惊吓法。此皆上古所传救急方也。仲景推之，因有瓜蒂散方。又，鼻衄不止者，水以惊吓之。前圣后圣，有作有述也。《洗冤录》所载皂角、半夏嚏鼻，苇管吹耳，炒盐熨胸，凉水喷背等法，亦从此出。至救溺死人，令伏牛背或铁锅上，口含竹筷，旋转出水，及用壁土草灰收水之法，尤为奇妙。此亦不过以人情物理上体会得来，所谓意也。《集验方》治缢死，用香油抹老鹅嘴，插入肛门，一二时即活。又，治中鬼恶死，缚豚枕之立活，皆奇法也。又，暴死者用醋炭熏，即醒。李士材曰：中风卒倒灌姜汤，反使痰涎凝结，不如用醋炭熏。此盖阅历而知者也。医法无穷，外治一门，有异人传授者，尤为奇验，好事者宜搜辑之。外科急症亦有简便方，如绛囊治疔，走黄用松香、栗子同嚼烂，以渣敷之即愈。此种亦不可不知？

或又谓外治非前贤所尚，其法多有未备者。不知医本无定法，为外治者，但于病之所从入，与其所注，次第分明，识其下手之处如下文治肺者皮毛、中焦、大肠、背，皆是下手处也。前贤相传之法，吾固可遵而行之，前人不传之法，吾亦可变而通之也。经曰：风寒与百病之始生也，必先于皮毛，邪中之则腠理开，开则入于络脉支而横者为络，如肺经列缺穴，横行大肠经者是也，络脉满则注于经脉，经脉满则入客于脏腑。善治者，治皮毛，次肌肤，次筋脉，次六腑，次五脏。治五脏者半死半生也。肺主皮毛者也，皮毛者，肺之合也五脏皆有合，病久而不去者，内舍于其合也。如皮痹不已，内舍于肺。骨痹舍肾，筋痹舍肝，脉痹舍心，肌痹舍脾亦然。伤寒初起，邪客于皮毛，头痛、发热、无汗而喘者，古用麻黄汤，治皮毛也，所以发散肺经火郁，使之达于皮毛也。又按肺脉起中焦，络大肠，肺系属背。凡皮毛病皆入肺，而自背得之尤速。然则用麻黄汤内服，何妨用麻黄汤抹背，或抹中焦兼抹背为径捷而得力？李士材香附擦背，其意即如此，此一法也。

风寒入肺皆令人咳，肺既络大肠，又与大肠为表里，肺咳不已，往往大肠受之。若照东垣脏腑咳之药例，煎抹中焦，而更用导法，从魄门入大肠升气于肺，表里可兼治。仲景治白带肺气不利者，矾石丸导法即如此，此亦一法也。脏腑咳皆宜，非止治风寒也。又太阳为六经之首，主皮肤，伤寒初起，邪在太阳心位亦曰膀胱，古用羌活汤，所以解太阳之表也。背为心、肺、膀胱经所属，邪中于背故脊强。然则以羌活汤内服，亦不若以羌活汤擦背，此又一法也。若热在膀胱，口渴尿赤者，即用五苓散敷小腹，太阳以膀胱为里，膀胱在小腹之内也，此又一法也。心营肺卫，其治背一也。太阳与少阴同行，身后背又属少阴。仲景少阴表症有麻黄附子细辛汤，可照麻黄汤例煎抹也，此又一法也。仲景少阴病口中和，背恶寒者，当灸之，附子汤主之附子（炮）二枚，白术四两，芍药、茯苓各三两，党参二两。分两可酌减用，则治里症之阳虚阴盛者也。如以附子汤擦背，亦能使阴气流行而为阳，此又一法也。太阳少阴交病者，亦同此法也。五脏之系咸在于背，脏腑十二俞皆在背，其穴并可入邪，故脏腑病皆可治背如某病灸某俞是也。擦法不必拘。前与后募俞亦相应，故心腹之病皆可兼治背，言背而心腹不必言也。他如留饮令背冷，伏饮令背痛，乃饮之由胸膈而深藏于背者，背为胸之府也。未至于背则治胸，既至于背，

中医临床实用经典丛书（大字版）

理瀹骈文

倘必令还反胸膈，始得趋胃趋肠而顺下喻嘉言说，岂不费手？治背极妙。又如疟疾是少阳病，胁为少阳之枢，脊背为疟上下之道路，则用柴胡汤煎抹胁与背，亦胜于以柴胡汤内服，此又法之可推者也。伤寒往来寒热与疟疾同，水结胸症与停饮同，并可仿用。熟于《内经》经络《内经》刺法，皆按其所过之经以调之，而又融会乎先贤内治处方用药之理，以之外治皮毛、肌肤、筋脉、五脏、六腑，随处皆有神解。一法即千万法之所生也，是在善悟者。

自古治病，莫重于伤寒，亦莫难于伤寒。治伤寒者必统三阳、三阴、五脏、六腑之所受病经文统脏腑言，可见并不专传足也，视寒热、虚实，行汗吐下、和解、温补诸法。能治伤寒，则中风、热病与杂病莫不可治，仲景伤寒、杂症合为一书者此也柯韵伯曰：仲景《伤寒杂病论》为百病立法，非只为伤寒言也。其中以六方为主，诸方从而加减之。凡汗剂皆本桂枝，吐剂皆本栀豉，攻剂皆本承气，和剂皆本柴胡，寒剂皆本泻心，温剂皆本四逆也。而其原实出于经，经文内者内治，外者外治，汗之下之，言汗下也。又曰：其有邪者，渍形以为汗汪注：如布桃枝煎汤液以蒸浴。汗难出者，每用此法也。柯云：邪入肌肉已伤形者，仲景用桂枝汤；其在皮者，汗而发之柯云：邪在皮毛，未伤形者，仲景用麻黄汤；其悍者，按而收之汪云：谓按摩收引也；其实者，散而泻之汪云：谓表实者散之，而里实者则兼泻之也。柯云：仲景大青龙，于麻桂中加石膏，以泻火是也；皆汗也。其高者，因而越之，吐也柯云：仲景栀豉汤、瓜蒂散是也。其上者，引而竭之汪云：利大小便也。柯云：仲景之大小承气、调胃、抵当，下也。猪苓、真武，利也；中满者，泻之于内汪云：谓实满者，以下药泻之；虚满者补之，即所以泻之也；血实宜决之决，行也。按：仲景之桃仁承气是也；皆下也。气虚宜掣引之汪云：合上句，导实济虚也。柯云：仲景方，阳气虚加人参于附子、吴萸中以引阳，阴气虚加人参于白虎、泻心中以引阴是也，则济虚也。此不易之法也。不言和解、温补，而一则曰可汗而已，一则曰可泄而已，其不可汗不可泄，宜从他法，治者要可推也如少阳症禁汗下者，仲景以柴胡汤主之，乃和解也。少阴病背恶寒者，灸之，附子汤主之。柯云：此伤寒温补第一方也。内者内治，外者外治，非有诸内者不形诸外也，非外者不能内治外证皆当求之于内、内者不能外治也内证亦可外治。经有张鼻泄之，蒸浴按摩之法见上。仲景亦有火熏，土瓜根、胆蜜导之法也。学仲景者，未尝不用其外治之方也，是外治固可行也。唐宋以下诸贤，其所传外治方亦俱在也。《骈文》辑伤寒外治之方，于汗、吐、下、和、温备矣。知熏蒸渫洗之能汗文中紫苏熏头面，香附擦背等方是也，凡病之宜发表者皮肤闭而为热者并宜汗，**皆可以此法用清药**辛凉解肌**或温药**如麻黄、羌活、防风、葱白等煎浴可汗，或用仲景麻黄、桂枝等药不拘汗之也。**知敷揉熨之能下**文中生姜盦结胸，紫苏摩蓄血等方是也，凡病之宜通里者胸满腹坚实大便秘者，并宜下。如喉症便秘者，宜通大便。反胃膈症便秘者，亦宜通大便。血溢、血泄，一切蓄妄者，宜通大便。肿胀大小便秘者，宜利小便、通大便之类。凡欲通者，仿此推，**皆可以此法用寒药**如用皮硝装瓷碟内，纸垫覆脐上，布扎，可以取下。或用三承气药料不拘**或热药**治积有以巴豆糁者，有以附子、大黄敷者。可推下之也。吐法，则用取嚏之法最善嚏即吐也。子和治痰用瓜蒂、防风各三两，藜芦一两，酸汁煎服取吐者，可以研末搐鼻，得嚏而痰亦自出。凡上脘停食，窒闷疼痛，欲吐不得吐者，皆可取嚏松之。又有欲吐而于法禁吐者，或人虚不可吐者，取嚏最妙。又有绞肠痧、霍乱转筋，及转胞、小便不通，当探吐提气者，取嚏尤妙。凡欲吐者仿此。外治有此三法，而更参以和解、温补二法于

中医临床实用经典丛书（大字版）

理瀹骈文

其中，何症之不可治哉？在临症时消息之而已。余治病以膏为主，膏之外有嚏、坐、熨、抹、缚五法缚与罨脐同，碗覆之，再布扎，力大而可久，亦从经文推出，所以辅膏者也。嚏即经言气出于脑也经曰：气出于脑，即不邪干。注云：嚏也。张鼻泄之使邪从外出也。按：邪在皮毛则嚏，故嚏可以散表。又，阳气和利，满于心，出于鼻而为嚏，故嚏亦可和里，上之也上病上治，又因其轻而扬之也轻清在上为天。鼻受天气，风、寒、暑、湿、燥、热也。雾露之邪为清邪，从鼻而入于阳，可以嚏出之。扬，发扬，散也，又高者因而越之也越，出上窍也，吐也。嚏兼汗、吐。头位至高，心肺位亦高，胃上脘即心位，阳明表症皆心病。凡此诸症，均宜取嚏，但得气透，不必出物也。四句是嚏之义。坐即经言"可导而下也"仲景导法本此，《纲目》导药名坐药，妇人通经暖子宫亦本此，下之也下病下治。坐有垫、有浸、有熏、有纳，药分润、燥、凉、温，皆从下治，又因其重而减之也重浊在下，为地。口受地气，臊、焦、香、腥、腐也。水土之邪为浊邪，从口而入于阴，可以坐出之。减者，衰其半也，又下者引而竭之也竭，尽也。四句是坐之义。炒熨、煎抹与缚，即经之炙巾一作摩之、渍水一作浴之也，曰熨、曰浴、曰按也经云：风寒客于人，可汤药，可熨，可浴，可按，可刺，可炙。又薄之轻则渐磨、劫之重则劫夺也，开之、发之也开腠理而发表。又察阴阳所在而调之也经曰：谨察阴阳所在而调之，以平为期。又曰：疏其血气，令其调达而致和平。又曰：血气者，喜温而恶寒，寒则注而不流，温则消而去之。此调中法，炒、煎皆温也。又因其衰而彰之也正气偏衰，济而彰之，此扶正法。又中满者，泻之于内。实者泻之，虚者补之也此攻实、补虚两法，八句是熨抹之义。外治之总纲，实外治之活法也。无乎不包，亦无乎不举者也。用者惟当分三部，约六经，察五郁六郁，升降清浊，以和阴阳，并参古针灸法，以知上下左右前后之所取，则无往而不应也。

　　所谓分三部者，何也？人一身有上、中、下三部，而皆以气为贯。上焦心、肺居之，中焦脾、胃居之，下焦肝胆附于肝、肾、大小肠、膀胱居之三焦是脏腑空处，丙火之原，水谷之道路。宗气积于上焦宗气积于胸中，出喉咙，贯心脉，而行呼吸。宗气，大气也。行中焦生营，行下焦生卫，与营、卫分为三隧，营气出于中焦谷气入胃，泌别糟粕下行，蒸腾津液上行，化精微而为血，卫气出于下焦下焦浊气，下行为二便，其清气上升者为卫气，而流行于六阴六阳也。温分肉，充皮肤，肥腠理，司开阖也。心主营，肺主卫。血为阴，营于内；气为阳，卫于外。营行脉中，卫行脉外，昼夜无时或息。营王于夜，卫王于昼，营卫不和则病，不行则死。伤寒营卫同病者，风先开其腠理，寒遂入于经络也。上焦宗主营卫在胃之上脘膻中，心穴，亦肺室也，一名气海，上通天气，主纳而不出。中焦在胃之中脘脐上四寸，上通天气，下通地气，主腐熟水谷胃为水谷之海，脾为胃行津液者也。水停则成饮病，谷停则成积病。下焦泌别清浊在脐下一寸，阴交穴。膀胱上口，下通地气，主出而不纳亦曰主泻而不藏。上焦如雾如雾氤氲宜升，雾不散则喘满。上焦开发，宣五谷味，熏肤、充身、泽毛，若雾露之溉，故曰气。又上焦如窍，中焦如沤如沤之上浮，宜疏，沤不利则留饮，久为中满。又中焦如编，下焦如渎如渎之蓄泄，宜决，渎不利则肿满。嚏法，泄肺者也肺主上焦，开窍于鼻，五气入鼻，藏于心肺，嚏所以泄之，邪去则能纳也。肺主嚏，肾亦为嚏者，肾络上通肺也，可以散上焦之雾，通天气，而开布宗气以行呼吸上焦不通则宗气不得散布，而呼吸亦不行也。坐法，泻肾者也肾主下焦，膀胱为腑，开窍于二阴，前利水，后利谷，坐所以泻之，可以决下焦之渎，通地气，而

中医临床实用经典丛书（大字版）

理瀹骈文

流行卫气以司开阖下焦不通，则卫气亦不得流行，而开阖无所司也。炒熨、煎抹与缚之法，理脾胃者也。可以疏中焦之沤，通天气地气，而蒸腾营气，以化精微脾胃为后天之本，奉养莫贵于血。前人论虚劳症，营血必伤，宜建其中气，救其脾胃，为根本计。愚谓即非虚劳亦宜。又人之一身，自纵言之，则以上、中、下为三部；自横言之，则又以在表、在里、在半表里为三部本《内经》上中下外分为三员注。嚏法治上者，即可以治表。坐法治下者，即可以治里。炒熨、煎抹与缚之法治中者，即可以统治表里与半表里在表里之间。按：瘟疫一证，乃温、暑、湿、热之气与秽恶之气，相杂而成者也。从口鼻入，直行中道，流布三焦。上焦有大头、虾蟆，中焦有瓜瓤疙瘩，下焦有绞肠、软脚等名。喻嘉言分三焦治，升之、疏之、决之，皆兼解毒。并谓此症上行极而下，下行极而上，有声口烂，亦有下血如豚肝也。郑奠一分表、里、半表里治，而谓此症多表里分传，又必兼半表半里少阳症，或一经杂见二三经之症。治法有表而再表，里而再里者。二说可以参用。经曰：气有高下上部下部，病有远近，证有中外表证里证，治有轻重，适其至所，此之谓也。数法之分三部，合高下中外而量远近轻重以为治，适至其所者亦如之。又头至胸为上焦，胸至脐为中焦，脐至足为下焦。治宜酌用其嚏之兼塞，坐之兼导，炒熨、煎抹之兼糁敷等法者，即于此数法中括之。

所谓约六经者，何也？人一日间十二经脉各有起止，以处百病，决死生详见《内经》。手三阴从脏走手肺从中府走少商，心从极泉走少冲，心包从天池走中冲，是从脏走手也，手三阳从手走头大肠从商阳走迎香，小肠从少泽走听宫，三焦从关冲走丝竹空，是从手走头也，足三阳从头走足膀胱从睛明走至阴，胃从头维走厉兑，胆从瞳子髎走窍阴，是从头走足也，足三阴从足走腹脾从隐白走大包，肾从涌泉走俞府，肝从大敦走期门，是从足走腹也，**太阳、少阴行身之后，阳明、太阴行身之前，少阳厥阴行身之侧**伤寒先行身后，次行身前，次行身侧。**太阳头项痛，腰脊强**太阳主皮肤在表，脉从巅络脑下项，侠背抵腰，故有此见症。中项故项痛，中背故脊强。见下；**阳明身热目痛，鼻干不得卧**阳明主肉，在表之里，脉侠鼻络目。不得卧者，胃不和也；**少阳胸胁痛，耳聋**少阳主胆在半表里，脉循胁络耳。三阳受病可汗。喻曰：太阳禁下，阳明禁汗、利小便，少阳禁汗、下、利小便，此定禁也。三阴无定禁，但非胃实仍禁下耳；**太阴**阳邪传入于里**腹满嗌干**太阴脉布胃中络嗌；**少阴口燥、舌干而渴**少阴脉贯肾络肝系舌本。邪虽传入里，皆为热症；**厥阴烦热囊缩**厥阴脉循阴器络于肺。三阴受病宜下。又经文邪中于项则下太阳，中于面则下阳明，中于颊则下少阳，其中膺背两胁，亦中其经。邪中于阳，从臂胻始，自经及脏，脏气实而不能容，则邪还于腑。柯曰：三阴皆有自利症，是寒邪还腑也；三阳皆有可下症，是热邪还腑也。**太阳为开在表，敷布阳气，仲景太阳提纲，脉浮，头项强痛，恶寒**柯韵伯《伤寒论注》极精，宜全读，此只撮其大意而已。柯曰：仲景六经提纲，为百病立法，即足可以见手也。三阳脉俱浮，俱头痛，六经受寒俱各恶寒，惟头项强痛是太阳所属。盖太阳为诸阳主气，头为诸阳之会，项又为太阳之会也。仲景治太阳症，头痛、发热、恶风、汗出者，桂枝汤；头痛、发热、恶风、身疼、腰疼、骨节疼，无汗而喘者，麻黄汤。太阳为开，以麻黄汤开之，诸症悉除。**阳明为阖在表之里，收纳阳气，仲景阳明提纲，胃家实**柯云：阳明有表有里，此以里为主。胃与肠当更实更虚，胃实是阳明病之根，故以为一经之总纲也。太阴、阳明同处中州，而太阳为开，阳明为阖。凡里症不和者，以阖病为主。不大便，非燥屎坚硬，只对下利言，阖也。不小便，不欲食，亦自阖。自汗，盗汗，表开里阖也。反无汗，内外皆阖矣。要以胃实为正。阳明为阖，故以胃实言，而不

中医临床实用经典丛书（大字版）

理瀹骈文

及目痛、鼻干等也。阳明之表有二：有初起风寒外束，微恶寒，汗出多，或无汗而喘，可以麻桂发之；有热自内达外，身热汗出，不恶寒反恶热，脉浮而紧，口苦咽燥，腹满而咳，栀子豉汤吐之。此为阳明解表和里之圣药。治阳明内热之表有三法：上焦栀子吐之，中焦白虎清之，下焦猪苓泄之。胃热一解，胃不实矣。治表即是治里，胃和则能阖，不呕，邪去，而三阴不病。如传入太阴，则腹满而吐，食不下；少阴则欲吐不吐；厥阴饥不欲食，食即吐蛔。若胃阳亡，水浆不入则死矣。然三阴亦得从阳明而下，则阳明又为三焦实邪之出路也。三承气是阳明下药。阳明以津液为主，胃实是汗出多、小便利所致。然胃实是病根，亦是命根，更当以胃寒为深虑。故仲景有禁攻之说，有用导之法。**少阳为枢**表里间转输阳气，**仲景少阳提纲，口苦、咽干、目眩**柯云：少阳少阴皆半表里，少阳为阳枢，归重在半表，少阴为阴枢，归重在半里。口、咽、目三者，脏腑精气之总窍，与天地之气相通，非表非里，能开能合，开之则见，合之则不见，恰合为枢之象。苦、干、眩者，皆相火上走空窍而为病也。少阳病胸满、胸中烦、心下悸、喜呕、渴、咳，是上焦无开发之机也。腹满、心下痞硬，不欲饮食，是中焦失转运之机也。小便不利，是下焦失决渎之机也。小柴胡汤主之。太阳少阳并病，下之成结胸。心下硬，下利不止，水浆不入，是阳明之病于下，太阳之开病于上，少阳之枢机无主也。**太阴为开**至阴，敷布阴气，**仲景太阴提纲，腹满时痛而吐利**柯云：太阴为开，腹痛吐利，是太阴本证从湿化也，法宜温中散寒。若以为实而下之，则开折胸中结硬者，开折反也。太阴主里，然云开者，不全主里也。故太阴病脉浮者为在表，可用桂枝汤汗之；自利不渴，里有寒者，可用四逆、吴萸等温之。**厥阴为阖**阴之尽，受纳阴气，**仲景厥阴提纲，气上冲心，心中疼热，饥不欲食，食即吐蛔**柯云：太阴、厥阴皆以里证为提纲，太阴主寒，厥阴主热，太阴为阴中至阴，厥阴为阴之阳也。厥阴热证皆相火化令耳。气旺故上冲，气有余便是火，故消渴而心中疼热且饥也。肝旺则胃闭塞，故不欲食也。厥阴主下之利不止者，折反开也。此肝乘心也。肝有乘脾者，有乘肺者。乌梅丸是厥阴主药，治蛔厥，亦主久利。**少阴为枢**肾气不充则开阖失常，故曰枢，**仲景少阴提纲，脉微细欲寐**柯曰：微细是病脉，欲寐是病情。欲寐者，非真能寐也。欲寐不得寐与欲吐不得吐，皆枢机之象也。少阴口中气出，唇口燥干，鼻中涕出，此为内热。阴阳脉紧，舌上苔滑，踡卧足冷，又是内寒。此少阴为枢，故见寒热相搏。病虽发于阴，而口舌唇鼻之半表里，恰与少阳口咽目之半表里相应也。治与少阳不同，汗、下皆勿妄用，宜神而明之，否则静以俟其七日之复。少阴病咳而呕渴心烦者，肾水不升也；下利不眠者，心火不降也。凡利水之剂，必先上升，而后下降，治以润剂，滋阴利水而生津液。斯上焦如雾而咳渴除，中焦如沤而烦呕静，下焦如渎而利亦自止矣。猪苓汤主之。按：少阴病，阴中有阳则生，无阳则死，故有正治存阴之症，亦有从权急温之症也。

　　凡诸病皆钤以此六经柯云：仲景五经提纲皆指内证，惟太阳提纲为寒邪伤表立；五经提纲皆指热证，惟太阴提纲为寒邪伤里立。然太阳中暑发热而亦恶寒，太阴伤热亦腹痛而吐利，俱不离太阳主外、太阴主内之定法。而六经分症皆兼伤寒杂病也明矣。盖伤寒之外，皆为杂症，病名多端，故立六经分司之；而伤寒之中最多杂病，故将伤寒、杂病而合参之也。**嚏法，开也，在上在表者也，可以宣发阴阳之气也**太阳太阴皆主开，皆有汗法，取嚏所以开之。**坐法，阖也，在下在里者也，可以收纳阴阳之气也**阳明用白虎、猪苓而呕自止，也；厥阴用乌梅丸而利自止，亦也。肾为胃关，故坐法可泄阳明之热也。乌梅是厥阴药，文中治泻痢有乌梅煎汤坐熏法。又古方治便血，有用乌梅、僵蚕研末醋丸塞肛门法。又治溺血，有用文蛤、乌梅捣罨脐中法，皆是收纳之意，亦从乌梅丸出，可以仿用。**炒熨、煎抹与缚之法，枢也，在中兼表里者也，可以运转阴阳之气也。**

中医临床实用经典丛书（大字版）

理瀹骈文

经曰：因于寒，欲如运枢。谓如枢转运则寒气散也，为炒熨煎抹者，无论寒热少阳、少阴俱兼寒热，当会此如枢之意，枢利而开阖皆得其宜矣。脐中央名神阙，两旁穴名天枢为身上下之分，缚脐者亦须识此意按：中寒之症，无热恶寒，四肢厥逆者是也。中太阴多腹痛、吐痢、不渴，理中汤；中少阴多引衣自盖，静蜷而卧，附子汤；中厥阴多指甲唇青，口吐涎沫，当归四逆汤、吴萸汤。外治即以上药料煎抹炒熨甚妙。文中蒸绢熨之法，统治三阴，亦可酌用。又按：温热一症，有冬伤于寒者，有由冬不藏精者，亦有由春夏时口鼻受者，治与伤寒不同，法宜活变。

所谓察五郁、六郁者，何也郁者，滞而不能通也。经文五郁言脏气，丹溪六郁言病气，合而观之，天运人事皆在其中矣？百病皆生于郁凡人气血冲和，病何由作？一有怫郁，气滞血凝，病斯生矣。外感郁也，七情郁也，痛疽亦郁也，脉见沉、伏、结、促、代皆是也。五郁，木郁达之景嵩崖曰：达者，通达之义。木郁，风之属，脏应肝胆，结在胁肋，主在筋爪，伤在脾胃，症多呕酸。木喜调畅，当用轻扬之剂，在表疏其经，在里疏其脏，但使气得通行，均谓之达。仅以吐该之，未也。喻曰：肝逆胁胀宜升发，因风飧泄亦宜举散，火郁发之发者，越之也。火郁之病为阳为热，其脏应心，主小肠、三焦，其主在脉络，其伤在阴分。凡火之结聚敛伏者，不宜蔽遏，当因其热而解之、散之、升之、扬之。如腠理外闭，邪热怫郁，则解表取汗以散之。如龙火郁甚，非苦寒降沉之剂可治，则用升浮之药佐以甘温，顺其性而从治之。汗未足以概也，药用羌活、葛根、升、柴之类。喻用升阳散火汤，土郁夺之夺者，直取之也。湿滞则土郁，其脏应脾胃，其主在肌肉、四肢，其伤在胸腹。土畏壅滞，滞在上宜吐，滞在中宜伐，滞在下宜泻，皆夺也。夺，不止于下也。喻曰：邪热入胃，或湿热作胀，湿热为痢，可酌攻下，金郁泄之泄，疏利也。金郁之病，为敛闭，为燥塞。其脏应肺、大肠，其主在皮毛、声息，其伤在气分。或解表、或利气皆可为泄，利小便是水郁治法，与金郁无关。喻云：金为水之上源，金郁则水道闭，宜利，**水郁折之**折，调制也。水之本在肾，标在肺，反克在脾胃，伤在阳分。水性善流，壅滞不通，宜防泛溢。折之之法，如养气可以化水，治在肺；实土可以制水，治在脾；壮火可以胜水，治在命门；自强可以帅水，治在肾；分利可以泄水，治在膀胱。凡此皆谓之折，非独抑之而已。喻用开鬼门、洁净腑三法。经曰：调其气，过者折之，以其畏也如木过者，当益金也。所谓泻之如盐泻肾，辛泻肺之类，**必折其郁气，资其化源**如寒水司天，则火受郁，火失其养，则资其木也，**抑其运气，扶其不胜，毋使过暴而生其疾**。此经治五郁之法也。

六郁，气、血、湿、火、食、痰气郁胸满胁痛；湿郁周身关节走痛，首如物蒙，足重，遇寒便发；热郁目蒙，口干舌燥，小便赤浊；痰郁胸满，动则喘息，起卧怠惰；血郁四肢无力，能食，小便淋，大便红；食郁黄疸，鼓胀痞块。不言风寒者，郁则为热故也。然亦有属寒者。丹溪云：气郁湿滞，湿滞成火，火郁生痰，痰滞血凝，血凝食结，六者相因，理气为主。赵献可专主木郁以逍遥代越鞠云：治木则诸郁自散。亦是一法。**又郁为积聚、癥瘕、痃癖之本**积有形，聚无形。无非食积、瘀血、痰饮而成。详见文中。**嚏法，达之，发之，泄之，可以解木、火、金之郁。坐法，夺之，折之，可以解土、水之郁。炒熨、煎抹与缚之法，抑之，扶之，可以折五郁之气，而资化源**照上"火郁资木"推用。按：五行有相生相制之理，故无亢害之病。五脏分配五行，只要不是真脏之症，亦能相生相制以适于平。如火欲伤金，自有水制之，有土以生之也。故先哲戒人勿轻服药，而惟曰"慎起居，节饮食"也。今人鲜悟此理者，用药一过，反成亢害。数法外治较服药为稳。然调五行而适于平，此中自有精微之蕴。解郁之道，不出乎此，只在人运用耳。嵩崖注极详，能包百病，药则勿拘。**六郁之病，宜行气、活血、燥湿、清火、化**

中医临床实用经典丛书（大字版）

理瀹骈文

痰、消食、和中、健脾者，亦同此治。积聚亦同此治。若再明乎盛虚、同异、正治反治正者，以寒治热，以热治寒。反者，以寒治热佐以热药，以热治寒佐以寒药。或寒药温用，热药凉用。外治假热证，以热药浸冷用即是。微者，随之逆之，甚者，制之从之以用药，其郁自解，何病之有？

所谓升降清浊以和阴阳者，何也？凡病无非清不升，浊不降，阴阳不和之故。清阳为天，浊阴为地。地气上为云水谷入胃，游溢精气，上输于脾，脾气散精，上归于肺。此地道卑而上行，天气下为雨肺行下降之令，通调水道，下输膀胱。此天道下济而光明也。雨出地气，云出天气天地相交，地升天降，云行雨施，化生万物。人之上下相输应亦然。脾胃不升，则津液少而干渴作；肺不降，则水道塞而肿胀生矣。清阳出上窍耳、目、口、鼻也。清阳不升，则上窍皆为之不灵也，浊阴出下窍前后二阴。清阳发腠理阳主外，浊阴走五脏阴主内。清阳实四肢四肢为诸阳之本，浊阴归六腑传化五谷。以上言不病之常。清气在下清气反行浊道，则生飧泄清阳下陷也；浊气在上浊气反行清道，则生䐜胀浊阴不降则大便干燥，胃之湿与阴火俱在其中，而胀作矣。幽门通利，泄其阴火，润其燥血，生益新血，而胀自已。此下热之法也。又《准绳》论治胀有三法：邪从外入内而盛于中者，先治其外，后调其内；阴从下逆上而盛于中者，此血不足而火元之证，先抑之，后调其中；阳从上降下而盛于中者，此气不足而阳陷之证，先举之，后调其中，使阴阳各归其部。经曰：宣布五阳，巨气乃平也。凡火元而阳陷者，照此推。清气在阴，浊气在阳阴即下，阳即上，清浊相干，命曰乱气。乱于胸中，是为大悗音闷；乱于心则烦心密默，俯首静伏；乱于肺则俯仰喘喝，按手以呼；乱于肠胃则为霍乱此症由中气不足，外感内伤，阳热迫于外，阴寒伏于内，使人阴阳反复，清浊相干，阳气暴升，阴气顿坠，阴阳否隔，上下奔迫；乱于臂胫则为四厥；乱于头则为厥逆，头重眩仆此阴阳清浊气之逆乱而为病者。阴盛之极，阳不能荣，故曰关小便不通；阳盛之极，阴不能荣，曰格吐逆；阴阳不相应，病名曰关格关格者，阳盛之极，地气不得上行，气填塞而不入，故格拒不饮食。阴盛之极，天气不得下行，血凝滞而不通，故关闭不小便。喻嘉言曰：治吐逆之格，由中而渐透于上；治不溲之关，由中而渐透于下；治格而且关，由中而渐透于上下。此亦升降法，与治胀法可参。嚏法可以升清，清升而阳乃不壅于上、陷于下也，不至有降而无升也如泻不止者，亦可以降浊气从上而下也如用瓜蒂、赤豆纳鼻，水自下行，可推。又上窍开而下窍亦利也即清阳升而浊阴自降之谓。坐法可以降浊，浊降而阴乃不结于下、干于上也浊阴上逆，不至有升而无降也如吐不止者，亦可以升清气从下而上也如用螺蛳坐身下，而肺热由大肠以清，脱肛自上。可推。又下窍利而上窍亦开也即浊阴降而清阳自升之谓。有大便行，而耳目诸病自愈者以此。炒熨煎抹与缚之法，可以升降变化，分清浊而理阴阳，营卫气，通五脏。肠胃既和，而九窍皆顺五脏不和则九窍不通。又，九窍不利，肠胃之所生也，并达于腠理如皮肤润泽是也，风寒则为解肌也，行于四肢也如手足温和是也，阴证则为回阳也。

所谓参古针灸法，以知上下、左右、前后之所取者何也？针灸之法，上取头面胸喉，下取少腹胫足。气反者，病在上，取之下谓通其下而上病愈；病在下，取之上谓升其上而下病愈。仲景少阴病下利灸百会穴是也。盖此证阳虚当用温，而阴弱又不宜于温。温其上以升其阳，使阳不下陷以迫其阴，阴乃安静不扰而利自止。此即法也。用古方须知其意；病在中，旁取之谓经络行于左右，针灸、熨药旁取之也。从阳引阴，从阴引阳；以右治左，以左治右此是济所不胜。前有腹，后有背。腹为阴，背为阳。募

中医临床实用经典丛书（大字版）

理瀹骈文

在阴，俞在阳。阴病行阳治俞，阳病行阴治募穴详文中。督循脊奇经八脉，督、任、冲、带与阳跷、阴跷、阳维、阴维也。督脉主风寒外邪，任起胞任与冲同起于胞中，冲为血海，任主胞胎。男子内结七疝，女子带下聚，冲侠脐以直行其病逆气而里急，带垂腰而横束带脉起季胁，周围一身如束带然，其病腹满，腰溶溶如坐水中。治督在脊腰背强痛，治任在胞少腹绕脐引阴中痛，治冲在脐下，治带在腰间。嚏法上取也头面胸喉，亦可上取而治下。坐法下取也治少腹并能到胫足，亦可下取而治上。炒熨煎抹与缚之法，中取也，亦可旁取而治中脾胃有病，或旁取之甲胆。左取右，而右取左。前取后，而后取前。脊胞脐腰各随其取，与针灸之取穴同一理，亦可与针灸并用如《准绳》《病机沙篆》载针灸法甚备。仲景伤寒有刺风府、刺大椎、刺期门法。期门在乳旁一寸半直下一寸半，治血结非此不可。喉症刺少商穴、委中穴。霍乱转筋刺委中穴出血。腰痛有瘀滞于下者亦治此，所谓病腰取腘也。此穴忌灸。疟疾刺十指尖，见《内经》。痧气刺十指尖并委中穴。中风中恶，合两手于中指尖灸之，详见文中。伤寒热证不宜灸。若寒中三阴及男女阴证厥逆无脉，灸脐下气海、关元，手足暖者生。阴证腹痛灸小指外侧上纹尖。暴聋用菖蒲或苍术削光插耳灸之，此借药气是一法。破伤风，胡桃壳填人粪衬槐皮覆患处灸之。衄血不止，湿纸罨囟门熨之，干即愈，此灸之变。或用线缠足小指，左孔取右，右孔取左，于小指头上灸三壮。或屈手大指就骨节上灸之，左取右，右取左。或灸项后发际两筋宛宛中三壮，即哑门穴也，可以截血路。少林涂项膏本此。可悟膏药与针灸取穴相通处。产后血衄扎中指，已见《骈文》。头风蒜片贴太阳即是灸法。喘嗽不止灸天突穴、肺俞穴。呃逆不止灸膻中、中脘、期门、气海。九种心痛灸大拇指。反胃男左女右灸肩井三壮，又灸膻中穴、三里穴、膏肓穴。水肿灸水分穴，在脐上一寸，此穴能分水谷，利小便。又灸中脘、神阙，用盐填脐，面作圈护住再灸。此症忌刺。黄疸变黑，烙口中黑脉，灸心俞、关元。久泻不止气脱及下利厥逆无脉者，并灸天枢、气海。霍乱转筋入腹，盐填脐中灸之，并灸大椎、中脘、气海。遗精白浊灸心俞、肾俞、关元、气海、三阴交、精宫。精宫在关元对面。疝气灸大敦穴及三阴交。妇人血崩，灯火爆大敦穴。再发，仍于原处爆之。难产，灸足小指外侧至阴穴即产。产后血晕不语，此气血两脱，灸眉心不若刺眉心。此穴上通脑，下通舌，而其系则连于心。刺其眉心则脑与舌皆通，而心之清气上升，瘀血自然下降矣。凡外治须知经络相通，即此可推。小儿初生灸囟门。脐风灸青筋处，筋缩可愈。急惊刺少商穴。慢惊，灯火爆手足心各三次，角弓反张烧手背接腕处三次。龟背风邪入脊，灸心俞、肺俞、膈俞。按：刺灸不可轻用，备法而已。**外若点眼**眼主五脏，点法甚多，伤寒时疫皆用之。又：心痛用王瓜挖空，填明矾于内，挂风处，俟霜出点眼，即法也，**塞耳**疟用半夏、蛇蜕塞耳，治少阳也。可推，**握掌**掌属心，能发汗，又能清火，伤寒时疫等均有握掌发汗法。喉症初起用盐搓手心，则清火也，可推，**涂足**凡引热下行宜用之**诸法**，详见文中，并前略言，亦可参用。其应用膏者，则诸膏主之。

　　用膏之法有五：一审阴阳阳为热，阴为寒。热多实，寒多虚。犯贼风虚邪者阳受之外感，阳受之入六腑，则身热不时卧，上为喘呼，清阳膏主之凡风寒初起头痛者，皆用清阳膏。如欲发汗外加药。食饮不节，起居不时者阴受之内伤，阴受之入五脏，则满闭塞，下为飧泄，久为肠澼，金仙膏主之凡饮食内伤皆用金仙膏，如欲攻下，外加药。阳受风气，阴受湿气风为阳邪，湿为阴邪。阳病者上行极而下阳气从手上行至头，而下行至足，阴病者下行极而上阴气从足上行至头，而下行从臂至指端。故伤于风者，上头先受之，清阳膏主之。极而下行，行水膏主之。伤于湿者，下足先受之，行水膏主之，极则上行湿上甚为热，清阳膏主之。又发热恶寒者，发于阳，清阳膏主之，金仙膏亦主之。无热恶寒者，发于阴阴证之阴，散阴膏主之阳证之阴，寒邪未化热者，金仙膏亦主之。又阳盛生外热上焦不通，腠理闭塞，清阳膏主之。阴盛生内寒，散阴膏主之。阳虚生外寒阳虚之人无以卫外，虽不感邪，亦必畏寒，扶阳膏主之。阴虚生内热阴虚之人，水不能制火，则内热自生，滋阴膏主之又有阳虚外寒，阴盛内寒，中外皆寒者，又有阳盛外热，阴虚内热，外内皆热者，四膏可以兼用。诸热之而寒者，取之阳寒太过而火不生，虽用热药而寒不去，当益火之源，以消阴翳，扶阳膏主之。诸寒之而热者，取之阴热太过而水不生，虽用寒药而热不去，当壮水之主，以制阳光，滋阴膏主之按：何氏曰：天地与人，变化之用，皆不外水、火二气。水为阴、为寒、为湿，火为阳、为热、为燥。天地大旱大涝，皆不能生物；人生火盛，则脾胃燥，水盛则脾胃湿，亦不能化物。水宜在上，火宜在下，水火相交，是为既济。消渴，火偏盛也，泻其火必补其水。肿满，水偏盛也，泻其水必补其火。水火交而病自已矣。

一察四时五行天有四时五行，以生长收藏，以生寒暑燥湿风。冬伤于寒，春必病温春之病根皆由于冬。尺热曰病温。肾水亏也，清阳、滋阴膏主之。春伤于风，夏生飧泄风木克土，金仙膏主之。夏伤于暑兼湿在内，秋必痎疟痎，老也。一日皆也，金仙膏主之。阳疟清阳，滋阴膏主之。阴疟散阴，扶阳膏主之。秋伤于湿，冬必咳嗽，热嗽清肺膏主之，寒嗽温肺膏主之此伤于四时正气而为病者，若不正之气则是疫矣。东方生风，风生木，在脏为肝，春多风木之病，清阳风木、清肝脏气、清肺金胜木、滋阴水生木膏主之。南方生热，热生火，在脏为心，夏多热火之病，清阳散火之原、清心君火、清肝相火、清肺火克金、滋阴水胜火膏主之。中央生湿，湿生土，在脏为脾，长夏季夏十八日为长夏多湿土之病土寄旺四时，随症而变，如春则为风湿，冬则为寒湿也，清阳风能胜湿、行水暑湿、金仙湿温、健脾培土膏主之。西方生燥，燥生金，在脏为肺，秋多燥金之病，清肺脏气、清胃土生金，顾母、清心火克金、滋阴金生水，顾子膏主之。北方生寒，寒生水，在脏为肾，冬多寒水之病，温肺金生水、温胃土胜水、散阴去寒、温肾即扶阳膏补火膏主之按：四时中春、秋、冬各行一政，惟春分后、秋分前，少阳相火、少阴君火、太阴湿土三气合行其事。人在湿、热、暑之中，得病最多。且湿热重，预伤金、水二脏，为秋冬之病根也。

一求病机。诸风掉眩，皆属于肝风木动摇，清肝膏主之，清阳、滋阴膏亦主之。诸气郁，皆属于肺，清肺膏主之，金仙膏亦主之能解金郁。诸湿肿满，皆属于脾脾不运行，健脾膏主之培土补火，金仙、行水膏皆利湿消肿胀亦主之。诸寒收引，皆属于肾寒性缩急，温肾膏主之，散阴膏亦主之。诸痛痒疮，皆属于心疮疡皆属心火，火微则痒，火甚则痛，清阳、云台、行水膏泻火解毒并主之。按病机十九条，火居五，热居四，以风、寒、暑、湿皆能化火、化热也。刘河间本之著为《原病式》，然但言盛气实邪，未及于虚兹不备载。

一度病情。忧愁思虑则伤心，养心膏主之。形寒饮冷则伤肺，温肺膏主之。又悲怒气逆上而不下则伤肝，清肝膏主之，金仙肝伤气逆胁痛，或有瘀积者、散阴筋疼、滋阴膏木旺亦主之。饮食劳倦则伤脾，健脾膏主之。又强力入房则伤肾，水亏者，滋阴膏主之，火亏者，扶阳膏主之此五脏正经自病。

一辨病形。肝病者，《难经》曰：外证善洁、面青、善怒，内证脐左肝位有动气，按之牢若痛，其病胸胁满闷、淋漓、便难、转筋肝主筋，有是者肝也，无是者非也。《素问》：肝病者，两胁下痛引小腹肝脉布胁肋，抵小腹，令人善怒实则善

中医临床实用经典丛书（大字版）

理瀹骈文

怒，虚则目䀿䀿无所见，耳无所闻血虚，善恐，如人将捕之魂不安，又肝虚胆亦虚，气逆则头痛厥阴与督脉会于巅，耳聋不聪肝与胆相表里。胆脉入耳中，颊肿脉下颊里。又肝病眦青，肝热者色苍而爪枯，清肝膏主之，清阳疏风治头痛、金仙调气治胁痛、养心治肝虚善恐、滋阴壮水治䀿耳聋膏亦主之。心病者，外证面赤、口干、善笑，内证脐下有动气，其病烦心，心痛，掌中热而哕。又胸中痛，胁支满，胁下痛少阴心别脉、厥阴心主脉皆循胸出胁，膺背肩胛间痛，两臂内痛心脉循臂内，小肠脉循臂绕肩胛交肩上，虚则胸腹大，胁下与腰相引而痛手心主脉起胸中，下膈络三焦，支者循胸出胁，少阴心脉下膈络小肠，故皆引痛。又心病舌卷短、颧赤。心热者色赤而脉络溢，实者清心治痰火、虚者养心膏主之，肺、肝、脾、肾膏心通五脏并主之。脾病者，外证面黄、善噫、善思、善味，内证当脐有动气，其病腹胀满，食不消，体重节痛，怠惰嗜卧，四肢不收。又身重、善肌肉痿脾主肌肉，肉痿故身重，足不收，行善瘛，脚下痛脾主四肢，脉起于足，虚则腹满肠鸣《灵枢》云：中气不足，飧泄食不化。又脾病唇黄，脾热者色黄而肉蠕动，热者行水利湿消满、寒者金仙消食治飧泄、散阴体重节痛、健脾补火生土，燥湿消食膏并主之。肺病者，外证面白、善嚏、悲愁不乐、欲哭，内证脐右有动气，咳喘洒淅寒热。又喘咳逆气，肩背痛，汗出肺主皮毛，气逆于上，则痛连肩背而汗出，尻、阴、股、膝、髀、腨音善，足肚也，胻、足皆痛肺为肾母，母病则子亦受邪，气逆于下，故下部皆痛，虚则少气不能报息气不相续。《甲乙经》曰：肺脉不及，则少气不足以息，卒遗矢无度，耳聋嗌干肺络会耳中，肾脉入肺中，循喉咙，肺虚则肾气不能上润，故耳聋嗌干。又肺病鼻张，肺热者色白而毛败，热者清阳、清胃、清肺膏两膏皆治咳喘逆气主之，清肝耳聋者、滋阴嗌干者、健脾脾肺两虚膏亦主之。肾病者，外证面黑、善恐、数欠，内证脐下有动气，其病逆气，小腹急痛，泄如下重，足胫寒而逆。又腹大，胫肿肾脉循足上贯肝膈，喘咳脉入肺中，身重骨瘘故重，寝汗出，憎风肾属阴，阴虚故寝而盗汗出，腠理不固故憎风，虚则胸中痛肾脉注胸中，大腹、小腹痛，清厥足冷气逆，意不乐肾中真阳不舒。又肾病颧与颜黑，耳焦枯，肾热者色黑而齿枯。阴虚滋阴治盗汗等、阳虚扶阳治厥冷者膏主之，行水、健脾治水肿、散阴治足胫寒者、清心、养心交心肾、清肝治小腹热痛者、清肺治喘咳者膏并主之。胃病者，腹膜胀胃中热则消谷，令人悬心善饥。胃中寒则腹胀，亦有热胀者，胃脘当心而痛，上肢、两胁胁为肝部，土反侮木、膈咽不通，食饮不下。热者清胃，寒者温胃、金仙、健脾膏并主之。大肠病者，肠中切痛而鸣濯濯肠中水火相激，又腹中尝鸣，气上冲胸。喘，邪在大肠，冬日重感于寒即泄，当脐而痛，不能久立，与胃同候胃脉入膝膑，下足跗，故不能久立。大肠、胃同属阳明燥金。又肠中热，出黄如糜；肠中寒，肠鸣飧泄。热者清胃、清肺，寒者金仙脐痛、健脾膏皆治寒泄并主之。小肠病者，小腹痛，腰脊控睾肾丸也。此即小肠气而痛小肠连睾，系属于脊，贯肝、肺，络心系。气盛则厥逆，上冲肠胃，熏肝。散于肓，结于脐，当耳前热，若寒甚脉上颊入耳中，故或热或寒，若独肩上热甚脉绕肩胛及肩上，热者行水利小肠，寒者金仙、散阴膏并主之二膏皆能治疝。三焦病者三焦为决渎之官，水道出焉，腹气满，小腹尤坚脉交膻中，络心包，下膈，属三焦，不得小便，窘急水道不通。又三焦并太阳之正入络膀胱，约下焦，实则闭癃，虚则遗溺，溢则水留，即为胀外为水肿，内作鼓胀，行水能利水，通大小便、金仙利水消肿胀膏主之，虚者健脾、散阴膏并主之。膀胱病者位在脐下，藏水，气化则出。然

中医临床实用经典丛书（大字版）

理瀹骈文

肾气足则化，不足则不化。入气不化，则水归大肠而为泄泻；出气不化，则下焦闭塞而为癃肿，小腹偏肿而痛，以手按之，即欲小便而不得膀胱上口连于小肠，主小便，肩上热脉循肩膊，行水、金仙膏主之，冷结者，散阴膏亦主之。

胆病者，善太息木气不舒，口苦，呕宿汁胆液泄则口苦，胃气逆则呕苦，心下澹澹，恐人将捕之胆虚，嗌中吤吤然少阳相火，数唾胆病善呕，数唾亦喜呕之类，胆中有邪故也，清肝肝胆同治、清胃胃气逆者膏主之，虚者养心膏亦主之心胆亦同治。其五脏六腑寒热相移者，宜究其本始如肾移寒于脾，脾移热于肝，胞移热于膀胱，大肠移热于胃之类。详见经文，然后用药。其病之兼脏腑者如咳嗽、肿胀，皆有脏腑症，则分脏腑而治之。妇女之病，当调经期，护胎产。经曰：二阳之病发心脾，有不得隐曲，女子不月。又，月事不来者，胞脉闭也胞脉者属心而络于胞中，今火上逼，肺、心气不得下降，故月事不来。清肺、养心膏主之，兼他症者，清肝、清胃、清心、滋阴、健脾、金仙、行水膏并主之。痛经，金仙膏加药灵仙、官桂、吴萸、丁香、当归、巴霜、延胡、灵脂、没药研糁主之。血寒经闭，通经膏主之。但不调者，通经与安胎膏各半主之。阴虚阳搏谓之崩，滋阴、固经膏主之。子宫冷者，散阴、扶阳膏主之。胎不安者，安胎膏主之。产后，卫产膏主之。乳病，阳毒红肿热痛者，清阳膏主之，欲溃者，云台膏加龙虎散主之。半阴半阳核块等初起，金仙膏主之，已破，云台膏主之。阴证不红肿热痛者，散阴膏主之。如乳岩已破者，护岩膏主之附：护岩膏：党参、生黄芪、酒当归、大熟地各一两，川乌、南星各七钱，半夏、陈皮、青皮、川芎、白芍、白术、甘草、羌活、防风、乌药、香附、白芷、枳壳、灵脂、远志、菖蒲、僵蚕、蜂房、木鳖仁、白及、白蔹、五倍、龙骨、牡蛎、延胡醋炒各五钱，生姜、葱白、槐、柳枝各二两，凤仙干者八钱，艾叶四钱，白芥子、花椒各三钱，麻油熬，黄丹收，入木香、官桂、乳香、没药、血竭、儿茶、血余灰末各五钱，枯矾、陈壁土各三钱，赤石脂七钱，牛皮胶二两，酒化开，乘热搅匀，外酌加糁药、敷药。

此本经文以言用膏之大法耳。其详见于后各膏中，有以古汤头方及单方熬膏者照此推。上三条乃余之所为外治也，用药与膏之法，"骈文"及前"略言"，已述大概，惟于经旨未有阐发，是但论其所当然，而不抉其所以然。嘉言先生所训，无方之书全不考究，有方之书奉为灵宝者也，何由昭外与内通贯之理乎？今特详引经文，分别以证明之，俾人知外治之学，实有根底，道本自然，非同穿凿，神而明之，自见变化不测之妙。聪明仁爱之士，苟有志于深造者，庶可由是而尽其精微焉。

时同治壬申夏四月也。

又示同学：

大旨俱见前三条，此补其所未尽者。外治所以分三部者，子和云：天之六气，风寒暑湿燥火，发病多在乎上六气所以化生万物，惟亢害则为病；地之六气，雾露雨雪水泥，发病多在乎下；人之六味，辛苦盐淡酸甘，则在中此饮食之邪。发病者三，出病者亦三。风寒之邪搏结于皮肤之间，滞于经络之内，留而不走按：风寒在上者，可取嚏。若痹症，宜用文中麻黄敷法，皆可汗而发之。痰食宿饮在胸膈者，皆可涌而出之涌即吐也，今以嚏为之。寒湿固冷火热客下焦发为诸病，皆可泄而出之泄即泻也，今以坐为之。吐中有汗，下中有补泻其邪气而元气自复，泻之即所以补之也。经曰：知其要者，一言而终，此之谓也按：吴又可论瘟疫云：诸窍乃人生之门也，邪自窍而入，未有不由窍而出者。吐出上窍，下出下窍，汗出周身之窍。所以导引其邪，打从门户

中医临床实用经典丛书（大字版）

理瀹骈文

而出，实为治法之大纲。可与子和说参看。六经，**太阳宜汗**柯韵伯云：太阳即巨阳，心也。寒先伤心，火为水克，故曰大症非膀胱之谓。又心肺皆阳，阳中之阳，心；阳中之阴，肺。心主营，肺主卫；风伤卫，寒伤营；营卫病，则心肺病。心病则烦，肺病则喘，是伤寒从手经起也，仲景以麻桂发之，得汗而诸症悉除，嚏法取汗本此古有伤寒后病厄，仿《灵枢》法，取嚏而止。屡发屡嚏，嚏至百余次遂愈。凡取嚏者，一嚏不效，须再嚏也。阳明以心胸为表，当用酸苦涌泄之味，以引胃中之阳，而开胸中之表，法当吐而不可汗。嚏法可以吐之，邪已入腑者，当下。坐即釜底抽薪法也。少阳在半表半里，主和解，宜煎抹炒熨。三阴热者宜下，寒者宜温。须辨少阴兼水火二气，变尤不测，煎抹炒熨最稳，或有宜嚏以升之脾阳下陷，坐以降之者肝火上冲，可斟酌。

五气入鼻，藏于心肺，心肺有病，则鼻为之不利寒伤皮毛则鼻塞不通，火郁清道则香臭不知，并宜嚏。又宗气出于鼻，以行呼吸呼吸可览气之盛衰。《黄庭经》曰：呼吸庐间入丹田，鼻上属肺，下达于肾，大肠曰魄门，可知嚏坐相通之理。

膻中为气海，脐下亦为气海，脐中央名神阙。三焦者，气之所终始也，三焦通则周身之气通矣。背后三重，脑后曰玉枕关，夹脊曰辘辘关，水火之际曰尾闾关，乃精气出入升降之道路也。外治以理气为主，炒熨煎抹当于此着手。

郁多在中焦。木郁用嚏者，木喜条畅也；火郁用嚏者，火性炎上也；金郁用嚏者，嚏为金之声也；水土之郁用嚏者，顺其就下之势而通其壅滞也。五积应五脏，肝积木，心积火，肺积金，脾积土，肾积水，与郁同治按：夏月用痧药取嚏者，伏暑相火行令，中暑多在心包络，经即"火郁发之"之义。六郁，痰用嚏者，痰宜吐也；食亦用嚏者，气升则食自降也《准绳》论食郁用苍术、抚芎可证。亦有下者，炒熨煎抹调阴阳而生气血水谷之气既行，气血自生，则中焦之正治也。

内服只有下咽一门，外治则其途甚宽，然须熟于《内经》经络。如鼻衄一症，除塞鼻、吹鼻外，火在胃则搭鼻衡；若火在心，则扎中指；火在膀胱，则敷颈后血路。又有搭囟门法、嚏面法、贴眉心法、塞耳法、熨胸中法、敷背后五椎法、涂肾囊法、浸足法方皆见文中，所因不同，治法亦变，不必拘铜人图而随处皆可按症用药，较内治为易，奏效者以此。

内服以仲景方为祖，外治亦然。仲景治湿在上腹中和者腹中无病，何必从腹转，用瓜蒂散纳鼻，治虚热用胆导法，皆不肯诛伐无过也。后贤治头瘟用□鼻法，治二便用熏法，实仿其意。又仲景治水有三法，上焦小青龙、五苓散汗之，中焦大陷胸、十枣汤泻之，下焦桂枝去桂加苓术利之，此即经开鬼门汗、去郁陈莝下、洁净府利三法也。外治《病机沙篆》有麻黄羌活等煎汤浴背汗法，《宝鉴》有铺脐药饼下法、消河饼利法，亦从仲景三法用药至。治霍乱有皂角取嚏法，有炒盐熨胸背法二法《洗冤录》治缢死者，有生半夏捣敷脐法薛立斋方，有阴阳水浸足法。治关格有牙皂细辛加巴霜塞鼻法见《一盘珠》，亦治喉痹，有炒盐熨脐法，有牙皂煎汤浴小腹法，大蒜塞肛门法并同。

用药之法，亦非一面。如重伤风嗅鹅不食草取嚏以散表，脾寒虚疟嗅肉桂取嚏以和里，欲攻者用大黄甘遂坐，欲涩者用乌梅赤脂坐是也。举此例推。

癸酉四月潜玉识

中医临床实用经典丛书（大字版）

理瀹骈文

理瀹骈文

（原名《外治医说》）

外治无专书，先贤洞达元奥，不必以是为说也。世日降，则道日微，论日卑，亦自然之势耳。篇中历陈外治之善，方随症列，法在其中。繁而不节，取便览也；俚而不文，取易晓也。自知于道无得，以其搜罗汇萃，阅十数寒暑而后成此，亦既耗其心力，姑存此说，以听用者之消息焉。语云，拙工疗病不如不疗，或不疗之疗，而可进一说欤！

概　说

医者，意也；药者，疗也。医不能活人，虽熟读《金匮》《石室》之书，无益也；药不能中病，虽广搜橘井杏林之品，无当也。在昔《集验》之论伤寒，则曰：伤寒症候难辨，慎勿轻听人言，妄投汤药；《济众》之论瘟疫，则曰：瘟疫不拘于诊，古方今多不验，弗药无妨节庵语。即张元素古方今病不相能之意。又如养葵所著，嵩崖所辑，谓夫咳嗽吐衄，未必成瘵也，服四物、知柏之类不已，则瘵成矣所谓非瘵而治成瘵是也；胸腹痞满，未必成胀也，服山楂、神曲之类不已，则胀成矣；面浮胕肿，未必成水也，服泄气、渗利之类不已，则水成矣；气滞痞塞，未必成噎也，服青皮、枳壳之类不已，则噎成矣。不独此也，《千金》云孙真人著：消渴三忌酒、色、盐，便不服药亦可。汉卿云窦汉卿著《疮疡经验》：痘疹诸症伤寒、痘疹、瘰疬、广疮，以不服药为上广疮，服轻粉尤害事。谚曰：服药于未病亦即圣人不治已病、治未病之意。此摄生之旨，甚言病之可以不药也按：《摄生要言》谓：发宜多梳，面宜多擦，目宜常运，耳宜常弹，舌宜抵腭，齿宜数叩，津宜数咽，浊宜常呵，背宜常暖，胸宜常护，腹宜常摩，谷道宜常撮，足心宜常擦，皮肤宜常干，沐浴大小便宜闭口勿言。数事人人可能，且行之有效，实治未病之良方，为外治之首务也。又有四要：一慎风寒。汗浴当风，冲犯雪霜，轻为感冒，重则中伤。二节饮食。酒毒上攻，熏灼肺金，厚味膏粱，变生大疔。三惜精神。多言耗气，喜事烦心，名利热中，房劳丧精。四戒嗔怒。肝木乘脾，必生飧泄，男忿呕血，女郁不月。此非是养生空言，实病之外感内伤，悉因于此。四要乃不药之真诠，外治之原也。又曰：不治得中医按：《汉书·艺文志》：经方者，本草石之寒温，量疾病之浅深，假药味之滋，因气感之宜，辨五苦六辛，致水火之剂，以通闭解结，反之于平。及失其宜者，以热益热，以寒增寒，精气内伤，不见于外，是所独失也。故谚曰：有病不治，常得中医。又《唐书·裴潾传》载孙思邈云：凡人无故，不宜服药。药气偏，有所助，令人脏气不平。二说合观，知古人惟恐人之好服药，而不药为中医之说，亦非仅伤寒然也。余之外治，实申古不治得中之意。此谨疾之道，亦谓医之多非其治也以上历引古语之不服药者为证，可见自伤寒以及疮疡，无不然也。盖诚有鉴于良工之难得，而特戒夫毒物之是。尝思其患，以防其危。其心苦而其词切，虽似激焉，岂非爱欤？至于情欲之感，非药能愈七情之病，当以情治。恐可治喜，以遽迫死亡之言怖之；悲可治怒，以怆恻苦楚之言感之；喜可治忧，以谑浪亵狎之言娱之；怒可治思，以污辱欺罔之言触之；思可治恐，以虑彼忘此之言夺之。欲遂则病自已；卒暴之遭，有医莫及凡压缢溺冻魇五绝，及卒中暴死，医缓不济急。救法：两人以竹管吹其耳，或生半夏末吹鼻并吹耳。心头温者，一日犹可治，醒灌生姜

中医临床实用经典丛书（大字版）

理瀹骈文

汤，解毒再论治。或用皂角细辛吹。详观《洗冤录》。凡为众所知者，不烦言而解已然。有势不能静待者，亦有情不能漠视者，将听其因噎而废食乎？抑任其饮以止渴乎？欲筹画乎万全，聊调停于两可。夫药熨本同乎饮汁，而膏摩何减于燔针？皆见《内经》。药熨：如用蜀椒、干姜、桂心渍酒中，浸以棉絮布巾，用生桑炭炙巾，熨寒痹所刺处是也。膏摩：如风中血脉，而用马脂以摩其急，以润其痹，以通其血脉。更用白酒和桂以涂其缓，以和其营卫，以通其经络是也。此用膏之始也。燔针、焠针，见《素问》，仲景谓之烧针，今之太乙、雷火等针即是。按：太乙针，樊观察所刻范氏者为最著。治风气及一切内外百病。寒者正治，热者从治。用艾绒三两，硫黄二钱，麝五分，冰片七分，乳香、没药、丁香、松香、桂枝、杜仲、枳壳、皂角、细辛、白芷、川芎、独活、雄黄、山甲一钱，火纸卷药末，糊桑皮纸六七层，如爆竹式，长五寸，径围一寸五分，鸡蛋清刷之，阴干密收。临用烛火上烧红，放红布上按穴针之。正人穴二十一，百会、神庭、上星、临泣、客主人、天突、肩髃、期门、上脘、中脘、下脘、曲池、手三里、天枢、气海、中极、关元、风市、内庭、大敦、行间也；伏人穴十一，翳风、大椎、肺俞、身柱、膏肓、脾俞、命门、肾俞、环跳、会阳、足三里也。如不知穴，即针患处。内府雷火针，只用艾三钱，丁香五分，麝二分，卷纸点烧，吹灭乘热垫纸搭于患处。此法较便。内府阳燧锭，治风气并肿毒。硫黄一两五钱，铜勺化开，照次序入川乌、草乌、蟾蜍、朱砂一钱，僵蚕一条，冰片、麝香二分，搅匀，倾熔瓷盆内，荡转成片收藏。临用取瓜子式一片，先以红枣擦患处，粘药于上，灯草蘸油烧三五壮毕，饮醋半盏，候起小泡，挑破出黄水，贴万应膏愈。原云：用铁烙骇人，故变而为此。然则今之火针，亦可变也。观音救苦丹：治小疖等，即阳燧锭。硫黄、朱砂、麝香三味等份，荡片，烧后连灰罨于肉上，不痛亦不溃脓。亦治风寒湿气，流注作痛，手足蜷挛，小儿偏搐，口眼㖞斜，妇人心腹痞块攻疼之症。百发神针：治偏正风，漏肩，鹤膝，寒湿气，半身不遂，手足瘫痪，痞块腰疼，小肠疝

理瀹骈文

气，痈疽发背、对口痰核，初起不破烂者并妙。用生附子、川乌、草乌、大贝母、乳香、没药、血竭、檀香、降香、麝香三钱，母丁香四十九粒，艾绵作针。治癖神火针：蜈蚣一条，木鳖仁、灵脂、雄黄、乳香、没药、阿魏、三棱、蓬术、甘草、皮硝三钱，闹杨花、硫黄、山甲、牙皂二钱，甘遂五钱，麝三钱，艾绒二两作针。阴证散毒针：用羌活、独活、川乌、草乌、白芷、细辛、牙皂、灵脂、肉桂、山甲、雄黄、大贝、乳香、没药、硫黄、蟾酥、麝等份，艾绒作针。熏药法：治风气痛，用川乌、草乌、千年健、降香、闹杨花、钻地风、陈艾、麝，卷纸筒，糊紧，乌金纸包，燃熏病处，痛则病出。药纸熏法：硫黄五两，化开，入银朱、朱砂、明雄三钱，川乌、草乌二钱半，生大黄、黄柏一钱，麝一分，搅匀倾纸上，再盖一纸，压扁，每纸一寸，裁取十块，点着，放粗草纸上，移熨。治风气闪挫，热透自愈。有用桑枝扎把烧熏者，名桑枝针，补阳气虚弱，散肿溃坚妙。或用桃枝削针，同。神火照法：朱砂、雄黄、没药、血竭各三钱，麝五分，卷纸捻，蘸麻油点烧，自外而内，周围照之。可以散毒气，治痘，并一切肿毒。亦针法之变。凡寒痹、阴疽、痞块、闪挫，用针甚效，如嫌制针费事，或点穴难准，可贴膏药，随意卷针药为筒，或卷纸捻，熏于膏上。**剨引金丹而佩疠，熬鸡醴而敷鼓，思神圣之所传，识今古之异制**古方时行、疫疠佩紫金锭。《洗冤录》以苏合丸印成香佩。今苏州同仁堂刊送辟瘟散佩方，皆岐伯咽金丹解疫法也，盖改咽而为佩矣。《集验良方》治一切癥瘕、水肿、气肿、四肢肿，用大麦拌朱砂喂雄鸡，取其矢，澄清熬膏贴，乃岐伯及峨嵋僧饮鸡矢醴法也，盖改饮而为敷矣。此变膏之证，古今人固有不同治者。**又若《金匮》云盐附堪摩，矾浆可浸，则未尝不外治也**《金匮》方：头风，以炮附子为散，加盐摩疾上。脚气冲心，矾石二两，以浆水一斗五升，煎三五沸，浸脚良。后有加硫黄三钱煎浸者，又有再加杉木片二两煎浸者。二方皆仲景所制，亦外治方之祖也。**《宝鉴》之茶调且贴，葱豉还敷，则何必其内服也**《宝鉴》

中医临床实用经典丛书（大字版）

理瀹骈文

方：治伤风、头风，川芎茶调散用川芎、白芷、羌活、防风、荆芥、薄荷、细辛、生甘草，研，茶调服。《济众新编》云：以葱涎调贴太阳穴，甚妙。或照方加菊花、蝉蜕、僵蚕；或照方加生地、白芍、归身；或照方去细辛，易香附，痰加半夏，热加石膏。又方：肺热鼻塞，加黄芩、栀子；巅顶痛，加藁本、蔓荆子俱可。按：此方亦可油熬，黄丹收贴。《宝鉴》：须葱白、生姜、淡豆豉、白盐作饼，烘热掩脐上，散风寒，理积滞，兼治二便不通，气通则愈。此即葱豉汤加味。又本草附方，小儿便秘，葱豉敷。**为推十法之相传**李士材《伤寒篇》，摘陶氏十法，外治居七，其余亦只是姜、韭、鸡子清食物之类。此篇即本陶氏之法而推广之耳，特采千方而备览。

六 淫

闻之风首六淫，而寒兼四时，初客于皮毛肺，首受于膀胱太阳经，六经未传，三日之内，邪方在表，散固为先伤寒传经，由表入里，初起在太阳膀胱经，则头痛，恶寒，发热，腰脊强，继传阳明胃经，则目痛，鼻干，唇焦，不卧，皆为在表，宜汗。再传少阳胆经，则目眩，耳聋，胸满胁痛，口苦，寒热往来，属半表半里，宜和解。失治则传入三阴矣。传太阴脾经，则腹满痛，咽干，自利；传少阴肾经，则口燥舌干，痛利清水，目不明；传厥阴肝经，则小腹满，舌卷囊缩，厥逆，皆属里，宜下。亦有不传三阴而传入太阳膀胱腑者，则口渴，溺赤，宜利小便。传入阳明胃腑者，则谵语狂乱，燥渴便闭，转矢气，自汗，不眠，宜下。凡三阳三阴之脉，皆环绕乎胃府，处处可入，一入胃府，则无复传，故阳明为里中里。以上为传经。伤寒，因寒化火也，热证也。其有初起直中三阴者，寒证也。其症腹冷痛，吐清沫，利清谷，蜷卧肢冷，囊缩吐蛔，舌黑而润，宜温。又寒之伤人，必先皮毛，外则寒栗鼻塞，内则咳嗽短气，是传肺也。舌苔，昏乱，是传胞络也。泄

理瀹骈文

泻，便闭，是传大肠也。癃闭，是传小肠也。痞满，上下不通，是传三焦也。经云：脏腑俱病，而传变不及手经者，省文也。伤寒传经，前三日在阳分，后三日在阴分，一日一经，七日传遍，病自转，此常序也。壮实人不药亦自愈，故古有不药为中医之说。其有越经传、表里传、首尾传、巡经得度传，并病、合病、两感等名，乃属变症。俱详《伤寒》书。治病必先辨证，外内虽殊，医理无二，必知内治之法，然后可用外治之法。古书充栋，欲知医者，自能寻究。兹篇只于注中略为提要，阅者幸勿嗤其陋。**试观头痛者嗅神芎**伤寒头痛，为邪在经。三阳皆头痛，三阴惟厥阴有头痛，少阴间有头痛。伤风，头疼，发热，鼻塞，恶风，有汗；伤寒，发热，恶寒，头项痛，腰脊强，身足痛，昼夜不歇而无汗。伤风感寒，头目不清，川芎、藿香、胡索、丹皮二钱，雄黄、白芷、皂角四钱，朱砂一钱，研，吹鼻。凡感从鼻入者多是宜吹鼻，不独头病为然也。头病吹鼻，取其近也。外治见患治患，捷于服药，均如此。重伤风，鹅不食草，研，吹鼻，涕泪出即清爽，冬月可代痧药。如塞鼻、塞耳、贴目，可治眼翳并星，即移星草也。一加川芎、青黛、冰片，亦治头风。再加辛夷、细辛，兼治鼻中诸病。按：治病须分阴阳、表里、虚实、寒热之异，古方外治亦然。今即头痛一症以明内外合一之理，他症皆可例推矣。古法治风寒头痛，川芎为君，太阳羌活、阳明白芷、少阳柴胡、太阴苍术、少阴细辛、厥阴吴萸、巅顶藁本为引经药。若杂症头痛，血虚四物、气虚四君、湿痰二陈、宿食平胃，其法不一。真头痛为脑空不治。而外治则亦有外感内伤诸法，如风寒头痛有麻黄去节，研，同杏仁捣泥，贴太阳法。或加白附子、川乌、南星、干姜、全蝎、朱砂、麝香，入酒调贴，同。又有川芎、南星、葱白，捣贴太阳法，加辰砂酒调，并治夹脑风，小儿贴囟门。三阳头痛，不敢见日光，有置冰顶上，宜汗、吐、下法。受暑头痛，有嗅皂角取嚏法，并治卒头痛；有蒜泥塞鼻出泪法。风热头痛，有薄荷、郁金、白芷、石膏、芒硝塞鼻法，或加川芎、细辛、青黛、蔓荆子，同。如太阳证，加羌活、防风、赤豆。外寒内热者，有草乌、栀子、葱汁调贴太阳法，此方并治

中医临床实用经典丛书（大字版）

理瀹骈文

疽。谚云：头疼当疽医。非无因也。大热者，有大黄、芒硝、井泥调贴太阳法；有朴硝涂顶法；有葶苈子煎汤沐头法。脑痛，有硝石嘀鼻法。大寒犯脑者，有蒸吴萸作枕法，煎吴萸浴头法。寒湿头痛，有紫苏、川芎、花椒、葱白、细茶煎熏法，亦治风寒痛。寒湿逢阴雨即发者，有桂心、酒调涂额角及顶上法；久不除者，有皂角、麝香纸包放顶上，炒盐熨法。湿气头痛，有瓜蒂末、松萝茶，嘀鼻取黄水法；有川芎、半夏、白术、甘草末嘀鼻法，并治挟痰者；亦有用羌活胜湿汤药料，研末嘀鼻法。宿食不消，饱则浊气熏蒸，致头胀痛者，有平胃散嘀鼻法。热痰痛，有牛蒡子捣汁，加盐酒熬膏，频擦太阳使透法。血虚头痛，有当归、川芎、连翘、熟地煎汤，置壶中吸其气法。气虚头痛，有川乌、南星，加气药贴太阳法；有煎补中益气加羌活、防风熏法。肝风，有霜桑叶煎熏法；有石决明、草决明涂太阳法，并预防坏眼，亦有作枕法。肾厥头痛，有附子、艾叶揉嗅法。头痛目眩者，川芎、芒硝、薄荷、雄黄、苍耳子、藜芦、陈胆星、瓦楞子，研，嘀鼻，清热化痰。头痛兼眉棱骨痛，壮热不止，大黄、木香、解毒子、地浆水，调贴太阳。时病初愈后，毒气攻注，头脑胀痛，紫金锭、葱汁，酒磨，涂太阳。头痛连眼者，谷精草末，调糊涂脑顶。头痛连眼珠者，韭菜子、姜汁，调涂太阳；或用麻黄灰、盆硝、冰片、麝，吹鼻。头痛，有用酱姜贴太阳，烧艾一炷法；有用川芎、枳壳，和艾，火酒喷，晒干加麝为条烧嗅法；或用干蚯粪、乳香、麝，卷筒，烧，吸烟法，此即火治也。有冷水熨法，此即水治也。有蓖麻仁同大枣捣泥，塞鼻，贴太阳法。有斑蝥去头、足、翅，装蚬壳内，罨酸痛处，过夜起泡挑破法，此拔毒法也。蓖仁或用麻油熬，炒黄丹收，加麝贴。斑蝥或用猪油熬，松香、黄蜡收贴均可，并拔一切毒。西医斑蝥硬膏即此，贴患处能引病外出，贴腿足能引病下行也。然是峻药，须量用。头痛膏，用青黛、黄连、决明子、黄芩、桑叶、归身、红花、生地、防风、苏叶、贝母各等份，小磨麻油熬，黄丹十分之七，朱砂十分之一，同青黛收，临用糁黄菊花末，左痛贴右太阳，右痛贴左太阳，双痛双贴，效。盐附等方已见，余不尽载。

头痛年久为头风，方见后，治同，可参用。头痛必兼晕，治亦同头痛。汇观诸方，可悟随症用药之道，如有兼症，或寒热虚实互见者，可分用，亦可并用。虽为头痛说法，而诸症要亦不外乎是，扩而充之，足应万变，外治无用药凡例，即此可以为例，幸无厌其烦也，**项强者枕荆芥**项强太阳受风也，或蒸黑豆枕。肝肾二脏受风，项强，木瓜、生地酒蒸，加乳香、没药涂；**桂枝浸拓**即桂枝汤法。又，煎汤拓风喎，并熨阴痹，**杏仁捣涂**伤寒头痛，杏仁捣涂。又，方同麻黄，用见前。风热面肿，并涂面；**麻黄甘草眼点**按：伤寒无汗，麻黄去节，同甘草研末，加冰片点两眼角，暖盖，静卧避风，自汗，不汗热汤催之，此即仲景麻黄汤之意。暖盖热催，即服麻黄汤欲温覆之意。加冰片者，即外治加药引法也。伤寒时疫感冒通治，点眼取汗。麻黄去节二钱零四厘，甘草二钱五分，琥珀一钱零五厘，牛黄一钱，冰片六分。又方，雄黄四分，辰砂二钱，牙硝四分，麝一分，金箔五分。头疼，发热，口渴，身痛，男左女右点大眼角，名发汗散。二方并用亦妙。伤寒时疫感冒通治，麻黄膏、黄连膏，两膏各用一钱，和匀，入胆矾、牛黄、冰片各五分，青鱼胆一钱，拌，蘸点眼内。此方内外通治，合麻黄发表、黄连清里而为一，乃双解法也。曾试点过，麻辣流泪，浑身毛骨竦然，是即腠理开之验也。又，吕真人治瘟疹，用麻黄、犀角、山慈菇、朴硝、血竭各一两，姜汁拌湿，乌金纸包十八分，红枣肉捣泥和丸，砂盆煅成黑炭，去纸取药，加冰片十分之一，银簪蘸香油点两眼，男左女右，取汗。如瘟疫日久不汗，先吹鼻后点眼，汗后食米汤稀粥。此方兼解毒法。眼主五脏，流通甚捷，莫谓点之为无验也，**苍术羌活掌摊**风寒，发汗，苍术、羌活、明矾，生姜汁丸，握手心，夹腿间侧卧，暖盖取汗，不汗热汤催之。按：古有热汤澡浴法，有热水浸脚、拥被安睡法，有热水抹身法，皆汗。又方，并治头瘟。苍术、枯矾、良姜、葱白炒热，涂手心，掩脐静卧，手须窝起，勿使药着脐，一手兜住外肾前阴，女子亦如之，服绿豆汤催汗。此即神术散、羌活汤意。心主汗，掌属心，故发汗。一

中医临床实用经典丛书（大字版）

理瀹骈文

手掩脐，一兜肾，丹诀也；**揉以香附**伤寒无汗，醋炒香附，擦背。如治风袭经络疼痛，即擦患处，均效，**熏以紫苏**伤寒，不汗，紫苏煎浓汤，熏头面及腿弯，前头痛注有方可参用。二方即香苏饮之意；**姜葱之用维多，七宝特擅其胜**伤寒感冒，生姜、葱白、核桃、细茶、黑豆，煎汤，冲熏头面，名五虎茶，得汗解。生姜捣烂，棉裹擦天庭，并治中风痰厥。又，令两人各持姜渣一团，擦两手足心、两臂弯、前胸、后背，得汗解。并治夏月霍乱、寒中三阴、麻脚瘟等俱效。腹痛，葱白炒，覆脐上，砂壶盛热汤熨之。或切葱白，如碗粗一束，高寸许，放脐上，熨斗熨之，葱烂再易。先放胡椒末，或麝香、丁香末于脐内，再熨更妙，并治阴证。伤寒结胸，中气虚弱者，姜、葱、萝卜子，炒熨，自然滞行邪散，胸即开豁。冷加酒烹。风寒结痛，姜、葱、橘皮，炒熨。食结，生姜、水菖蒲根、陈酒糟、盐，炒熨，或作饼贴胸。热结，生姜勿炒，和蚓泥、薄荷汁、蜜水、井水，调揉心口，或加冰片。痰结，生姜、茶叶，煎汤，调银朱、明矾，涂胸口，或捣姜渣，和竹沥擦胸口。风痛，姜、葱、紫苏、陈皮，捣烂，加飞面，用菜油煎饼贴。或姜、葱、糯米饭，加盐捣敷。若两足痛如刀割，不红肿者，生姜蘸香油擦。随用生姜烧热，捣烂敷之。风袭经络，筋挛骨痛，或虚怯人肢体生肿块，或痛或不痛，用炒葱白，布包熨，肿痛自止，为散血、消肿、定痛之良法。即刀械杀伤，气闷绝者，炒葱遍敷，自醒。又，肿毒，用菜油煎葱敷，自消。乳痛，炒葱白，敷，炭火盛瓦罐逼之汗，愈，皆良法也。生姜、葱白各一斤，麻油熬，黄丹收，贴风寒疟痢皆妙。亦可随症调药末用，如古汤头之用姜葱为引也。七宝膏，用生姜、蒜头、槐枝各一斤，葱白八两，花椒二两，麻油熬，黄丹收，可贴百病、痈疽、发背，消肿定痛、溃脓生肌皆效。又方，加薤白八两，白凤仙一株，花、茎、子、叶全用，亦名七宝膏，或再加柳枝、桑枝各一斤，桃枝半斤，名十宝膏，亦可调药；**椒芥之力甚大，五子亦同其功**伤寒不汗，胡椒、天麻、银朱、枣肉丸，握掌心；或胡椒、丁香、葱白，捣涂两掌心，夹腿内侧取

理瀹骈文

汗。治阴寒证皆宜。凡闻病人汗气入鼻透脑，即散布经络。初觉头痛，即用芥菜子末，温水调稠，填脐内，隔衣以壶盛热汤熨之，汗解。伤寒时疫俱妙，亦治急肚痛及小腹痛。西医有白芥敷法，用面粉滚水，搅和贴腹，可随症参。风湿肿痛，生芥子末，调热酒或热醋，包患处，有湿翳，拔出即愈。五子，白芥子，同苏子、香附子、萝卜子、山楂子也。风寒发散，并痰食结胸，气膈噎塞，鼓胀俱治，共炒，研细末，调入七宝膏用甚妙；**覆荞饼于额上**风寒头痛，醋炒荞面为两饼，更换覆额上取汗，以收风毒；或用黄蜡为兜鍪式，覆额上亦同，**纳草霜于脐中**胡椒、葱白、百草霜，捣丸，纳脐中取汗。草霜和中温散，并治寒腹痛；**或围炉涂丹以坐向**伤寒日久不汗，围炉涂黄丹于身，或朱砂亦可，向火坐，自汗；或炭盆置床下烘之。夏日勿用。按：疟疾发汗，有黄丹拿法，用生黄丹五钱，生矾三钱，研，胡椒一分五厘，麝五厘，临发对日坐定，醋调药，男左女右敷手心，药行汗出。无日，用火烘脚。年老身弱怕服药者最妙。可参，**或煅坑**一名烧地铺砂**以卧蒸**伤寒、中风、瘫痪，发汗。沈金鳌云：寒厥暴亡尤宜。掘地坑如人长，以桑柴火烧透，扫灰喷酒，酌铺蚕沙，或桃叶、松柏枝、菊花、稻草之类，布席盖，卧取汗，再以温粉扑之，自愈。温粉即川芎、白芷、藁本各一两，米粉三两，棉包扑于身上。煅坑法，最古汉苏武用之，《南史》徐文伯治范云伤寒，《宋史》王克明治安道风噤用之。然是劫法。又按：头项强硬，烧坑布桃叶，卧以项着坑上，蒸汗愈。天行余毒，手足肿痛，煅坑，着屐居坑上，以衣壅之，勿泄气。治痔，煅坑沃酒，纳吴萸，坐。治附骨疽，煅坑，沃小便，坐坑中熏，使腠理开，气血通畅而愈。治刑伤，煅坑，醉饮麻油热酒，卧一夜，如故。昔有被殴者，医用此法，遂不成讼。此数法可参酌用。又，瘫痪，酒炒蚕沙铺床上，卧，间日一作；或醋蒸黑大豆铺床上，卧取微汗，豆冷，令人于被内挽引挛急处，俱可参。**皆能解肌而发汗，可以宣正而逐邪。第勿为火逆**，致虑于表虚以上汗，以下吐下。

中医临床实用经典丛书（大字版）

理瀹骈文

若夫胸中有食，则以物探喉凡痰壅上膈，火气上冲，食停上脘，并当用吐。如胸中窒塞，闷乱，以手或箸探舌本，得吐即止。壮实人停食，此法最妙，其效甚速，老人、产妇及吐血家忌。按：吐法，今人不讲久矣。子和云：余著汗、下、吐三法，常兼众法。有按有跷，有渫有导，有增减有续止，如引涎、漉涎、取嚏、追泪，凡上行者，皆吐法也。熏蒸、渫洗、熨烙、针刺、砭射、导引、按摩，凡解表者，皆汗法也。催生、下乳、磨积、逐水、破经、泄气，凡下行者，皆下法也。据此则邪在上焦宜吐者，可用取嚏追泪之法。膈上多痰，则以药鼻如瓜蒂及皂角、白芥子之类，擦法见前。如自欲吐者可使涌凡病人自欲吐者，不可止，而不当下者无妄攻伤寒表证罢，方可下。不尔，邪乘虚入，不为结胸，即为热病。伤寒忌汗下，证详见《伤寒》书。似疟往来少阳寒热往来如疟，擦柴胡以和之捣柴胡擦背及周身，取微汗，所以治表也；如痞满闷凡邪传里，必先胸，以至心腹，入胃。胸在半表半里间，邪将入里而未入里，故胸满而腹未满，是气而非物也。已下者为痞气，未下者为少阳。硬痛者结胸，硬而不痛痞气。此热邪宜苦泻，若杂症则辛散，薄黄连而豁之煎黄连水拓胸，所以治里也。少阳兼胸满，节庵以小柴胡对小陷胸，一服豁然，可参。在表里之交，可从中而治和解。太阳要有经有腑，阳明亦有经有腑阳明经病传腑，蒸热，自汗，口渴，饮冷，宜石膏等清之。腑症潮热，谵语，腹满，便秘，宜大黄、枳实等攻之。秘熨枳实、麦皮便秘，枳实、麦皮，盐炒熨，即承气法也，胀熏萝卜、竹叶大便实结不下，将烈火煮竹叶一锅，乘热倾桶内，撒绿矾一把，坐熏之。或用萝卜叶，或用青菜，同。前有姜、葱、萝卜熨法治诸结，可参用。又，结胸胀痛，大蒜捣烂，摊贴即散。并治一切腹胀。绕脐硬痛此燥屎症，必转失气，尿不利，则桔梗蘸油润其燥屎塞肛门，或麻油或麻仁油灌肛内；少腹满急此蓄血症，必漱水不咽，尿利，则苏叶煎汤摩其蓄血布浸汤铺腹上，手盘旋摩之。或麻根捣贴连阴际。内果已坚，下何可缓？然寒热须辨，而阴阳贵分。传者热而中者寒，阳宜下而阴宜温，勿执是传是中，只决为下为温伤寒传经，在表者为寒，在里者为热，又有阴阳二症，传经者为热，直中者为寒。详见前六经未传注。直中者，或从鼻入，或从足入。**何以凉膈？硝浸布揉**伤寒热邪传里，皮硝化水，新青布浸拓胸口；或用鸡子清、白蜜调敷，热甚加大黄。按：大陷胸、大承气、调胃承气，皆用硝。凉膈散即调胃承气加味，防风通圣散即凉膈散加味，如以浸硝揉法推之，俱可酌用。又，小柴胡加硝汤及六一顺气汤并用硝，当参。翘栀芩薄硝黄草，凉膈散也。或同四物用；**何以暖脐？萸蒸绢熨**伤寒直中三阴经，初无头疼发热，面青肢冷，小腹绞痛者。亦治男女由房事后，饮食生冷致成阴证腹痛者，并霍乱吐泻腹痛者。吴萸入三阴脾肾肝，用一升，即二两五钱也。酒拌蒸，绢包熨脐下、足心。一加葱白、麦麸、食盐，炒熨同。又，冷极唇青，厥逆无脉，阴囊缩者，亦用此熨，并艾灸脐中及气海、关元各三五十壮，而手足不温者死。又，囊缩者，吴萸同硫黄、大蒜，调涂脐下。蛇床子炒，布包熨之。按：寒中于表宜汗，用麻黄、桂枝、柴胡、葛根温散。寒中于里宜温，用干姜、附子、肉桂、吴萸之辛热，人参、白术、甘草之甘温，以复其元阳。此药例也，诸伤寒湿者，皆视此。又按：吴萸汤、三味参萸汤、四逆加吴萸汤，皆治阴证，如以蒸萸熨法推之，亦可酌用。又按：回阳救急汤治中寒，并伤寒、阴证、阴毒等，用党参、白术、茯苓、甘草、附子、肉桂、陈皮、半夏、五味子、干姜、生姜各一两，此方麻油熬，黄丹收，备贴甚妙。又方，只用附子、白术、甘草末、生姜汁，调苏合丸和用者，其用苏合丸法，可加入贴，受寒腹痛立愈。大凡膏药用温暖及香料者，其奏效甚捷，若贴膏后加以热熨尤效。如或不对症，上手即拒，可以速于更换，便作试法亦妙。**亢甚则镜按胸前，或以凝雪逐其水治天行**，烦乱热极者，并伤寒水结胸、饮停心下不散者，用芫花一味浸水，拍胸前，热除为度，名凝雪汤。芫花逐里水，合甘遂、大枣，即十枣汤法也。水渍法乃治阳毒大热，用井水或绿豆汤，

中医临床实用经典丛书（大字版）

理瀹骈文

青新布浸，拓胸口者；**冷极则丹合膝上**黄丹、胡椒、姜、葱敷，或布包椒围肾囊，**或以健阳回其春**健阳丹亦名回春丹，治伤寒阴证，用胡椒、枯矾、火硝、黄丹各一钱，丁香五分，醋为团，握掌心，被盖取汗，忌吃茶水。一方无火硝，用四味填脐，盖理中膏，并治房劳。中寒，附子、川椒、姜汁、飞面，和盐填脐，或用干姜、附子、川乌、良姜、吴萸、官桂，醋丸，纳脐。此方并可用麻油熬，黄丹收，临用糁川椒末贴。按：治落头疽、骨槽风、耳后锐毒、阴对口、阴发背、乳岩、恶核、石疽、失荣、鹤膝风、鱼口、便毒、瘰疬、流注、诸阴疽，即前健阳丹去丁香，易麝香，用胡椒一两，明矾、火硝、黄丹各三钱，麝一钱，蜜调作两丸，病在左握左手，在右握右手，在中分男左女右，若病在腰以下，缚脚心，亦分左右中，布扎不松不紧，不可移动，六时一换，不论如何肿痛、溃烂，数丸总能收口、生肌。用过丸，埋土中，忌口并房事一年。此蒙古名医秘方，贵重无价，其实亦即阴症之方而推之耳。乃知治病能通阴阳之理，则诸方无不可移借者，不必拘于某症、某方、某经络、某部位也。善悟者其参之。**姜薄蚓泥以宽胸**见姜葱注，**皂夏麝香以通窍**皂角、半夏、麝香填脐内，上盖姜片，以热物熨之，名温脐法。按：三味填脐，外用田螺、葱白捣饼盖之，可治小便不通。一方而凉热疗法随用，可推。**泼醋炭而制狂，熨咸息谵**狂，胃大热也，非下不除。炭盆泼醋使闻，或姜汁、鸡清调朱砂、元明粉，涂胸口。谵语熬盐熨；**烙葱饼而定绞，烧艾伸踡。**

  阳躁者先烦而后躁者属阳，不烦而便躁者属阴，**膻中**即两乳中间穴**有块冰之置；寒厥者**由热而渐厥者属热，所谓热深厥亦深也。不由热而骤厥者属寒，**委中**即腿弯中间穴**有盆汤之拍**热汤拍后如见紫黑泡乃毒也，刺之。极冷厥逆，硫黄、白芥子填脐。**蟆收热毒**伤寒阳毒，癫囤破腹覆胸。凡热毒可通用，并可护心，**鸡解阴邪**伤寒阴毒，剖鸡覆胸口。先将烧酒喷鸡。阴证腹痛甚，剥热鸡皮贴。**且夫寒热有虚有实，阴阳有假有真**假阳证，水极似火也，不可误作阳证治。假阴证，火极似水也，不可误作阴证治。**清虚热则胆导殊妙**即下也。凡邪热盛而气血虚，难堪攻下者，猪胆汁和蜜熬成锭，蘸皂角末塞肛门，名胆导法。按：导法有虚实寒热之别，如津液枯者，蜜加盐熬，名蜜导。湿热痰饮固结者，姜汁、麻油浸栝楼根导。阴结便闭者，蜜煎中加姜汁、生附子末，或陈酱姜，或草乌导。余与大便不通注参看。此分别用药法也，他症亦可例推。凡下部之病，用导法最捷，或仿雄黄兑法，或仿猪脬挤汁法、熏法，西医水节亦是。**退真阴则蛋熨至神**伤寒不能分阴阳，目定口呆，身热无汗，便秘，不省人事，煮鸡蛋砌脐四旁，或用老油松节七两，胡椒照病人年纪，每岁七粒，煮蛋乘热切顶壳三分，覆脐眼，面作圈护住，冷易，视蛋墨为验，收尽阴气自愈。一用煮鸡蛋去壳，乘热滚擦，亦能变阴为阳，名蛋熨法。发斑用铜钱于胸背四肢刮透，即于伤处用蛋滚擦，此苗人秘法也。**寒热俱实者，白散**用巴豆等、**陷胸**大陷胸用硝黄等，小陷胸用黄连等**易为面调而葱捣**寒结，巴豆、飞面，研调饼敷。热结，大黄、芒硝、葱白，捣敷。又，伤寒食积，冷热不调者，一云腑热脏寒者，用巴豆、大黄，唾和饼贴脐，艾烧数炷，热气入肚即住，拭去药毒。如畏艾灸，用熨斗盛炭火熨。结胸本有熨法。按：食停肠胃，冷热不调，腹胀气急，痛满欲死，及中恶、客忤、卒暴诸病，用大黄、巴豆、干姜，名备急丸，可参。又方，巴豆同黄连，如前法，先滴姜汁于脐内，再灸。关格、霍乱皆宜。阴阳二毒结胸症，古方阳用地龙，阴用破结丹，辰砂、附子、黑丑、醋，熬膏，入礞石、葶苈、肉蔻、巴豆、桂心、木香、麝等份，丸，轻粉、金箔衣，可参敷；**阴阳或假者**假阴证，厥冷，昏迷，然口渴便闭，身不欲衣，指甲红。假阳证，烦躁，面赤，或渴，然不饮冷，便利，身欲衣，指甲青黑，足冷，**三黄石膏、八味代水扑而萸敷**凡内真热外假寒证，不敢用三黄石膏汤，以井水扑其胸，除热，如觉心快，则内火息，而外之战栗顿失矣。若下真寒上假热证，不敢用八味丸，先用力擦其足心令热，以吴萸、附子、飞面、麝香调敷涌泉穴，引热下行，则下一身热而上部之火自息矣。凡虚

中医临床实用经典丛书（大字版）

理瀹骈文

火上炎症，及逼阳于上之假症，与一切疑症，皆当仿此推用。其本病自有从化之殊，其变症多由失误而致**失汗，失下，误汗，误下**。聊举其要，以识其凡。**衄血**伤寒衄血须辨表里。汗为心液，热则变红，越出上窍。伤寒失汗成鼻衄，为红汗，不可止，衄久宜止，**磨芩及而涂**井水磨黄芩、白及，涂山根。或白及磨本人鼻血涂，或纸浸白及水贴眉心，或切白及片贴，**或茶调决明贴于胸**清肺热，**延胡塞耳**左衄塞右，右衄塞左，活血利气，**青苔搭囟**或井泥或湿纸搭囟门。颈后及脊上均是血路，**三棱敷五椎**。醋和黄土涂肾囊，或黄酒浸足。衄久牛胶荡软，贴山根、发际；**吐血**伤寒失汗，热入脏，亦吐血，**煎芷栀而熨**白芷、黑山栀，煎熨胸口，清胃热。治衄吹鼻内，**或醋调大黄掩其脐**釜底抽薪，郁金擦背。韭汁、童便，磨棉蘸擦，**凉水噀面**。治吐衄并九窍血。少阴误汗，热逼血出九窍，名下厥上竭，危，**蒜泥裹足**。引热下行，并治衄。

  散之以紫苏香附衄血，井水磨陈金墨，灯草蘸塞鼻，血见陈墨自散，非独黑能止红也。验过吐血用藕汁，或用鸡蛋清磨墨涂胸口，韭菜汁，亦可磨，肝血尤宜。数方皆稳效，**清之以地黄犀角**一切失血、眩晕者，生地塞耳鼻。治胃大热甚，衄血、吐血、嗽血、便血，蓄血如狂，漱水不欲咽，及阳毒发斑等，用大生地二两，白芍、黄芩、黄柏、黑山栀、生甘草一两，丹皮、犀角五钱，麻油一斤，熬，黄丹七两，石膏四两收，即凉血地黄汤法也。衄血贴眉心，吐血贴胸口，蓄血贴脐下，随症酌用，便秘可加桃仁、大黄。西医法：衄血，将头高枕，冷水洒面，或冷铁熨背脊。吐血，将头平枕，冷水洒面，或冰块按胃上。大小肠、子宫出血，用水节射冷水入肛门、阴道，或冰块塞之。又吐血、失血太多，病危者，用无病人之血，以竹筒灌入有病人回血管中，名借血法。此法中国不能用，存参。**舌有苔而黄赤者，拭以井水**伤寒初起，邪在表，无苔。半表半里，白滑苔。入里则粗白厚腻，不滑而涩，热伤津液也。若热聚于胃则黄，或生芒刺，或黑色，则热甚也，多凶。阳证，舌黑，干燥无津液，宜硝黄下之。阴证，舌黑而润，宜附、桂温

理瀹骈文

之。又冷滑如淡黑者，无根虚火，宜化痰降火。或淡黑一二点，补肾降火。舌苔黄赤干涩，井水浸青布拭之，生姜擦。一切舌苔，用薄荷水浸青布拭之，生姜擦自退，如生芒刺，刮不去，热毒深也，危，**涂以竹沥**舌生红粟，竹沥调紫雪丹涂之，效，**须观芒刺之形**见上。附方：舌上厚苔退而舌底红色者，火灼水亏也，生地切片贴。无舌苔而红绛者，磨犀角涂胸。舌疮，朱砂、雄黄、黄柏、薄荷、硼砂、冰片，掺。舌烂，黄连涂。舌出，珍珠、冰片敷。舌胀出口外，雄鸡冠血浸，自缩；**身有斑而紫黑者**伤寒，汗下不解，耳聋足冷，烦闷咳呕，即是发斑之候。又，失下或下早，热邪传里，热甚伤血，里实表虚则发斑，轻如疹子，重如锦纹紫黑者，热极胃烂，多死，不可发汗，重令开泄，**扫以猪胆**热极胃烂，猪胆汁调芒硝，鸡毛扫之。见《宝鉴》。轻者先喷淡姜汁，再用青黛水扫之，**敷以燕巢**又方，用纹银一块，放脐上，以燕巢泥捣融，同鸡蛋煎成一饼，敷数次可愈。附方：天行发斑，升麻水扫之，**莫误蚊蚤之迹**阴证发斑，但出胸背，手足稀少，如蚊蚤迹，乃无根虚火，上熏于肺，非斑，宜温肾。**目黄而明，姜茵擦之，亦剖乌鸡覆之**伤寒，表未解，寒邪挟湿，身目发黄。湿盛于热，则黄色晦。热盛于湿，则黄色明。晦为阴，明为阳。用生姜汁和茵陈汁点眼，遍身黄者，并擦胸前、四肢，周身汗解，或用煨姜绞汁，和香油点眼。同。又方，湿热发黄，昏沉不省，雄鸡破背，带毛血合胸。附方：发黄，赤小豆、瓜蒂、黄米，研，吹鼻。或棉裹塞鼻，各窍出黄水愈，但勿深入。太阴肺为标，脾为本，发黄，掘新鲜百部根，洗净，捣烂覆脐上，以糯米饭一升，拌水酒各半合，揉软，盖药上，包扎一二日，口内作酒气，水从小便出，肿自消。阴黄，丁香和茵陈，擦如上法；**咽干而渴，蜜连润之，亦捣蜗牛围之**热邪传少阴经，肾汁伤咽干而渴，宜急下。若寒中于下焦，逼其无根失守之火，发扬于上而痛者，则干燥不渴，必有下利清谷，四肢厥冷等症可辨。黄连水和蜜敷颈，蜗牛飞面涂颈。**心烦不眠少阴，当安其眠**黄连煎汤，入广胶化开，摊贴胸。如加白芍、黄芩、鸡子黄搅，即黄连鸡子黄法也；**气冲不食厥阴，勿强与食。田螺硝石合麝香以敷闭癃**伤寒热郁，小便不通，田螺、朴硝、麝香，捣敷脐下，无麝亦可。与后小便不通注参看。**海蛤川乌加山甲以渍搐搦**伤寒，汗出不均，腹背手足搐搦，用川乌、海蛤、炮山甲各一两，酒丸弹大，置足心，别劈葱白盖药，帛缠，热水浸脚至膝，取汗。并治中风，手足不随及风湿脚气等症。须避风。搐搦，风也。**肿发腮颐，南星黎洞**伤寒，发散未透，余毒积于经络，其症耳后红肿，头重体倦，名发颐，在腮曰穿腮，在地阁曰穿喉，皆痰热之毒也，南星熬膏敷。又方，治疟腮、发颐，黎洞膏，用紫花地丁、蒲公英、豨莶草，加苦参三两，象贝、赤苓、川草薢、生甘草各一两五钱，陈橘核五钱，山甲片炮用二两五钱，麻油熬，黄丹收。并治一切风毒及痈疖、痰核。按：腮内酸痛者曰疟腮，不酸痛者曰发颐。轻者，靛花磨鹿角搽；赤豆、侧柏叶、鸡清捣涂；或丝瓜烧存，鸡清敷。重者，皂角、南星、糯米末、姜汁敷；或大黄、五倍、白及、鸡清涂；醋调壁土敷；**毒攻手足，黄柏冲和**遗毒，黄柏蜜涂；或田螺同盐捣敷；或马齿苋敷，猪膏涂；或羊屎、马屎，煮汁渍之。按：伤寒，表未尽，遗毒于四肢，为热流注，醋湿纸贴，炒盐熨之，自消。若表散太过，遗毒于腠理，或疏或密，为冷流注，宜冲和膏敷，即紫荆皮五两，独活三两，石菖蒲、赤芍炒二两；白芷一两也，葱酒热敷。凡病在紧要处，此能驱其寒湿，提移他处出毒，如流注以冲和膏厚敷，却单用独活，酒调热涂一路，其尽处以玉龙膏、烧酒敷诱之，即移法也。此方并治偏正头风，及半阳半阴、冷热不明症，皆效。阳证加洪宝膏，阴证加玉龙膏敷，痛加乳香、没药，筋不伸加乳香。若救过用冷药者，加肉桂、当归，可唤死血，退黑晕。玉龙膏，治阴证，皮色不变。不痛者，白芷晒、赤芍炒各一两，草乌炒三两，南星炒、军姜煨、肉桂各五钱也。一无芍。洪宝膏，治阳证，红肿热痛者，即花粉三两，赤芍二两，姜黄、白芷各一两。少林截血丹，定痛消瘀，即洪宝膏也。头面伤涂颈，手伤涂臂，脚伤涂腿，截住其血，不来潮作。伤口

理瀹骈文

肉硬，凤袭，加独活酒敷。又，不消加紫荆皮末敷，立愈。舌欲断者，鸡白皮代之，涂洪宝膏止其血，数日舌接，去鸡皮，再涂数次，愈。冲和性平，玉龙性热，洪宝性凉，临症加减用之，最妙。**此为阳为热为实也。柿蒂丁香点呃逆**即呃忒，与咳逆异，**亦有**乳硫伤寒失下，胃火上冲而逆者，为阳呃。便不闭者泻之，闭者下之，可蜜导。若三阴中寒，胃气欲绝而呃者，为阴呃，宜理中合丁香柿蒂散温之，扁鹊有丁香柿蒂点眼法。又，寒呃不止，乳香、硫黄，或乳香、雄黄，酒煎，嗅。杂病呃见后；**麻黄牡蛎扑亡阳，并加术藁**伤寒下后，卫虚亡阳，汗不止，用党参、白术、炮姜、炙甘草，加当归、酒芍、黄芪、熟地、茯苓、陈皮、附子、肉桂、生姜、大枣，麻油熬，黄丹收，备用。并治伤寒大汗后，头眩，振振如倒地，或肉瞤筋惕，及下后利不止。凡诸大虚宜温补者，亦可加药。扑汗法：麻黄根、牡蛎、龙骨、糯米粉、白术、藁本，研扑。如治亡阳证，亦可调入前膏内贴。按：汗多伤血，则肉瞤筋惕。**漏底下利**伤寒，下利肠垢是热，下利清谷是寒，若下利清水亦是热，水从结粪中走出也。又，热迫血而下行，便脓血者是热；若下焦虚寒，肠胃不固，便脓血者是寒。方见上，**奔豚上冲**肾积曰奔豚气，从少腹上冲心而痛，乃下焦阴冷之气也，**如痢如疝，或桂或萸**痢有桂末填脐，吴萸敷脐法。疝气有吴萸熨小腹，桂末糁贴脐法。可通用。古治奔豚，用姜、附、桂、萸、茯苓，以橘核、川楝、小茴佐之，忌白术，**此为阴为寒为虚也。**

　　蛔上于膈，揉之以椒梅，此多属寒而鲜属热也伤寒吐蛔，属胃虚寒者多，花椒、乌梅肉，捣饼擦胸口，蛔闻酸辣自安；**虫㑷其心**或作虫蚀其肛，**熏之以雄艾，此或在阳而或在阴也**伤寒，虫蚀肛曰狐，下唇有疮，咽干。虫蚀肺曰惑，上唇有疮，声哑，亦名疳。在阳在阴，故有卧起不安等，此症由于失汗、痘后、产后，内热生虫亦有之。雄黄、艾叶熏下部，或用雄黄、苦参、桃仁、青葙子、黄连汁，丸，纳下部，名雄黄兑。或桃叶、梅叶煎熏，或蛤蟆、鸡骨烧存，裹塞。上部照后尸咽治。**有伤寒而不必治者，邪正相争，战而汗者解；膀胱**

中医临床实用经典丛书（大字版）

理瀹骈文

热结，血自下者愈俱详见《伤寒》书。**恶风者避于室**见风则恶者，密室中则无所恶也，此慎起居法，**食复者损其谷**新瘥恣食而复者，轻者损其谷，自愈。此节饮食法，不必治，症亦多，宜观《伤寒》书。**有伤寒而难为治者，百不合者，若神祟，治以其名**行、住、坐、卧，如有鬼神，名百合病。病后失调有此，百合煎汤浴，取和合百脉。此病宜清心安神；**两相易者，如女劳，治从其本**病初起入房，男移病于女，女移病于男，名阴阳易病，危症也。古用烧法，或用爪甲灰，皆从男女互治。桑木灰、牡蛎、胡椒、良姜、草乌、白芍、麝香，男以女唾调涂肾上，女以男唾调涂乳上，汗解。按：女劳症，二便不通，牡蛎、陈粉、炮姜各一两，如上法，掌上先擦热再涂。此男女之根蒂，坎离之分属也。二方一理。**有均为伤寒而各治者，大头伤寒名瘟也。**冬寒反热，人受其毒，至春发之，因成此症。先肿鼻额，次肿目，次耳，从耳至头上络，后脑结块则止，不散则成脓矣。此皆风火郁结所致，头上漫肿无头，名曰时毒。头面尽肿是大头瘟，亦名抱头火丹，俗呼狸头瘟。从耳前后肿起名蛤蟆瘟。从颐颌肿起名鸬鹚瘟。又，捻头瘟，喉痹，失音，项大，腹胀如蛤蟆，亦名蛤蟆瘟。大头瘟初起，男左女右，刺少商穴；大头、蛤蟆，皆刺十宣穴，宜夜刺，但得醒松即可，亦不必尽刺**则蚓泥**白糖或井水调扫**燕泥**醋调扫。崩裂出脓，马兰头扫，**胡索嚏脓**时毒，焮肿喉痛者，延胡钱半，川芎一钱，藜芦五分，踯躅花二分半，纸捻蘸药推入鼻内，嚏出脓血、痰涎为度，自松，即在上用吐之法，**三黄解其毒**治头、面、耳、目、鼻肿痛，大黄、黄连、黄柏、芒硝、赤小豆、芙蓉叶、桑叶、车前叶、雄黄、白芷、白及、白蔹、白蜜调涂。此方通治热毒。又方，生地黄、蒲黄、牛黄、冰片，研，侧柏叶和蜜敷。若气凝血滞，挟阴证者，生姜、葱汁敷。兼治小儿一切丹毒；**夹色伤寒名**，即男女阴证，于房后感寒食冷而得者**则鸽屎**肚痛面青者，滚水冲鸽粪一升，熏被盖睡、**鼠屎**雄鼠屎，两头尖者，醋丸，纳脐中，以通阴阳，**露房起痿**阴缩者，露蜂房一个，烧存研末，葱

理瀹骈文

丸，包于阴口。按：《训俗遗规》云：真阴证，小便举硬者是，软缩者

非，**二乌通其阳**便秘者，川乌、草乌末，葱蘸塞谷道内。此方亦治冷

秘，大便不通，名霹雳煎。

　　喉管伤寒名，喉中作痒者，切忌茶酒，不救**有薄荷之吹**研末吹

喉，**黄耳伤寒名**，寒热如疟，耳中策策不安者**有苦参之滴**水磨苦参滴

耳，或用猴姜。按：耳鸣通气散用猴姜、生地汁、生姜汁，可参。**棱针**

以刺赤膈赤膈，伤寒胸膈赤肿疼痛，头疼身痛，发热恶寒，用三棱针刺

胸出血。古方用荆防败毒散加玄参、升麻、瓜蒌、紫荆、连、芩、芍、

芷，可参，**坑砂以敷脱脚**脱脚伤寒，溺桶砂、樟木屑、陈小粉，醋调

敷热痛处，有夺命功。**伏气咽痛**，**肾伤寒也**，**夏桂主之**暴寒中人，

伏于少阴经，旬日，始发为咽痛者，俗名肾伤寒，用半夏、桂枝、甘

草、姜汁，调涂颈上及脐内，再用附子片贴足心。症详前咽干而渴注；

串气背痛，**肾中寒也**，**附椒主之**姜汁调附子末，加川椒、白盐、飞

面，酒和饼，贴背心。**凉热杂投**，**关格身僵者熨干块**凡人感受风

寒，心腹疼痛，医家辨证不清，凉热杂投致成关格，甚或僵硬不省人事

者，以陈干土砖炒热，布包轮熨，气通即愈。《洗冤录》治跌压，《遂生

编》治虚寒证。同；**寒温不节**，**吐利腹冷者坐深汤**四时暴泻痢，四

肢、脐腹冷，坐深汤中，浸至膝上，生阳之道极速，然轻症自妙。若大

吐泻，元气不接者，与脱阳同，宜炮姜、附子敷脐腹，炒葱、盐熨之。

参看后霍乱注。**煎酒椒而散袭肤**暴寒袭入肌肤，触之若无皮者，用川

椒、烧酒煎，布蘸熨之，**滴米醋而舒入骨**风寒入骨，滴醋，湿青布铺

患上，再用砂壶装炮子酒，炖热熨布上。**久痼有摊纸而温**痼冷症，寒

邪久伏脏腑或经络不解者是。痼症，脐腹冷痛，附子、马蔺子、蛇床

子、吴萸、木香、肉桂末，加飞面、姜汁，调成膏，摊纸上，围三寸

许，贴脐下关元、气海穴，自晚至晓，可代灸百壮。虚人，或用人参、

附子、肉桂、炮姜末纳脐，膏盖，**暴亡有烧薪而热**先有积寒，复触新

寒，故暴亡。煅坑见前。**时痧抽吊**，**非石硫之升顶**，**不可起生**伤寒

中医临床实用经典丛书（大字版）

理瀹骈文

阴毒,《鉴》云即痧。治阴证时痧,手足抽吊者,即今之麻脚痧等是也。用硫黄、肉桂、丁香、川附、麝香,掺暖脐膏贴,即张氏所传雷公救疫散也。如症轻者,用烧酒、姜汁擦手足,或调川椒末、官桂末,再涂腿足。若气渐败,当铺艾于脐上,熨斗熨之。如回阳后,当救阴。一法,用硫黄、肉桂各二钱半,炮姜、朱砂各二钱,黑附子五钱,艾绒二两,和匀,布包放脐上,熨斗熨之。今有合麻脚痧膏施送者,亦即硫黄、桂、麝等味也。极验。暖脐膏方俱见下;**鬼疰**一为寒疰缠绵,非巴豆**之斩关,焉能救绝**伤寒阴毒七八日不愈者,与鬼疰、卒暴、恶忤诸症同治。雄黄、朱砂各二两,川椒、桂心、芫花醋炒各五钱,巴仁、藜芦各二钱半,附子、野葛各七钱半,共研末。头痛鼻取嚏,或汗或衄即解。膈胀敷胸,腹痛涂脐,取吐利功同太乙紫金锭。**有虽为伤寒而异治者,外感常挟内伤**风、寒、暑、湿、燥、火,感于外者为外感,七情、饮食、劳役,伤于内者为内伤。外感宜汗、宜吐、宜下,内伤宜温、宜补、宜和。外感重者,发散为先;内伤重者,补养为急;此其大略也。东垣有《内伤外感辨》,详见医书。今人外感挟内伤者多,然挟内伤者最难治,**煎说灯油饼贴**凡内伤饮食,发热,胸膈胀闷,或便秘,或泄泻,用乱发、酒曲、老姜、胡椒、鸡蛋搅匀,以隔夜灯油煎成一饼,贴胸口,胃脘松即去之。治老人伤冷及难化之物,生姜或紫苏煎汤,揉擦心胃肚腹,气通即食化矣。或煎汤倾浴盆中,坐揉。或艾灸胃脘并肚脐,气从口鼻出立愈。此缪仲氏方。二方治饱滞者,若伤饥失饱,胃气空虚,宜补。凡食伤,白术二两,枳实一两,油熬,丹收备用。胸满加曲、麦,痰加橘、夏,火加黄连,气加木香,虚加参、芍、甘、姜,若酒伤,平胃加干葛,**劳感调荣养胃**凡内伤气血,外感风寒,头痛,身热,恶寒,自汗,沉困无力,名劳力感冒,不可发汗,宜用陶氏法,党参、生地、黄芪、当归、川芎、柴胡、陈皮、羌活、白术、防风各等份,细辛、甘草减十之三,加生姜、葱白、大枣。元气不足,下陷加升麻。一无生地、细辛、川芎,有黄柏。热甚加黄芩,乃服方也。然外感投补甚难，误补之患，亦同于误表。尝用此方药料，油熬丹收，贴于胸口，亦颇有验。虽见笑于名医，却不致有轻投之悔。按：古方如补中益气、六味地黄，皆可熬膏贴。曾经试过，大约阳虚者，贴补中益气，往往能食；阴虚者，贴六味，往往能睡，此其验也。膏药力薄，固不能如汤丸之补益，然眠食安而精神自生，病便减退。古云：先寝食而后针药，即是此理，且与汤丸亦并不相碍也，如临症加减用之尤妙。**情感要贵于达权**以情相治，见前注。此症妇人为多。一妇悲夫成病，其兄画其夫与所私照镜状示之，妇恚而诟，悲遂减，病旋愈。又一妇思虑过伤，三年不寐。医云：此胆虚不能制脾之思虑而不寐。与其夫议，以怒激之，妇汗出困睡。盖怒则胆旺而制脾，故能寐也。一妇善怒而不食，医令伶人涂朱粉，与为角抵之戏，诱其笑。又令健妇啖食美味，以诱其尝，数日怒减食进，盖肝木平而脾气自复矣。又一妇遇盗而惊，自后闻声即倒，医作心病治不效。戴人曰：惊者为阳从外入，恐者为阴从内出，惊则胆伤矣。乃执两手按于交椅上，当前置一几，谓之曰：娘子，当视此几。猛击之，妇大惊，连击而心定矣。戴人曰：惊者平之。平者，常也。常见必无惊矣。夫惊者神上越，从下击几，使之下视，所以收神也。按：此中医理甚微，且确有据，非只如看花解闷、听曲消愁之常谈也。精于医者应推之。**阴经反形表证**三阴表法与三阳异。伤寒传入三阴，尚有在经表证，如少阴病，反发热、脉沉是也。脉沉属阴，发热属表。仲景用附子温经，麻黄发表，细辛为导。邪出而真阳不出，是少阴不可汗之表法。一云：此即表里传也。《心悟》谓此直中兼外感，非传经，仲景是表里两解。又，太阴用桂枝芍药，厥阴用当归四逆，可识阴经用表药例。前有麻黄、附子等方，后有细辛土蒸法，宜参合用之。又，冬不藏精温症，宜照此推，**熬参姜汁膏敷**厥阴冷结膀胱，小腹满痛者，吴萸以生姜汁、陈酒熬膏，敷痛处，此即治厥阴寒厥，用当归四逆加吴萸、生姜、酒之意。可推。**越经导赤泻心**伤寒，邪入心经，心火上逼肺经，神昏如醉，目赤唇焦者，用党参、生地、麦冬、知母、黄连、黄芩、黑山栀、茯苓、甘草、犀角、滑石、生姜、竹

中医临床实用经典丛书（大字版）

理瀹骈文

叶，麻油熬，炒黄丹收，加朱砂贴心口。凡心病宜用膏，黄丹能镇心也。按：邪入心经，俱属险症，医家习用犀角地黄，而挽回者少，且往往有引邪之患。膏药大凉者，与大热者同，贴于心口，并能速效。若当生者，亦尽足以起，如难下药时，此法却甚稳，**两经且存乎增变**两感症，一日传两经，仲景无治法，后人增之，外治亦待增。**无阳者宜蒸**无阳谓阳虚不能作汗也。按：节庵治伤寒阳虚，不能作汗者，用人参、黄芪、桂枝、甘草、附子、细辛、羌活、防风、川芎、煨姜、大枣，加炒白芍，盖补阳发表兼滋调营卫。与东垣、丹溪治虚人感冒，用补中益气加表药同意，然非有实据卓见，不可轻投。景岳又有麻桂、大温中等方。窃谓常遵古语，无阳者，宜蒸为稳。如虚中风之用黄芪、防风蒸是也。又，阴虚人不能作汗者，用柴胡、当归亦同，**脏结者宜灸**下后邪气入里，与阳相结为结胸，与阴相结为脏结，状如结胸，饮食如故，时时下痢，舌上白苔。胁肋脐腹引入阴筋俱痛者，丹田有热，胸中有寒，难治，宜灸关元，回阳解阴结，危哉。**刺大椎以除并病**仲景法，太阳少阳并病，刺大椎以泻太阳少阳，刺肺俞以泻太阳，刺肝俞以泻少阳。膏药亦可仿此贴，**针三里而杜再经**仲景法，伤寒七日，热甚不衰，恐再传阳明，针足三里穴。二症皆不可汗下，故出此治法。余详伤寒针灸门。**柴胡当归以调血室**妇人伤寒，与男子同治。惟热入血室，月水到来与有娠为异。古方热入血室，无犯胃气及上二焦，用柴胡、生地、丹皮、红花等可参。亦有谓热入血室，不宜用凉，如男人阴证而用凉药者，须临症斟酌。热入血室，月水到来，用柴胡四物，捣饼贴脐。亦可加药，若寒气客于血室，血凝不行作痛者，宜桂枝、桃仁。又，血结胸，血为邪迫，上入肝经，聚于膻中，非汤剂可及，当刺期门。或蛤粉、滑石敷，取利，痛用延胡、归、芍、乳、没，**井泥灶土以护胎元**妊娠伤寒，忌汗吐下，宜和解。保胎法：用井底泥，和入灶心土，敷于脐下，或加青黛。又方，用大黄、芒硝、蓝根、浮萍、蛤粉敷脐，宜用前方为稳。

　　寒之一症，变有万端，莫测其名，孰窥其奥。穷之以《百问》，而犹未析其疑；凛之以《十劝》，而尚恐纠其谬李子建撰《十劝》，不可不察。若乃阴阳合邪，营卫同病寒伤营，风伤卫，当衡缓急，更量重轻。伤、中文曾通用古文伤、中通用，仲景所谓中风，即是伤风，风、寒种亦浑言《宝鉴》谓伤寒有五种，伤寒、中风、湿温及热病、温病也。第伤寒见风，其病犹恒；而中风兼寒，其患斯剧。既识伤寒，须知中风。风自内生，亦由外致中风有内生、外中二因，内生则因胃浊生痰，志极动火；外中则因形气不固，感召风邪。所以内生者，病必痰迷不语，火发神昏；外中者，病必筋骨不用，口眼㖞邪。单发易治，双发难治。始兆于指，旋见于身中风之来，必有先兆，如大指、次指麻木不仁，或手足无力，或肌肉微掣，此营卫受邪，外中之先兆也。如上盛下虚，头眩脚软，神短，忽忽言语失常，此痰火将发，内生之先兆也。预防外中，有羌活愈风汤，即十全大补加羌、独、防、芷、麻、细、柴、前、艽、蔓、菊、薄、苍、朴、枳、夏、芩、地、知、杞、杜、膏、地骨、防己也。预防内生，有清热化痰汤，即六君加星、香、芩、连、麦、枳、菖、姜、竹茹也。曾治如前先兆者二人，因其人不耐服药，令其以二方药料熬膏常贴，皆得无恙。夫人非甚病，谁甘日服苦水，况奔走劳役，亦无暇计及于此，及一发而不可收，悔之晚矣。贫者姑无论焉，有力者岂不惜乎？膏药简而无损，以之防微杜渐，诚善术也。盖尝察其经络脏腑之所属口眼㖞邪，肌肤不仁，络也。左右不遂，筋骨不用，经也。昏不识人，便溺阻隔，腑也。神昏不语，唇缓涎出，脏也。经络浅，腑脏深，腑必归胃，脏必归心，要不外乎表里虚实之所宜凡中风，牙关紧闭，两手握固者，是闭症。若口开，心绝。手撒，脾绝。眼合，肝绝。遗尿，肾绝。声如鼾，肺绝。更有吐沫，肉脱，发直，摇头，上窜，面赤如妆，汗出如珠者，皆是脱症，多不救。治法有解表、攻里、行中道三法。内外证俱有者，先解表而后攻里，外感重先祛外邪，内伤重先补中气。风症皆痰为患，首宜开关化痰，急则祛风，缓则顺气，久则活血。气顺则痰消，宜乌药；

中医临床实用经典丛书（大字版）

理瀹骈文

血行风自灭，宜归、芍。诸香散真气，羌、独、乌、附、防，涸营耗卫。牛黄、冰、麝，恐引邪入内。凡中风、中痰、中寒、中恶，将两手中指对合缚定，艾丸灸两指中间五壮，重者并灸头顶百会穴、中脘、脐下气海穴三处，神验。**先通其关**中风闭症，先通关，用南星、薄荷、皂角、半夏、细辛㗜鼻，有嚏可治，无嚏肺绝不治。小儿惊风，亦用此试，**次开其噤**口噤用开关散，乌梅肉、生南星、冰片擦牙，或用姜蘸南星、冰片擦牙，其噤自开，此即《鉴》本治小儿口噤神方也。如口不开，筋绝不治。**言乎汗，寒伤寒蒸细辛**伤寒，误服补药，闭邪于内，虚不可表者，用大药店整包细辛中黄土，煎盆汤坐熏，得微汗自解，**而风熏芪防**虚中风，口噤不能下药者，用黄芪、防风煎盆汤，置床下，取气如烟霞，熏之自醒。又有脚蹬热水葫芦取汗法，可参，**亦有檀香之水也**《汇精》中风，口开涎出后，如有偏枯等症，用檀香一两，煎水熏患处，再用当归六两，丹参、桂枝、牛膝各二两，红花五钱，葱白六两，切，炒，预备红兴布袋数个，装药蒸于檀香水上，取揉，日三次；**言乎吐，寒伤寒揩瓜蒂**伤寒，吐实邪，瓜蒂揩牙，出涎。吐风痰轻剂，无汗表实，防风、藜芦、瓜蒂，吐之有汗。表虚，瓜蒂、赤豆、加全蝎吐之，或搐鼻，或擦牙。风症之吐，与伤寒不同。凡痰非吐不可，**而风搐参芦**通顶散，人参、藜芦、细辛、川芎、生甘草各一钱，石膏五钱，吹鼻取嚏，嚏即吐也。或藜芦、皂角、明矾吹鼻，或加赤小豆、胆矾，此吐之重剂，**亦有礞石之丸也**回生丹，真青礞石一两，用焰硝煅过，淬藜芦汁中数次，加猪胆汁熬，冰片收，临用可取一块，水磨滴鼻，或浸纸塞鼻，抵滚痰丸。**巴皂熏鼻稀涎**治一切风痰喉痹，巴豆肉烧烟，熏鼻，妙。又，巴豆压油于纸上，卷皂角末烧，熏鼻；或用热烟刺入喉内，名圣烟筒，吐恶涎及血即醒；或巴豆仁捣烂，棉裹塞鼻；或巴豆、明矾熬，去豆取矾，吹鼻，并点喉蛾，**兼有宣滞之效**即下也。中风闭症，便秘属寒者，巴豆纳脐。按：中腑，气实便秘者可下。古有用羌活、大黄、厚朴、枳实者，有用巴豆、白芷、半夏、南星、荜茇者。中脏不可轻下，中经络宜宣散，尤忌下；**蓖乳涂颊牵正口眼㖞邪**，蓖麻仁同乳香，加麝捣涂。左㖞涂右，右㖞涂左，正即去之。此方治头风，捣饼贴太阳，散发出气；或涂纸上，卷塞鼻。如拔疔，出竹木刺，即瘰疬、恶核，皆涂患处。又，口㖞用蓖仁和冰片捣涂，冬加干姜、附子。如用时，先皂角熏，以逐外风；再乳香熏，以顺血脉；或炒香附擦，亦可。牵正散治中风，口眼㖞邪，酒调用，以疗内生之风，虚热之痰者，即白附子、蝎梢各五钱，僵蚕一两也。此方加薄荷三两，荆芥穗、防风、天麻、炙甘草各一两，羌活、川芎、乌头、藿香各五钱，炼蜜丸，茶、酒调涂㖞处，退风散热甚妙，风而挟寒、痰，气窒闭者，可擦胸背。与后控涎丸参用，**并有拔毒之能风毒攻注**，骨节痛，用蓖仁、乳香、川乌，用猪油研敷，觉热如火，效。风瘫用蓖仁、桃、柳、桑、槐、椿枝，加茄根煎洗，效。如用麻油熬，黄丹收，临用调药末贴，甚妙。**发热逆冷，大戟苦参酢洗，南星乌头蜡裹中风发热**，大戟、苦参三两，白醋浆煎洗。此方与中腑身热、心烦者，用防风通圣加羌活、独活、天麻、细辛、白附、黄连、黄柏、蚕、蝎之属，药异而理同，亦可参用。逆冷，南星、川乌同黄蜡融化，摊手足心，并治惊悸。此方加附子、木香末，即治中脏四肢厥冷，三生饮法也；**偏枯暴暗宗气**不周于经络则偏枯，不周于五脏则暗。又，偏枯者，真气不周，而痰火流注也。诸不语，皆火与痰塞肺络也，**麻黄白芥酒敷**偏枯，表邪固结者，麻黄或白芥子研，酒调糊半身，留出窍，不敷纸盖，得汗即去之。

按：闭症，发表用麻黄、杏仁、甘草、肉桂。又，治偏枯者，左瘫用四物，右痪用六君，俱加姜汁、竹沥、白芥子。如以麻黄、白芥敷法推之，亦可酌用。中风，手足不仁，有湿痰死血者，用川乌、草乌各六两，胆南星四两，乳香、没药末三两，干地龙一两，陈酒调敷痛处。或用姜、葱、韭一斤，白芥子、萝卜子二两，油熬，黄丹、石灰收，调前药，**薄荷硼砂蜜搽舌不能言**，心经蕴热，薄荷、硼砂、青黛二钱，牛黄、冰片三分。先用生姜蘸蜜擦舌，再以前药涂舌本，并姜汁调涂胸。

附方：舌本强，难转，语不正，属痰涎壅塞者，茯苓一两，蝎梢十四个，研，酒调擦舌。舌本缩者，醋煮白芥子，敷颈一周，利气豁痰最捷。舌强，龟尿点舌下，滋阴通窍，效。按：古转舌膏，即凉膈散加味，心加菖蒲、远志、黄连、犀角、朱砂之属，肝加青黛之类，可涂胸。又，舌喑不能言，足废不能行，属肾虚气厥不至，名风痱，当温之。用熟地、巴戟、萸肉、苁蓉、附子、官桂、石斛、茯苓、菖蒲、远志、麦冬、五味等份，加薄荷。如熬膏贴丹田，妙。

风而杂合寒湿者为痹痹亦中风之一。痹者，闭也，闭于经络也。风、寒、湿三气杂合而成病。风胜为行痹，古称走注，今名流火。寒胜为痛痹，即痛风、白虎、历节风。湿胜为着痹，即麻木。亦有在皮、在脉，与肉、筋骨之殊，忌收敛，宜辛散行气。痿者，筋脉缓纵，足不任地也。由血虚、火盛、肺焦，传之五脏。又，阳明虚，宗筋弛纵，带脉不引，故痿，忌风药及香燥温补。痹外感，痿内伤；痹多痛，病久入深，或不痛，痿软而不痛；痹多寒，痿多热；痹实痿虚。程子曰：医家以手足痿痹为不仁，盖统言也，**痹异痿，统言不仁**川乌、草菝炒，甘松、山柰熨。**固本膏名法拟三痹**痛风，除湿固本膏，党参、黄芪、熟地、当归、续断、牛膝、五加皮、附子、肉桂三钱，杏仁、白芷去梢一钱半，麻油熬，黄丹收，贴。此武本验方。按：痛风有寒、有湿、有热、有血、有痰之不同，丹溪制上中下通用方，苍术、黄柏、龙胆草、防己治湿热，南星、桃仁、红花、川芎治痰血，羌活、桂枝、白芷、灵仙治风兼治寒，加神曲以消中州陈积之气。凡膏药多通用此方，可以取法。三痹汤治气血凝滞，手足拘挛者，即人参、黄芪、茯苓、甘草、当归、白芍、生地、杜仲、牛膝、桂心、细辛、秦艽、独活、防风、姜、枣也。原云：凡三气袭虚而成痹患者，准此固本膏，即拟此方。又，五痹汤用八珍去熟地，加五味、细辛，随五脏加药。亦可以固本法熬，**加之以药酒之擦**风痛，用广东冯了性药酒擦，或木瓜酒擦，或木瓜、麻黄、海风藤、豨莶草、白茄根、当归、防风、秦艽酒煎擦，或用凤仙、紫苏、陈皮、姜、葱，香油煎擦，或用苍术、苍耳、海风藤、黄鱼骨、团鱼煎汤，去鱼洗，或用金毛狗脊、川牛膝、海风藤、木瓜、熟地、归身、杜仲、续断、秦艽、桂枝、桑枝、松节，酒水煎擦，通治气血两虚疼痛，麻木加牛胶，并可涂。附方：前胡、白芷、细辛、官桂、白术、川芎三两，炮附子、泡吴萸、当归、川椒二两，茶、酒拌匀，以炼猪油熬膏摩，治诸风痛痒，癥瘕疮痍，折伤。白虎风，水牛肉脯一两，炙伏龙肝、燕窠土、飞面各二两，砒黄一钱，水丸，摩痛处。**麦麸之熨**走注痛，芫花、桑皮、川椒、桂心、柳蛀屑、麦麸、醋炒熨，或姜、葱、盐、麸、酒、醋炒熨，并摊席上卧，能和荣卫，通经络。或芫花、黑豆、生姜，醋拌炒熨，或炭灰、蚓粪、红花，和醋炒熨养血，**安息海犀之涂**生附子、川椒、芸薹子等份，研末，牛胶酒化调，加安息香涂痛处。**热则羚升**热痹，用升麻为君，同羌活、防风、桂枝、羚角、犀角、姜汁、竹沥调敷，**痰洗凤槐**湿痰串痛，白凤仙、槐花、银花、水红花、萝卜缨、苍术、甘草、船石灰煎洗。痰块，银朱、雄黄、宫粉、麝香，以槐白皮刺孔，盛药覆核上，火焙二炷香，或银花酒糟煨热敷。又，寒痰，草乌、南星、白果、姜敷。热痰，大黄、五倍、牡蛎醋敷。流注，大姜黄身上小钉子，研末，装红枣内塞鼻，醉汗，未溃者内消。**痿躄东垣养阴**东垣治诸痿，黄柏为君，黄芪为辅。丹溪治痿补阴丸，白术二两，生地两半，酒药菟丝子、锁阳、龟板、当归、陈皮、牛膝各一两，干姜、黄柏炒、虎骨炙、茯苓各五钱，五味、甘草炙各二钱，猪骨髓脑全具。又，湿热甚者，健步丸，防己一两，羌活、柴胡、滑石、瓜蒌根、甘草各五钱，泽泻、防风各三钱，苦参、川乌各一钱，肉桂五分，酒糊和丸，葱白、荆芥汤调用。如前方用油丹熬贴，后方外敷极妙。又，泰山石刻治风疾方，羌活、枳壳各三两，北细辛、香附、桔梗、麻黄去节、防风、白芍、知母、半夏、当归、甘草、薄荷、茴香、石膏各二两，天麻、党参、木香、菟丝子、白术、藁本、独活各一两，全蝎、僵蚕、菊花、川芎、杜仲、白茯苓、柴胡、黄芩、陈皮、熟地、蔓荆

中医临床实用经典丛书（大字版）

理瀹骈文

子、地骨皮、官桂、生地、黄连各一两，如油丹熬贴，并治瘘，**不仅夸金丹一粒**凡风痰、走注、腰膝痛、手足瘫痪、麻木不仁、白虎风，草乌、灵脂、当归、芸香、地龙、木鳖仁、麝，名一粒金丹。加陈墨炭、乳香、没药，糯米粉丸，酒调敷，名捉虎丸。脚气贴脚心，亦治流注、乳岩、瘰疬、失荣、恶核、一切阴疽。陆本加熊胆一钱，敷一切阳毒。治风寒湿痹、疼痛、麻木、偏头、漏肩、鹤膝、历节，并跌打伤，阴证诸毒，惟破烂者勿贴，小儿、孕妇勿贴，名见膏。川乌、草乌、大黄、灵仙、寄奴各八钱，南星、半夏、羌活、独活、红花、当归、桃仁、苍术、白芥子、蛇床子、甘松、山柰、花椒、皂角、炮甲、荜茇、乳香、没药、白芷各五钱，雄鼠屎、樟冰各一两，短发二两，焙，俱研末，先将生姜、葱白、韭白、烟叶、商陆、闹杨花、白凤仙、艾叶，每捣汁半斤，各用松香三两收，大蒜汁二两，用松香二两收，另用麻油二斤四两，先熬发，再熬药，勿枯，去渣，下松香，再下陀僧、硫黄各四两收，或少加黄丹，临用掺肉桂、细辛末布摊。**风而重感寒湿者为痉**，**痉**寒证类瘛疭热证，**通称破伤风痉**，身热足寒，项强、头摇、口噤、背反张者，太阳无汗宜汗，有汗宜止，通治羌活汤料，分治神术白术汤料。若头低视下，手足牵引，肘膝相搏者，阳明，宜下；若一目或左右视，并一手一足搐搦者，少阳，宜和；如传入三阴，腹满、自利、口燥咽干、舌卷卵缩，难治。内因伤寒杂症，汗吐后及湿家过汗，或产后失血多所致，宜八珍、陈皮等加减，或用芎、归、地黄、防风之属。若痰火症，宜枳实、瓜蒌。外因溃疡、跌损、狗咬、贯风，有之名破伤风。《鉴》云：痉与通，称破伤风。

保安力胜蠲痉蠲痉，羌活、独活、防风、地榆各一钱，杏仁泥七粒，涂疮。疮初起，发热红肿，杏仁泥、飞面，水调涂即退。保安膏，治诸风疼痛，开提发汗，及破伤角弓反张，并敷蛇、犬、金刃伤出血，川乌、草乌、苍术、羌活各四两，钗斛、川芎、当归、白芷、麻黄、防风、细辛、荆芥、首乌、全蝎、天麻、藁本、生甘草、薄荷各一两，雄

理瀹骈文

黄、朱砂、两头尖各五钱，末，葱捣敷。破伤，口噤，蜈蚣炙、全蝎炒，加草乌、天麻、白芷末，热用茶调，寒用酒调，塞鼻，**参之以椒气之射**破伤风，川椒，面裹煨，俟热透，刺孔覆疮上，使椒气射入，或身出冷汗，或疮中出水愈。内因用此法覆脐取汗，并治腹痛。又，破伤，烧酒热瓶拔黑水。又，狗咬破伤，核桃壳装人粪，衬槐皮覆患上，炙，**葱饼之罨**破伤，葱、蜜、甘草、甘遂，捣烂，和面为饼，揭起疮甲罨之，汗，愈，**左龙江鳔之纳**破伤风入里，发搐，目直视，自汗，二便秘，用此下之。野鸽粪名左龙，炒江鱼鳔、烧白僵蚕各五钱，雄黄一钱，蜈蚣二条，天麻二钱，末，加巴霜半钱，防风汤丸纳脐，或加大黄、羌活、黄芩各二钱，川芎一钱敷，或用伤寒下药。**阴则附防**肢厥汗冷者，阴痉，风寒中脏也，宜用附子、防风、桂枝、独活、川芎、五味、白术之类，**水敷蛎草**破伤湿，甘草水调牡蛎敷。疮口干者中风，出水者中水。**瘟疚河间通圣**热盛风搏，用此表里两解，**微独重玉真九分**破伤，初肿起白痂，南星、防风等份敷。一加僵蚕、白芷。又，白附子十二两，南星、防风、天麻、羌活、白芷各二两，皆生晒，研敷。亦治刀箭伤、马踢、物打伤未破口者，醋敷。有血疤者，黄连水洗，酒调敷。汤火，麻油敷。立刻止痛、止血、生肌，俱名玉真散。即跌破阴囊、肾子者，亦效。日久湿烂，加黄丹、石膏，甚者加龙骨、儿茶各二钱，敷。三黄宝蜡丸治跌打损伤、破伤风，并伤力成痨，女人产后，恶露不净致生怪症，瘀血奔心，痰迷心窍，危在旦夕。并治乌枪打伤，铅子在内，以香油炖热化开，鸡毛扫患处，忌生冷、凉水、烧酒三日，否则无效。亦可内服，藤黄四两，粪窖浸四十九日，用陈胆星、刘寄奴、红芽大戟、真血竭各三两，雄黄二两，归尾一两五钱，朴硝、儿茶、瓦楞子煅一两，琥珀、铅粉三钱，水银三钱，同铅粉研，制乳香、没药、麝香三钱，共末，用好黄蜡二十四两，炼净，滚汤坐定入药，搅匀为丸，每重五分，金箔衣。九分散，麻黄、木鳖仁、乳香、没药各二两，末，敷，治跌打损伤，可配玉真用。**在上分偏正**，雷头入脑则烈偏

中医临床实用经典丛书（大字版）

理瀹骈文

风，即半边、猪头风之类。雷头风，头上起块者，即时毒；**在下辨干湿，酒脚冲心则危**脚气，名缓风。初起类伤寒表证。干脚气不肿，筋缩枯痛，宜润血、清燥、行气。湿脚气肿痛，筋脉弛长，宜除湿祛风。酒脚气因酒而得者，脚气冲心乃风之自下而上，挟肾水克心火也。**三圣六圣嚏首风**三圣散治头风久不愈，防风、藜芦、瓜蒂嚏鼻。六圣散治头风，雄黄、盆硝、川芎、白芷、乳香、没药嚏鼻，亦治肿毒虫伤。按：雄黄、盆硝加冰、麝点眼大眦，治白蛇缠，及蜈蚣、疯犬等伤痛，一茶时即消肿定痛，三日愈，名劈毒丹。此方加冰、麝亦可，**天麻硫黄作饼**头风饼子治头风，天麻、川乌、草乌、细辛、白附、雄黄、全蝎、川芎、苍术、薄荷、甘松、防风、白芷、甘草各五钱，寒食面打糊为小饼，名天麻饼。葱涎调贴太阳，如火热痰痛，茶调，并治妇人头风，眉棱骨痛，牙齿肿痛，痰迷恶心。川椒、硫黄熔饼塞鼻，或硫黄、硝石。硫黄、铅粉，同，**荜茇薄荷为丸**头风热痛，猪胆汁拌荜茇肉末，晒，研，吹鼻，或加川芎、白芷、延胡、青黛，丸，水化滴鼻，咬钱出涎，或用地龙、人中白、羊胆汁丸，同。又方，冬桑叶一两，黄菊花五钱，黑三栀三钱，独活、天麻各二钱，秦艽一钱半，薄荷汤丸，热水化，洗，**并宜白附**白附子二两，川乌、防风、川芎、荆芥、僵蚕、石膏、甘草各一两，羌活、全蝎、地龙、南星、天麻、白芷各五钱，草乌、乳香、没药、雄黄各三钱，麻油熬，松香、黄蜡收，加黄丹少许。治偏正头风、肝风、血风、破伤风，**雷头绿豆醋涂**又，冲和膏葱涂，效见前；**二妙三妙敷缓风**脚气，红肿者湿热，黄白肿者寒湿。通用姜、葱、白芥子等敷，蚕沙等熨。又，苍术、黄柏，盐、酒炒为二妙，加牛膝为三妙。同何首乌、黑小豆蒸热敷，佳。并治瘰疬，**樟乌苏合为团**寒湿，乌头、樟脑、醋丸，贴足心，微火烘，汗，或蓖麻苏合丸贴。人言煮入毡片，收干贴，**甘石金黄作散**甘草、滑石，研，以马兰头汁调敷，去湿热，并治流火。如意金黄散酒敷，治湿热脚气，并鹤膝风等。人参败毒散加苍术、大黄、姜汁调敷，亦同，**兼用木瓜干**木瓜四两，苍

理瀹骈文

097

术二两，天麻、南星、羌活、防风、黄芪、肉桂、杜仲、牛膝、附子、续断、当归、薏仁、萆薢、石楠叶、槟榔、钗石斛各一两，加熟地、川芎、赤芍、陈皮、乌药、杏仁等份，油熬，黄丹收，治肾虚腰膝痛，并干湿脚气等，**酒脚风松毛糟熨**松毛、酒糟同捣，熨。**入脑者敷鸥鸟而吹远志**鸥鸟脑一个，同川芎、白附捣贴，或远志研末吹鼻。凡治头风连脑者，用禽兽脑同药熬贴，良，**冲心者罨田螺而踏川椒**脚气上冲，田螺同盐敷脐下，候溺出；或敷股上觉冷气趋足而安，亦引热下行也。矾石方见前。川椒盛囊踏足下，或附子贴足心。脚气从足心入，宜按摩。

    肝风掉眩，独活定其摇医书有颤振门。晕者，痰因火动也。亦有七情四气等因。独活为定风草。失血，眩晕，龙骨或发灰；**心风痴迷，菖蒲开其慧**癫者，痴呆之状，此志愿太高而欲不遂者多得之。狂则痰火结聚所致。痫，猪羊癫风也，小儿为多。丹参、麦冬、薄荷各二两，茯神、天麻、贝母、半夏、陈胆星、橘红各一两，郁金两半，明矾八钱，远志七钱，全蝎、僵蚕、甘草、牙皂各五钱，朱砂三钱，琥珀、犀角、雄黄各二钱，石菖蒲三两，研末，姜汁、竹沥为丸，如弹大，临用姜汁化开擦胸，治痫，亦治癫狂。与后控涎丸参。**十指风若鸡爪**风名，类从即用鸡屎而洗线鸡屎、花椒、枯矾，煎，冷洗。凡治风方可通用；**两股风如鹤膝，下达应加牛膝而敷**鹤膝风症，膝头大腿细，痛而无脓者，多乃足三阴亏损所致。古方用羌活、独活、玄参、生地、熟地、萆薢、天麻、当归、杜仲、防风、肉桂、牛膝之类，可参入后敷药，麻油熬，黄丹收，贴。治鹤膝，白芷，酒熬膏涂，良；或用甘遂、大戟，蜜敷；或用地骨皮、无名异、车前子、乳香、没药敷；或首乌、侧柏叶敷；或鳝鱼、酒糟同麝捣敷，六七日作热，效；或用灵仙一两，生姜汁、葱汁熬，入牛胶化开，黄丹收贴，并治诸风。**箭风鬼打**箭风，俗名鬼箭打，盖中暗风也，**疠风天刑**大麻风，俗名天刑疾，乃中恶风也。此症初起，必有一处麻木，针之不痛，渐而白屑云头，紫黑疙瘩，破流脓水，甚则眉落毛脱，鼻崩肉陷，唇翻眼绽，全身溃烂，此五脏皆

中医临床实用经典丛书（大字版）

理瀹骈文

坏，危矣。初起宜节欲断盐，以大黄、黑丑、郁金、苦参、皂刺、槟榔、轻粉、甘遂、生姜、麻黄熬擦。**擦以乱发桃叶，痛拍青色即平**治鬼箭风忌针，以桃叶、乱发为团擦之；或山栀子、桃枝、飞面，为饼贴，熨斗熨痛，蘸烧酒拍得青色，愈；**洗以芒硝桑皮**治麻风，大黄、芒硝、桑皮，日煎洗，效。虫加鸽粪，烂用琥珀，或灵脂擦，**烂摩黑膏可敛白膏**治麻木不知，白芷、白术、前胡、吴萸各一升，芎劳二升，蜀椒、细辛各三两，当归、桂心各二两，醋浸药，猪油十斤熬膏涂。若遍体生疮，脓血溃坏，用黑膏，乌头、川芎、雄黄、胡粉、木防己、升麻、黄连、雌黄、藜芦、明矾各五钱，杏仁去皮尖、巴豆仁各四十枚，黄柏钱八分，松脂、乱发各一团，为末，猪油熬膏，盐汤洗涂。附方：槐、柳、桃、桑、楮、苍耳子、地肤子，煎，坐没颈，汤如油，效。或坐麻油中，或灵仙、甘草，或地骨皮、苦参、荆芥、细辛、防风、苍耳子等，俱可煎浴。眉毛脱落作痒者，雄黄、硫黄、鸡壳内白皮烧存各五钱，炮甲十片，滑石末一两，油核桃半斤，捣，猪胆汁调，绢包擦。面生紫块疙瘩，山甲烧存性、川椒炒各二两，末，捣生姜、大黄汁调擦。头秃，羊屎烧灰，油涂。大烂遍身者，杜仲、蛇床子、明矾、寒水石、硫黄二两，朴硝五钱，猪油涂。眼努，白丁香、贝母点。疬风、赤游、鹅掌风，当归、生地各一两，麻黄、大枫子仁、玄参、防风、木鳖仁各五钱，黄蜡熬涂。清热解毒，用黄连、五倍涂。**其动也无端，其走也不定。攻于头面则虚而浮，客于肠胃则秘而泄，行于肢节为肿为挛，发于皮肤发热为痒。要和血而养血，庶消风而散风**篇中皆有方可治，临症可酌用。治风热蕴结，气血凝滞，头目昏眩或痛，鼻塞声重，牙痛，口干，咽喉不利，胸膈痞闷，咳嗽痰涎，肠胃燥涩，小便赤黄，或肾水阴亏，心火炽甚，疮疡肿毒，丹斑瘾疹，并治。用羌活、独活、防风、荆穗、川芎、薄荷、连翘、细辛、天麻、桔梗、当归、黄连、栀子、黄芩、白芷、全蝎、甘草、芒硝、大黄、玄参、生地、白芍、知母、黄柏、花粉各一两，槐、柳、桑枝各三斤，麻油熬，黄丹、

理瀹骈文

铅粉收，滑石、石膏各四两，朱砂五钱，和匀，或加雄黄、青黛各一两，同此灵砂丹加味，治一切风热，并效。统观风不一风，亦犹寒非一寒。显俱易明，微尽难析。矧有真有正其中风，正伤寒，亦有类有同类中风者，初起皆卒倒不语也。类伤寒者，初起皆有太阳表证也。同伤寒者，与伤寒同也。类中风八：中虚、中气、中食、中寒、中火、中湿、中暑、中恶也。类伤寒五：停痰、伤食、虚烦、脚气、内痈也。同伤寒十二：冬瘟、寒疫、温疫、温病、热病、风温、湿温、温毒、中暍、温疟、风湿、痓病也。详见《鉴》本。兹合两症，与决所疑。虚补其虚景岳云：凡老人跌倒，多阴阳脱离，宜补，烦解其烦。食塞吐食食出脉现，痰停出痰。暴如恶忤中恶，苏合丸擦，紫金锭涂。令儿尿其面。鬼击，雄鸡血涂面并胸，再以血滴鼻，并破鸡拓胸，鸡冷弃之，痛若内痈。酒痹须泻酒湿作痹，须泻湿毒，脚气喜通。各有治法，俱见本门。风于气厥最近，而痰火其著见前；寒以时行为多世人伤寒病少，时气病多，而温热其变冬寒不即发，至春变为温病，至夏变为热病。又有风温、湿温等治法。详见医书篇中，均有方，可增减易借。

牛黄苏合，分凉热之阻，擦胸口以醒迷凡中脏闭症，热阻关窍，牛黄丸擦胸；寒阻关窍，苏合丸擦胸。并治气厥者；五仙万灵，合表里之消，贴背心以达郁冬疫多寒，春疫多热。治春疫，五仙膏，用姜、葱、蒜各一斤，大黄八两，皂角四两，麻油熬，黄丹收，滑石六两，搅匀贴。治冬疫，五仙膏，干姜二两，大黄四两，麻黄、白芷、细辛、甘草各三两，麻油熬，黄丹收，滑石六两，搅，或加绿豆，皆表里分消之方。万灵膏，玄参、苦参、生地、黄连、黄芩、山栀、大黄、当归、川芎、白芷、赤芍、羌活、独活、防风、连翘、花粉、桔梗、五倍、皂角、白及、白蔹、山慈菇、红大戟、官桂、蓖麻仁、木鳖仁、巴仁、山甲、杏仁、发团各一两，槐、柳、桃枝、马齿苋各八两，麻油熬，黄丹、铅粉等份，松香、黄蜡各二两收，百草霜两半，轻粉、儿茶、乳香、没药各五钱，麝一钱，搅匀，治四时伤寒及温热证，贴背心胸口，可代羌活汤、通圣散、败毒散用。凡一切内外热病，皆可贴。一方无百草霜，生两头尖五钱。又方，照此加党参、熟地、草乌、白芍、沉香、丁香、木香，去羌、独、防、翘、芩、栀、粉、桔、倍、及、蔹、慈、载、槐、柳、桃枝、马苋、轻粉等，治四时伤寒，贴背心，并治外病，亦名万灵膏，较前方为温。顾元虚则风走其空窍喻嘉言论，而阳衰则寒泛于水脏沈金鳌论。必明其素有，而识其本来。自仲景肇论，诸家相承刘、李、朱家，此为大症，不惜胪陈伤寒、中风为大症，故此篇首特详之，使学者知外治，非苟且从事也，其他诸症则略焉，篇中不能具载，举一可知其三也。亦足见治风寒之两门，而非仅守感冒之三法三法，一避风，二静卧，三耐饿。感冒轻症，不可轻服药发汗，恐不得其宜，则惟泄其气而虚，变生他症，故有此三法，然外治方可酌用。

夏至阴生，金为火烁，内寒外热，心旺肾衰，其气多虚，其毒弥烈详见医书。夏月病热为暑，暑者，相火行令也。寒伤形，故无汗。暑伤气，故有汗。外证头痛，口干，面垢，自汗，呕逆，泄泻，少气，倦怠，其大较也。有余症者，后有传变也。元气虚人，每有一时不救者，与伤寒阴毒害人实同，不可不慎。暑邪伤在分肉，为伤暑；伤及脏腑，为中暑；寻常呕吐、泄泻，为冒暑；夏月受暑，为风寒所固，至秋冬始发，为疟痢；霍乱者，或由曝衣、曝书；未尽之邪，至秋冬触发者，为伏暑。又，夏月，四肢倦怠，不思饮食，为热伤元气，卒倒搐搦者，为暑风。暑风中脏，多不救。口噤者为暑闭，用药不开者，亦难救。伤暑者因寒而中，无汗即是伤寒避暑高堂，阴寒所逼，暑不得越，反中入内，致头痛恶寒、发热无汗者，为伤暑阴证也。与伤寒同治，宜温散；中暍者由热而伤，大渴斯为中热农夫行路，热伤元气，猝然跌倒，致头疼、烦躁、肌肤大热、大渴，为中暍阳证也。审其虚实，或清或补，忌温散泄气。暑先漱齿凡暑，皆自口齿而入，直伤心包络经，故受暑急漱口。凡中暑发昏，井水滴两乳，**喝且浇脐**中热倒者，忌饮凉水，卧凉地，宜置日中，用草纸卷筒，烧烟熏鼻，或嗅皂角末通窍，或大蒜捣泥，裹塞鼻，再取途中热尘土，或用田中泥浆积心口及脐上，作一窝，使人尿其中，自醒。**昏晕绝则熏白檀**中暑挟虚，晕绝者，沉香、檀香烧熏，令香气满室，以达其窍，即醒。暑风，手足搐搦者，以苏合丸擦之，并用香薷、黄连煎水拓胸，**烦闷甚则涂调黄土**中热，口渴，面赤，烦躁欲死，掘地深尺余，取净黄土，以新汲水调化，敷胸口及脐上。又，中热烦渴者，用天水散，滑石、甘草，或用白虎汤，知母、石膏、甘草，煎水熨，并敷脐腹。**面可凉敷，黄龙之丸盖试暑证**，身热头疼，状如伤寒，烦渴呕吐，昏闷不食，硫黄、硝石各一两，明矾、雄黄、滑石各五钱，白面四两，井水调敷腹，即黄龙丸也。田螺三枚，捣烂，入青盐三分，摊膏，贴脐下一寸三分，治受暑二便不通者；**水能温熨**中暍，热汤熨气海，固元气，**白虎之汤宜行见**上，虚加党参煎熨。**疰以蒜擦脊骨，三关悉开**凡人遇春末夏初，头痛，脚弱，食少，身热，为疰夏，病属阴虚，元气不足，宜于午日午时，用漂朱砂、明雄黄、舶硫黄各一钱，研末，烧酒和匀，用大蒜去蒂，蘸药从尾闾脊骨起，徐徐逐节擦上，此药能开背后三重关窍，令人神清气爽，经络流通，大有益处。痨症不论新久，皆能除根。擦时有肿痛，乃虫所在，切勿放松；**痧以油刮背心，五脏咸解**阴痧腹痛，手足冷，灯火爆，身上红点。阳痧腹痛，手足暖，以针刺十指尖、臂上、腿弯，紫筋出血，或用盐擦手足心，莫妙以瓷调羹蘸香油刮背，盖五脏之系，咸在于背，刮之则邪气随降，病自松解。**霍乱浸阴阳之水**霍乱胃虚，病内伤饮食，外感风寒，阳不升，阴不降，乖隔而成，湿土为风木所克，心火上炎则吐，吐者暍也，脾湿下注则泻，风急甚则转筋，转筋入腹则毙。又，身热，口渴，气粗，暑也。体重，骨痛，湿也。唇青肢冷，气少，寒也。无此数症，易伤食。又，烦渴者热，或初起不渴，损伤津液则渴。此症寒热，仓卒莫辨，不可偏重，粥汤、姜汤、热汤下喉

中医临床实用经典丛书（大字版）

理瀹骈文

即毙，古有大盆阴阳水浸足法，或入胡椒、绿豆、黄连、干姜，皆寒热并用，**半夏兼填填脐内通阴阳**；**吐泻点日月之丹**邪在上焦吐，下焦泻，中焦吐泻交作。吐泻者为霍乱，不得吐泻者为干霍乱，即绞肠痧。日月丹治胃气痛、绞肠痧、霍乱、吐泻转筋，点眼并淹。跌缢尚未绝者，麻辣泪流过腮即愈。立秋前一日，晒用，雄黄、硼砂、朴硝、冰片、麝、元明粉各等份，研。此方去元明粉，加枯矾、乳香、没药、朱砂，即人马平安散。按：干霍乱宜姜擦，烧盐汤探吐，**藿香并塞鼻**。治霍乱、吐泻、腹痛，苍术、藿香、陈皮、半夏、青皮、桔梗、枳壳、苏叶、厚朴、甘草节各五钱，晚蚕沙二两，生姜、葱白各三钱，炒热，布包熨，妙。按：陈修园论藿香正气散云：凡四时不正之气，都从口鼻入，与邪伤经络者不同，故只用芳香利窍之品，使邪从口鼻入者，仍从口鼻出也。若夏月吐泻，多属伏阴在内，宜理中法。此虽外治，亦不可不知。

　　绞肠芥子填脐，炒盐顿其胸凡腹痛，多属寒，惟大便秘者热，腹痛肠缩则绞。先用白芥子或郁金、乌药、细辛、木香、降香、沉香、砂仁，丸，纳脐，炒盐包顿胸，或罨脐，以碗覆之，如身冷汗出者，加吴萸，炒熨胸背，兼治转筋。脾元虚损，霍乱不吐泻，腹胀如鼓，心胸痰塞，用丁香七粒，菖蒲根五钱，炙草一两，生姜三大片，盐一合，炒熨。附：西医治霍乱法云：此症服药，缓不济急，用热手搓擦周身外皮令热，浓芥末，略用面粉、滚水搅和，贴肚脐，或布包裹热砖，足踏之，以传温热，盖热则血通行，可救。或令二少男前后抱住病者，转接温暖，最有功力；**转筋大蒜涂足，煮醋抹其腹**转筋，因津液伤，宗筋不润所致。古用转筋饮，即木瓜、吴萸、食盐也。按：寒则筋挛转筋者，系其腿胫，勿令入腹，或用热醋煮青布抹胸腹，或蒜盐敷脐，或蒜泥，或加黄蜡涂足心，南星、醋涂足心，或木瓜，或香橼煎汤揉，或苏合丸擦。如转筋已死，心下尚温者，用朱砂二钱，和黄蜡三两，烧烟熏口鼻并脐，更贴手足取汗。夏月霍乱最多，伤人甚速，服药殊不易，外

103

治稳而效，故录前贤辨症，并附列各方以备择用焉。下如痢疟等症详注，亦以此。**钻心雷火之方**朱砂症，麻木，发慌，目闭，喉肿，心痛者是。挑胸背红点，再用半夏、制木香各三钱，细辛、牙皂各三钱五分，明矾二钱五分，藿香、桔梗、薄荷、贯众、白芷、防风、甘草各二钱，枯矾五分，研，嗡鼻。并治诸痧。挑法详《痧症指微》，**吊脚掺雷公之散**见前时痧注，雷公救疫散。**瘴吹灵宝**瘴亦热病，即暑湿所蒸山岚之气也。灵宝如意丹吹鼻，用茅山术六两，真藿梗三两，真蟾酥、沉香、檀香、丁香、木香、麝香、明雄、朱砂各六钱，治一切感冒风寒、暑瘴、九种气疼、痰迷心窍、各种痧气、小儿急惊，并一切疑难杂症，俱效。此方种福堂去藿梗、沉、檀，加山慈菇一两，石菖蒲炒五钱，又一方，只去藿梗、檀香。卧龙丹、宝花散、黑痧药、白痧药等，兹不备载，**秽涂玉枢**暑秽之气也，夏月出门，以玉枢丹涂鼻，可辟秽。**清泄利泻**属脾湿不能渗泄，致伤关门，元气不能分别水谷，并入大肠而成泻。虽风、寒、暑、火、痰、食不同，未有不由于湿者也。治以渗湿利小便为主。凡水泻腹响不痛者，湿也。痛甚而泻，泻而痛减者，食积也。泻时小腹疼、肠鸣，痛一阵泻一阵者，火。或泻或不泻，或多或少者，痰。完谷不化者，气虚也。又，痛而便带清血者，风也。悠悠腹痛，泻无休止而色青者，寒也。烦渴、尿赤、自汗、暴注无度，暑也。痢由暑、湿、痰、食积滞而成，其症肚腹疼痛，大便里急后重，小便短赤不长。治法：先治暑，六一散至妙，初起疏通积滞，久则清热解毒，兼理脾胃，忌兜涩。赤属血分，根心；白属气分，根肺；或带黄色，则病因酒、食、痰涎，而根于胃。腹痛者，肺气郁在大肠，实者下之，虚者桔梗发之，忌参、芪。里急后重者，火热清之，气滞调之，积滞去之，气虚升之。噤口者，胃气下陷而不食，不治；热毒上冲不食，宜解毒；若寒气逆上作吐者，宜温，如白蔻之类。脓血痢与赤痢不同，前是湿，此是火。五色痢属五脏，热多寒少，宜通利。休息痢，屡止屡发，或补涩太早，滞未清，或失调养，气血不敛。泻病在中焦，痢病在下

中医临床实用经典丛书（大字版）

理瀹骈文

焦，由肝肾而逆于大肠，宜调理真阴、助理气化为主。痢久伤肾，宜峻补元阳。疟后痢，痢后疟，均以虚论。疟痢并作先治疟。下痢身凉能食，小便通，易愈；身热多汗，渴甚，小便不利，手足冷，兼气微喘不食者，危。小儿刮肠痢及滑肠痢皆恶候。痢症，缪、倪二家论最精，**而熨平胃散于腹**通治泻痢，用苍术、厚朴、陈皮、甘草炙各一两，布包放脐上，热熨斗熨之，逼药气入腹，更放枕边嗅其气，即开胃、思食良法也。如治泻，加猪苓、茯苓、白术、泽泻、官桂；如治痢，加羌活、草乌、黄连、吴萸、大黄、枳壳、当归、白芍、黄芩、木香、槟榔尤妙。又，平胃散去甘草，加山楂炭、车前子末，治水泻。平胃散加减治血痢，用白术、厚朴、陈皮、甘草各一两，木香、槟榔各三钱，桃仁、黄连、茯苓、党参、当归、生姜、发团各五钱，煎，以牛胶入，黄丹收，贴。 如实者，加大黄。平胃散治甚多，如加黄芩、乌梅，即治疟，**分以车苓**水泻，车前子水调敷脐；寒泻，车前子、肉桂末，或白芥子末，或胡椒末，或姜汁调官桂、厚朴末，或丁香、枯矾末，或胡椒、大蒜、艾叶、吴萸、灶心土，均纳脐；热泻，车前子捣汁，调甘草、滑石末敷脐，或猪苓、地龙、针砂末，葱汁调敷脐，针砂消积平肝，或滑石一两，丹皮汁浸煮，收干，加酒芍五钱，炙草二钱，炮姜五分，水调敷脐。气虚暴泻，硫黄、枯矾、朱砂，丸，纳脐。泻不止，艾一斤，坐身下，火烘脚，**通以巴黄**寒痢，巴霜、胡椒、灵脂、乳香、没药、麝、糯米饭丸，朱衣，纳脐；或巴霜、黄蜡，丸，纳脐。泻中有涩也。上用暖脐膏盖再加木香、丁香、百草霜、杏霜、肉蔻霜，丸，即治冷积泻痢方，虽用巴豆不泻，可悟用药之法。热痢，大黄末，水丸纳脐。一方，大黄、苍术、生香附、熟香附、生灵脂、熟灵脂各四两，羌活二两，川乌、黄柏、延胡、黄芩、枳壳、槟榔、青皮、陈皮、当归、酒白芍、皂角、菖蒲、车前子各一两，黑丑煅、黄连、吴萸、木香、姜黄、僵蚕、蝉蜕各五钱，滑石四两，生姜、萝卜子各二两，巴仁七钱，麻油熬，丹收，贴。此方行气而不泄，或加木鳖、山甲。附方：痢紫黑者热，茜草、梧叶煎汤浸足。痢后，里急后重，黄芪、防风、枳壳煎熏并洗，气虚者最宜。又，西医治里急痛苦者，鸦片水及麦浆温水，装水节射入肛门，或用鸦片塞，坐热水中熏洗。虚寒痢，胡椒、鲫鱼，捣敷脐，或官桂、针砂、枯矾，研，凉水调，敷脐。白痢，吴萸，六一散，敷。红白痢，吴萸、黄连、木香敷。噤口痢，菖蒲擦胸；或黄瓜藤烧存，香油调，贴脐清热；或用炭盆喷醋开胃；或用吴萸、附子末，醋调敷足心，引热下行；或用白芥末贴小腹并脐，如热不可当，放下，口中不辣再敷，取效止；或用癞蜗一个，破腹加麝，捣敷脐；或田螺、姜、葱、豆豉，捣敷；或田螺同细辛、肥皂各三钱，葱三根，酒药半个捣敷，俟干揭去，热毒既解，自思饮食。滑肠痢，葱、椒捣塞肛门。大孔痛者，麻油炙枳实熨；或用黄蜡、艾叶、诃子肉，烧烟熏，**泻毒以木鳖**水泻，木鳖仁、丁香，口水调，纳脐，泄气愈。噤口痢，木鳖和飞面敷脐。通治泻痢，木鳖仁一两，山甲五钱，香油熬，黄丹收，或加大黄、牙皂、僵蚕。一用木鳖仁、杏仁、桃柳枝，麻油熬，黄丹收，乳香、没药调，槐枝搅，麝香和。一用姜、葱、蒜熬膏，入猪毛灰，松香、樟脑、雄黄、朱砂，并治跌打。一用灵仙、蓖仁、木鳖仁、乳香、没药、姜、葱，麻油熬，丹收，松香、黄蜡搅。数方可并用，或加黄连、阿胶，**久以乌梅涩之**乌梅塞肛门，通大便，亦能止泻痢。噤痢，乌梅一斤，煎盆汤坐熏，清热解毒，亦可用蜗牛敷脐，寒宜附子。按：痢有似痢非痢者，里急后重，或胃气下陷，或肾虚大瘕泄，或下多亡血所致，宜升提补涩者须辨。后重有二，邪气坠下，圊后不减，虚坐努责，圊后即解，为异，**膏用回春**回春泻痢膏，诃子肉、干粟壳、赤石脂各四两，煅龙骨二两，乳香、没药各五钱，熬膏贴，初起勿用，冬加肉蔻仁末。按：泻痢圣饼子，用黄丹、淀粉、陀僧、硫黄、轻粉，面和，捣贴脐甚妙。如加入泻痢膏中，作收亦良；**和痎疟**夏伤于暑，秋必痎疟；夏暑不汗，秋成风疟。疟由中气不足，脾胃虚弱，暑邪与风寒乘虚客之而作。无痰不成疟，无食亦不成疟，治宜清暑、祛风、化痰，兼理脾胃为主。初当汗解，无汗要有汗，祛邪为要；有汗要无汗，辅正为先。疟者，少阳也。出与阳争，阴胜则寒；入与阴争，阳胜则热。虽纯热无寒为瘅疟，纯寒无热为牝疟，要皆自少阳而造其极偏，补偏救弊，亦必还反少阳之界，阴阳和而疟自已矣。三阳气分受病伤轻，三阴血分受病，自脏达腑，伤重。三发后可截，截早邪闭，截迟人虚。劳疟寒热微微，寒中有热，热中有寒，最难愈。久疟腹有痞块名疟母。疟变痢为重，痢变疟为轻，**而束常山饮于脐**老年患疟，畏服药者，常山、草果、陈皮、甘草炒，嗅，不必煎食亦愈，即常山饮也。此方加苍术、槟榔、半夏、川芎、当归、荆芥、防风、知母、杜仲各一钱，乌梅五钱，先一二时炒热，捆缚脐上，并以三分填脐眼，其发必轻，再发再捆，愈，良法也。一用草果、常山、丁香同，则截法也。此与治痢平胃熨法，皆名医所传，以代内服者，用古汤头而外治，实开无限法门，诸症可仿此用，**疏以柴青治疟发汗法**，柴胡一握，捣烂绢包擦周身，得睡有微汗解；或用柴胡、当归、知母、山甲煎汤，新棉花或布蘸熨背。胁痛，青皮炒熨。疟者，肝积，柴、青疏肝，**调以贝夏姜汁**、贝母、半夏为丸，擦胸背化痰，**滋阴以鳖甲首乌同**。按：《外台》治时气、瘴气、黄病、痎疟、赤白痢，用鳖甲、茵陈、栀子、芒硝各二两，大黄五两，常山、杏仁炒各三两，巴豆一两，豆豉一两二钱，人嫌其峻不用，油熬丹收，贴佳。劳疟，表里俱虚，少劳复来，鳖甲醋炙四两，川芎、当归、青皮、陈皮、白芍、半夏、茯苓、乌梅、生姜各一两，油丹熬。寒多加草果，热多加柴胡。疟母，鳖全个、青皮、蓬术，皆醋炒，当归三两，山甲土炒一两，油熬丹收，或加苋，并治痃，**久以白椒截之**久疟，用白胡椒末掺附桂膏，贴背上第三骨节，并贴脐上，效。或加草果、巴豆末贴背后第三骨节，或加灵仙、吴萸、丁香、官桂贴，并贴脐，兼治感寒水泄。附：截疟方：一，姜汁化牛胶，摊细布一长条，从衣领起至尻骨止，先将皂角水洗过再贴，并敷两膝盖，效。一，用川椒、雄黄、桂心、麝，纳脐，膏盖之。一，用巴霜，飞面贴额上。一，用胡椒、硫黄，掺膏贴命门穴。

理瀹骈文

一，用蜘蛛、人言、黑豆丸塞耳，先一夜献于北斗下，次早面东塞。
一，用大蒜捣敷臂上内关穴，或用桃仁十四粒，同。一，用大蒜、胡椒、百草霜丸，缚于曲泽穴，内关穴在腕上积三个中指长，即是曲泽穴，在臂膊弯上三寸是。一，用马齿苋或旱莲草头，捣敷寸口，古钱压定，起泡挑破，愈，名天灸。阴疟用春雷丸，巴豆东、桂枝南、明矾西、青黛北、雄黄中各五钱，麝香东、朱砂南、白芷西、黑附子北、硫黄中各一钱，配五方之神，午日取五家粽子为丸，男左女右，棉裹，面东塞鼻，发过除出。如法塞三次，永不再发，醋洗收藏，可治三人。久疟经年，寒热连绵，体壮实者，生姜汁、烧酒、麦面，捣匀作饼七枚，涂天柱颈骨及背心、胸坎、臂弯、腿弯七处，再用斑蝥、巴豆霜、蟾蜍、朱砂、雄黄、麝、枣肉丸，绿豆大，贴眉心神庭穴，名眉心膏。周时揭去，投河中。久疟人虚，嗅甜肉桂，或塞鼻，则寒自退，热自轻，神爽气清，思食而愈。脾寒虚疟，附子末温酒调涂背上，或塞鼻，塞后勿食汤水，过时即愈。一加雄黄、樟脑。黄丹拿法见前。按：截疟只用白胡椒一味已效，兹备录多方者，以见贴穴之不同，而用法之无穷，所以启人之悟也。**膏资林屋**林屋山人阳和膏，新鲜大力子根、叶、梗三斤，白凤仙花梗一斤，麻油十斤，熬，次日以大黄、川乌、草乌、附子、肉桂、官桂、桂枝末、当归、地龙、僵蚕、赤芍、白芷、白及、白蔹各二两，川芎四两，续断、防风、荆芥、灵脂、木香、香橼、陈皮各一两，入油熬，要老，下乳香、没药末各二两，苏合油四两，搅，临用加麝香贴。此方治三阴疟效，并治一切阴疽、恶毒、冻疮。

　　湿由土弱，积而为水，则濡其脾内因生冷酒面，滞脾生湿发热，宜实中，淡味渗泄，利小便；外因阴雨湿地，宜汗散，久则疏通渗泄之。凡湿皆脾病，在经发热，在关节痛，在脏腑胀。凡湿以尿赤口渴为湿热，尿清不渴，身体冷痛为寒湿。古方：燥湿，苍术、黄柏；渗湿，车前、滑石。又，上用平胃，下用五苓，皆药例；**燥属金寒，复而为火，则槁其肺**外因燥令久晴，皮肤干燥，令人狂惑；内因七情，

中医临床实用经典丛书（大字版）

理瀹骈文

或吐利亡津，或金石灸煿，酒浆耗液，或房劳竭精，皆宜清热润燥。此症虽有风燥、火燥、热燥、气虚燥之殊，要皆由血少火多所致。按：丹溪曰：病皆由外感、内伤，生湿生火，湿而生热，火而生痰，四者而已。少壮、新病则燥其湿，清其热，泻其火，豁其痰，无余蕴矣。老衰、久病，攻半补半焉。又曰：肥人气虚生寒，寒生湿，湿生痰；瘦人血虚生热，热生火，火生燥。是湿与燥相为对待也，故合论之。又，龚氏曰：寒湿属阴，燥热属阳，人病不过二者而已。燥热以通圣散泄其阳，寒湿以五积散散其阴，膏亦可合。又，燥属金，寒。**一则收之以沥青、赤豆**沥青膏治湿第一，生姜、葱白、薤白、大蒜、白凤仙、闹杨花、商陆根，取汁各一碗，加烧酒、米醋、童便各一碗，按次第制松香一过，再用水熬川乌、草乌、苍术、白芥子、蓖麻仁、官桂、干姜、发团各一两，广胶四两，樟脑一两，和匀，以前制松香收，布摊贴。此制松香法甚佳，可多制备用。通治湿热，除湿膏，羌活、草乌、苍术、防风、黄柏、灵仙、甘遂、大戟、葶苈、半夏、川芎、厚朴、槟榔、泽泻、白芥子、赤苓各二两，黑丑煅、白术、蓖麻仁、赤芍、乳香、没药、黄芩、陈皮、皂角、栀子、生姜各一两，油熬，黄丹收，滑石四两，松香六两，搅，内证贴脐，外证贴患处，或加黄连、大黄。各种湿热，羌活、独活、大黄、当归、赤芍、白及、白蔹、商陆、马前子、蓖麻仁、男发，麻油熬，黄丹收，亦治肿毒，未成消，已成愈。湿热凝结，川乌、草乌、五加皮、官桂、文蛤、白蔹、花粉一两，陈小粉炒黑一斤，醋熬膏，贴。并治跌打肿毒。头面滞重者，赤豆嚽鼻出水。肚腹肿胀者，赤豆敷脐行水。寒湿见风痹门，**一则滋之以地黄、玄参**精血内燥，熟地、当归、山药、杞子、黄柏、知母、萸肉、白芍、生地、玄参、苁蓉、麦冬、花粉、天冬、黄芩各一两，五味、红花、生甘草各五钱，麻油熬，黄丹、铅粉各半收，石膏四两，搅匀摊。贴胸口，可以止渴生津；贴丹田，亦润肾燥。老人颈燥，血虚也。地黄汁涂。鼻燥，肺火也。玄参浸塞，或用生地、黄连、黄柏、姜黄、当归尾，香油熬膏涂。**首蒙肢倦欲升阳**湿在上则首如物蒙，脾胃有湿则肢倦。阴湿挟

理瀹骈文

痰，头重，麻黄根、苦丁香、羌活、连翘、赤豆末，嚏鼻。脾用平胃，**口渴溲多思减水**渴而多饮为上消，肺热。消谷善饥为中消，胃热。渴而尿数有膏油为下消，肾热。党参、苦参、黄芪、生地、熟地、天冬、麦冬、五味、枳壳、花粉、黄连、知母、茯苓、泽泻、山药、牡蛎、乌梅、干葛、浮萍各一两，雄猪肚擦净装药，油熬，丹收，益元散搅。消渴传为胀满，发为痈疽、强中，难治。**遂丑之饼只可掩脐**治湿气肿胀，并脚气等，甘遂、白丑、黑丑头末煅，同荞面，水和饼，饭上蒸熟，掩脐上，**归硝之汤亦宜摩腹**大肠燥结，当归二两，大黄一两，芒硝、甘草各五钱，煎汤摩腹，或熬膏贴。此类方宜于外治。**如其身体重着面色浮泽及身体重着**，皆中湿之病，**糟纳其脚**中湿，以糟坊中酒糟蒸熨，即纳脚于酒糟中，汗愈；**若使皮肤皴揭燥也，蜡润其肌**当归、紫草、奶酥油，麻油熬，黄蜡收，涂；或麻黄、羌活、防风、当归、白及、白檀香、升麻，香油熬，黄蜡收，涂。

　　火生于气火，阳气也。与水对待，阴阳和平。少火生气，阳盛阴虚，旺火食气。阳气有余即是火。又，火主动。醉饱，胃火动；恚怒，肝火动；悲哀，肺火动；房劳，肾火动；心火能自焚，**有君火**心为君火。五志过极皆为火。凡见喜、怒、悲、思、恐之证，皆以平心火为主。至于劳者伤于动，动便属阳，惊者骇于心，心便属火，亦皆以平心火为主、**相火起少阳胆**，游行三焦，督署于心包，为阳明腐熟水谷之主，亦为元气之贼，煎熬真阴，阴虚则病、**龙雷之火**水中之火，即阴火也，**五脏起相为煽**五脏皆有火，相火动，五火随之。**火盛者**如头目赤肿，口渴，呕哕，气逆吐血等，**引火涌泉**足心穴津涂凡火盛，不能骤用寒凉，又不可纯用寒凉，附子末津调，涂足心，引热下行，至妙。虚火、假火亦可用。通治实火，大黄、当归、生地各二两，黄柏、黄芩、黄连、川芎、柴胡、干葛、薄荷、连翘、赤芍、栀子、知母、黑丑各一两，犀角片、羚角片各三钱，麻油熬，黄丹收，石膏、滑石各四两，搅。一有生甘草，**兼滋其肾**风火炽盛，当用玄参、生地滋水，阴火上冲，宜用黄柏末涂脐下；**火衰者**凡命门火衰，真阳上浮者，宜用附、桂，**补火求龙马涌泉膏**，用海龙或海马一对，附子一两，零陵香、山甲、锁阳各三钱，油熬，黄丹收，槐枝搅，下阳起石、冬虫夏草末、高丽参、川椒、丁香，搅匀贴足心。少年勿用，徒起泡，无益也。一用海马、鹿茸、人参、大茴、苁蓉、熟地、地龙，麻油熬，黄丹收，沉香、肉桂，掺贴，同。**热因于火**火动则身热。有表里、半表里、气血虚实之分。凡轻按热者，在皮毛、血脉，主心肺，日中、日西尤甚；重按热者，在筋骨，主肝肾，寅卯时、亥子时尤甚；不轻不重，中按热者，在肌肉，主脾，夜尤重。五脏，阴也。阴足而热反胜之，为实热；阴不足而有热，为虚热。能食，口渴，便秘，为实；不能食，自汗，短气，为虚。发热恶寒者，发于阳，无热恶寒者，发于阴。恶寒非寒，明是热症。恶热非热，明是虚证。久病非寒，暴病非热。均宜详辨。表热宜柴胡，里热宜黄芩。气实热，石膏、知母、甘草。血实热，大黄、当归、白芍、甘草。气虚热当升阳以散之，芪、术、升、柴之类。血虚热当滋阴以降之，二地、二冬、知柏之类。外治方少，故略引药例以备用。治心、肺、胃、肝、胆、肾热，及上而酒毒、膈热、消渴，下而血滞、五淋、血崩等症，薄荷八两，生地六两，麦冬四两，当归、柴胡、蒲黄、木通各二两，黄芪、党参、黄连、生甘草、酒白芍各一两，麻油熬，黄丹收，阿胶一两，搅贴，**有昼热、夜热、子午之热**平旦及昼属阳，在气分。日晡及夜属阴，在血分。日夜发热，日重夜轻，口中无味，属胃虚。午后发热，夜半则止，口中有味，属肾虚。潮热无时为外感，为实；潮热有时为内伤，为虚。**四肢郁，常不伸**火郁症属内热外寒，四肢主脾。凡五心热者，心火陷于脾也。肌肤筋骨热如燎者，由血虚而热伏脾土；或过食生冷，抑遏阳气于脾土中也。火郁发之，柴胡、防风、升麻、葛根、白芍、甘草、葱，炒熨。**虚热者，退热膏肓露点**五蒸皆嗜欲劳伤，水枯火炎从肾起，故曰骨蒸。八月一日收取百草头上露水，点膏肓穴，名天灸，以愈为度。膏药亦可贴。妇人骨蒸劳，用党参、生

理瀹骈文

地、熟地各二两，酒芍、柴胡炒、防风、秦艽、赤苓、地骨皮、丹皮、麦冬、当归、贝母、知母、胡黄连各一两，薄荷、甘草各五钱，加鳖肉四两，猪胆一个，猪脊筋一大条，麻油熬，黄丹收，贴前后心，或加乌梅三个。治骨蒸，雄黄一两，入童便一碗，研汁，用炭火烧过，方圆一尺黄理石一块，将汁淋上，垫薄毡片，病人脱衣围被坐，勿泄气。此类方虽古传有效，却不如膏药为便，然因是而知外治之法焉，则亦变化之所由生也，故存之，**并清其心**热出于心，故退热只在清心，用灯草、麦冬煎汤，入蜜，调黄连末，敷胸口。若心火亢极，宜敷硝黄折之，相火炽甚，则用归地；**实热者，泻热取犀羚**上有通治实火方可用。心胸毒热，皂角屑、羚角屑、黄芩、蒲黄、牛黄、雄黄、朱砂、冰、麝为丸，金箔衣，临用掺膏贴。或以一丸研，鸡子清和蜜，调涂心口。亦治诸外证热毒，佳。**维四时有感，而六淫以名**六淫，谓风、寒、暑、湿、燥、火也。自前"风首六淫"句起至此止，天地之道也。以下人身也。本《宝鉴》内景、外形、杂症而小变之。五行之气合于四时，若有淫迫，能为脏腑之病。淫，有余也。迫，不足也。又运气司天在泉，六淫为病，均详《内经》，兹不备载。

～·脏 腑·～

　　夫人身一小天地人身之气，通于天地。如《经》言：天气通肺，地气通嗌，风气通肝，雷气通心，谷气通脾，雨气通肾。六经为川，肠胃为海，九窍为水注之气。皆是。又，人之呼吸，即天地阖辟之机也，故曰小天地。修养家有小周天法。闭目静坐，鼻吸清气，降至丹田，转过尾闾，随即提起，如忍大便状，自夹背双关透上，直至泥丸，转下鹊桥，汨然咽下，仍归丹田。患在何处，收气即存想其处，放气则归于丹田。患在遍身，当分经络，属上属下，运法亦如之，可以却百病。按：此可与下按摩导引法合用，**吾心乃大君主**心者，君主之官，神明出

中医临床实用经典丛书（大字版）

理瀹骈文

焉。心为十二官主。**胞络代行其事，膻中特重其官**心君无为，胞络代行其事。膻中者，臣使之官，喜乐出焉。膻中即心胞络。臣使对君主言。又，胞络者，命门之系。《经》云：七节之旁，中有小心，代心行事，故曰小心。吾人一日动作云为，皆此命门之相火也。心坚不受邪，凡心病，皆胞络病。若邪中于心，立死。少阴经神门穴，在掌后锐骨端。又，治手少阴者，即治心胞络经。大陵系心胞经穴，在掌后两筋间横纹陷中。**瞿仙悟清净之理**此以道治心，为治病第一义。《仙经》云：病人能放下一切，使心地清净，药未入口，病已忘矣。又，《素问》：恬澹虚无，真气从之。精神内守，病安从来。《定观经》云：无所挂碍，迥脱尘病。《训俗篇》云：病人但写一死字着心头，即易愈，皆是清净之理。按：人在病中，百念灰冷，虽有富贵，欲享不能，反美贫贱而健者，此即悟境也。及病小愈，旋复忘之，此所以终无清净时也。**岐伯传摩浴之文**《内经》摩之，浴之。摩，即按摩。浴，即蒸浴之类。《经》又曰：上取下取，内取外取，以求其过。能胜毒者厚药，不能胜毒者薄药。上取头、面、胸、喉也，下取少腹、胫、足也；内取切脉虚实也，外取形色也；一曰按摩针灸也，一曰渍形为汗也。又，病上取下，通也。病下取上，升也。病中傍取，谓病在中而经络行于左右，针灸熨药旁取之，如病腰取腘也。经又云：风寒客于人，毫毛毕直，皮肤闭而为热，当是时，可汗而发也。或痹、不仁、肿痛，当是时，可汤熨及火灸，刺而去之。弗治，病入舍于肺，名曰肺痹，发咳上气。弗治，肺传之肝，名曰肝痹，一曰厥，胁痛出食，可按若刺耳。弗治，肝传之脾，名曰脾风、发瘅，腹中热，烦心，出黄，可按、可药、可浴。弗治，脾传之肾，名曰疝瘕，少腹冤热而痛，出白，一曰蛊，可按、可药。弗治，肾传之心，病筋脉相引而急，名曰瘛，可灸、可药。弗治，满十日，法当死。肾因传之心，心即复反，传而行之肺，发寒热，法当三岁死。其卒发者，不必治于传。或其传化有不以次者，忧、恐、悲、喜、怒，令不得以其次，故有大病。因而喜大虚则肾气乘矣，怒则肝气乘，悲则肺气乘，恐则脾气乘，忧则心气乘矣。按：风寒为外感，故传之

理瀹骈文

缓，曰三岁者亦大略言之也。忧、恐、悲、喜、怒为内伤，此五志之火，触发无常，故病加重。喜为心志，肾气乘虚克之，水克火也。余仿此。又，急传者，是大气入脏。如心病，先心痛，传肺咳，传肝胁支满，传脾闭塞不通，身痛体重，传不已，不满十日死。肺病先咳，肝病先胁满，脾病先闭塞，皆仿此推。经又云：病始可刺其盛，可待衰而已。其有邪者，渍形以为汗。其在皮者，汗而发之。其慓悍者，按而收之。其实者，散而泻之。血实宜决之，气虚宜掣引之。渍形，如布桃枝煎汤液以蒸浴也。按收，按摩收引也。决，当是决刺。掣引，疑亦即导引之谓。此《经》言外治也。曰上取下取、内取外取、曰按摩、曰蒸浴、曰汤熨、曰火灸、曰针刺，外感内伤之症，汗下补泻，先后缓急、虚实寒热之治，无不毕备其中，是诚万古不易之常道，与汤药相辅而行者也。引而伸之，足尽医学之变。今人专主汤药，实为阙典。兹特详录经文于注内，以俟后之能阐发者。又按：《史记》扁鹊对桓侯问云：疾居腠理，汤熨之所及也。在血脉，针石之所及也。其治虢太子死，令弟子子阳厉针砭石，以取外三阳、五会，有间，太子苏，乃使子豹为五分之熨，以八减之剂和煮之，以更熨两胁下，太子起坐。是熨法不独治腠理也。扁鹊非虚试，史公非妄载也。今人用针而不用熨，何也。至太子起坐后，更适阴阳，服汤二旬而如故，则病后调摄之法也。外治之足以起病亦明矣。至云越人非能生死人，当生者能使之起耳。此直抉医之真谛，见医无可矜之功。即谚"药医不死病"之说也。然则人果当生，外治亦能取效。人不当生，虽日服药何济乎？毋自我而死可矣。按摩补五脏法。热摩手心熨两眼，每二七遍，使人眼目自然无障翳，明目去风。频拭额上，谓之修天庭，连发际二七遍，面上自然光泽。又，以中指于鼻梁两边揩二三十遍，令表里俱热，所谓灌溉中州以润于肺；以手摩耳轮不拘遍数，所谓修其城廓以补肾气，以防聋聩。亦治不睡。按：气血流通即是补，非必以参苓为补也。导引去五脏风邪积聚法。肺脏：正坐，两手据地，缩身曲脊，向上五举，亦去心肝邪。或反拳捶脊。脊，肺部也。心脏：正坐，握拳用力左右互相等。或一手按腕上，一手拓空

中医临床实用经典丛书（大字版）

理瀹骈文

如重石。或两手相叉，以脚踏手心。脾脏：大坐，伸一脚，屈一脚，以两手放后反掣，或跪坐，两手拒地回顾，用力虎视。肝脏：两手抱项，左右宛转，或两手相重，按左膝，左掀身，按右膝，右掀身。又，胆腑：平坐，合两脚掌，以两手挽脚，腕起，摇动为之。肾脏：握拳拄两肋，摆撼两肩，或以足前后。又，导引治法。一，以两手掩耳，将第二指压中指，弹脑后骨，去头脑疾。一，两手握拳，以鼻收气，运至泥丸，即向天托起，随按项上，或左右膝上。一，闭一口气，将左手伸直，右手作攀弓式，以两眼看右手，左右各三次，去臂腋疾，并泻三焦火。一，平坐，伸足，以两手低头攀足，却钩所伸足，屈在膝上，按摩之。一，以一手托肾囊，一手摩脐下，暖肾固精。并擦背后肾堂及命门穴。一，摩夹脊穴，此穴在背，脊下大椎之下，统会一身气血，并疗痔。一，两肩扭转，运动膏肓穴，除一身疾。一，合掌，并两足，蹲身虚坐，起三跃。凡肩臂病，两手交捶，或左足前踏，左手摆向前，右手摆向后。右亦如之。凡腿膝疾，一足立定，一足洒之，或两足相纽而行，前进后退各十数步，或高坐伸足，两足纽向内，复纽向外。又方，如风寒发汗，盘脚而坐，叉手攀脑后风门，向前叩首，几至于地，或缚软竹片为弓，平身正立作开弓式，口中徐徐念一、二、三、四、五，至汗出止。气逆呃忒，两手据地，伸颈张口作虎形即止，或据案亦可。验过。吞酸，于肝经、肺经二穴掐之九九，擦也九九。凡病皆可擦。痞块，左手向前上伸，右手向后下伸，闭气一口，扭身转项各十七回，俟后内微觉响声，身热乃止。霍乱转筋，用脚踏实地，或男挽其阴，女牵其乳，近两旁。腰痛，曲腰合掌，左右摇摆，或起立据床拔身，左右视背，或病人正东坐，收手抱心，一人于前，据蹋其膝，一人后捧其头，牵令偃卧于地，三起三卧，愈。转胞，蒲黄一斤，缚腰间，以头数向地取，通。数方皆是导引之法，可参。按：《庄子》"呼吸吐纳熊经鸟伸"八字，即导法也。此外有《老子》四十二势，婆罗门十二势，赤松子十八势，钟离八势，胡见素五脏十二势，大概不出前诸法中。又《唐六典》有按摩生以消息导引除人八病，曰：风、寒、暑、湿、饥、饱、劳、逸。凡肢节脏腑，积而疾生，导而宣之，使内疾不留，外邪不入，是导引按摩，实为医之一科。古方中如发汗、呃逆、痞块、转筋等法，皆从此出，用之实能有效。倘识其脏腑部位，补泻之用，随处皆有神解。今人不讲摩浴，故不知耳。《易筋经》有举、提、推、拉、按、抱、抓、坠八法，亦可参。**何知《内景》**道家有《黄庭内景经》，《宝鉴》借言脏腑，**在握《灵枢》**即《灵枢经》。枢在天为斗，在人为心。**必明阴阳**《内经》：阴阳者，天地之道也。治病必求其本。注云：必先明于阴阳。凡人之脏腑气血，气之风寒暑湿，病之表里上下，脉之迟数浮沉，药之温平寒热，皆不外阴阳二义。汪云：医理以阴阳为本，全经皆阐阴阳之奥。外治亦当先明阴阳，**为云为雨**《经》云：清阳为天，浊阴为地。地气上为云，天气下为雨。雨出地气，云出天气。注云：天地相交，云行雨施，而后能化生万物。人之上下相输应亦然；**当识脏腑**句本《宝鉴》，**有父有母**《经》曰：膈肓之上，中有父母。又云：三阳为父，三阴为母。按：医当识五脏六腑，外治不由脏腑，却直达脏腑，尤贵能识脏腑。兹于医书中摘其要者，以便初学观览。如入学者先认字，出门者先问路耳。至于自得之后，则此固所弃也。五脏，肝、心、脾、肺、肾，皆属阴；六腑，胆、胃、大肠、小肠、膀胱、三焦，皆属阳。五脏藏精神气血魂魄，六腑化水谷而行津液。形脏四者，头角、耳目、口齿、胸中也。奇恒之腑六者，脑、髓、骨、脉、胆、女子胞也。肺气通鼻，肺和则鼻能知香臭；心气通舌，心和则舌能知五味；肝气通目，肝和则目能辨五色；脾气通口，脾和则口能知五谷；肾气通耳，肾和则耳能闻五音。五脏不和，则九窍不通；六腑不和，则留结为痈。五脏不平，六腑闭塞之所生也。头痛耳鸣，九窍不利，肠胃之所生也。肺合大肠，心合小肠，肝合胆，脾合胃，肾合膀胱。少阴属肾，肾上连肺，故将两脏。三焦者，属膀胱，是孤之腑也。是六腑之所与合者也。心与胆通，肝与大肠通，脾与小肠通，肺与膀胱通，肾与三焦通。如心病怔忡，宜温胆。胆病战栗癫狂，宜补心。肝病宜疏通大肠，大肠病宜平

中医临床实用经典丛书（大字版）

理瀹骈文

肝，脾病宜泻小肠火，小肠病宜润脾，肺病宜清利膀胱水，膀胱病宜清肺，肾病宜调和三焦，三焦病宜补肾。百病之始生也，必先于皮毛，邪中之则腠理开，开则入客于络脉，络脉满则注于经脉，经脉满则入舍于脏腑也。善治者治皮毛，次肌肤，次筋脉，次六腑，次五脏。治五脏者，半死半生也。脏病者，止而不移，其病不离其处。腑病者，仿佛贲响，上下行流，居处无常。欲得寒而欲得见人者，腑病；欲得温而不欲得见人者，脏病。脏病难治，逆传其所胜也。如肺传肝，肝传脾，脾传肾，肾传心，一脏不再传，故言次传者死。腑病易治，顺传其所生也。如心传脾，脾传肺，肺传肾，肾传肝，肝传心，子母相传，周而复始，故言生也。间脏者，如肝病乘土，当传脾，乃不传脾而传心，则间其所胜之脏，而传于所生之脏矣。脉反四时及不间脏者难已，间脏者生。缓传急传见前。劳症，男自肾传心，而肺，而肝，而脾；女自心传肺，而肝，而脾，而肾；传尽则死。凡病男自下而上，女自上而下，皆逆反，是可治。病有相移者，如肝移邪于肺，则右胁痛，肺位在于右也。有五脏相移者，肾移寒于脾，脾移寒于肝，薄其胜己也。肝移寒于心，传于所生也。心移寒于肺，乘其所胜也。肺移寒于肾，亦传于所生也。脾移热于肝，肝移热于心，心移热于肺，肺移热于肾，肾移热于脾，仿此。有六腑相移者，胞移热于膀胱，膀胱移热于小肠，小肠移热于大肠，大肠移热于胃，胃移热于胆，胆移热于脑也。症皆详见《内经》。凡人之病，真脏不病，则五行相生、相制以适于平，虽不服药亦愈，如火极伤金，则有水以制之，有土以生之是也。脏病分虚邪、实邪、贼邪、微邪、正邪，如心病，中风得之为虚邪，伤暑得之为正邪，饮食劳倦得之为实邪，伤寒得之为微邪，中湿得之为贼邪。余仿此推，详见《难经》。犯贼风虚邪者阳受之，食欲不节、起居不时者，阴受之。阳受之则入六腑，阴受之则入五脏。入六腑则身热，不时卧，上为喘呼。入五脏则膜满闭塞，下为飧泄，久为肠澼。阳外感，阴内伤。五脏正经自病，忧愁思虑则伤心，形寒饮冷则伤肺，悲怒气逆，上而不下则伤肝，饮食劳倦则伤脾，久坐湿地，强力入房则伤肾。水火分治歌：肝胆由来从火治，

理瀹骈文

三焦胞络都无异，脾胃相将湿处求，肺与大肠同湿类，肾与膀胱心小肠，寒热临时旋商议。详张子和书。损其肺者益其气，损其心者调其荣，损其脾者调其饮食，损其肝者缓其中，损其肾者益其精。五脏有阴阳之性，可因其类而取之。如心实生热者，当益其肾。肾水滋则热将自除矣。肾虚生寒者，当补其心，心火降则寒将自除矣。又如肺实而泻肾，实则泻子也。肺虚而补脾，虚则补母也。又母病必及其子也，又子虚必盗母气也。又如肝实而肺虚者，泻其火，并补其水，令火势衰微，金得平其木也。又如见肝之病，将传于脾者，当先实其脾。补肝用酸，助心用焦苦，益脾以甘，俾土旺则水弱，水弱则火盛，火盛则金不行，肝木自愈，此治肝补脾之要妙也。又如膀胱病，而治膀胱，是正治也。因金不能生水而膀胱病，而治肺，是隔二也。更因土不能生金而肺病，而膀胱病，而治脾，是隔三也。又，八虚候五脏者，肺心有邪，其气留于两肘，肝有邪，其气流于两胁腋，脾留于两髀股，肾留于两腘。又，五脏各有合病，久而不已则内舍于其合，如肝合筋，筋痹不已，内舍于肝也，余脏仿此。头病取足，阳病取阴也。足病取上，阴病取阳也。中病旁取，中者脾胃，旁者甲胆。如胃中湿胜而成泄泻，宜助甲胆，风胜以克之也。凡五脏皆类推。夫胸腹者，脏腑之廓也。膻中者，心主之宫城也。胃者，太仓也。肾者，胃之关也。脾为胃行其津液于四肢者也，腰脊者，身之大关节也。肝恶风，心恶热，肺恶寒，脾恶湿，肾恶燥。肝苦急，心苦缓，肺苦气上逆，脾苦湿，肾苦燥。肝欲散，心欲软，脾欲缓，肺欲收，肾欲坚。五脏要穴：肺，太渊；心，大陵；肝，太冲；脾，太白；肾，太溪。六腑要穴：胃，三里；大肠，巨虚、上廉；小肠，巨虚、下廉；膀胱，委中；三焦，委阳；胆，阳陵泉。详《宝鉴》针灸门。上，脏腑之要也。用膏药者，先识其何脏何腑，或通或合，或传或移，孰为分治、先治、隔治，孰为上治、下治、旁治、胸腹、胁腋、腰脊、髀股、四肢、两腘，各有界畔，而贴法始当其位矣。至于所恶、所欲，乃脏腑性情，膏中加药本此。**天地万物之所以属**以下四句，申言脏腑，即为《外治医说》之总义，须合四句看。肝、心、脾、

中医临床实用经典丛书（大字版）

理瀹骈文

肺、肾，在天为风、热、燥、湿、寒，在地为木、火、土、金、水，在体为筋、脉、肉、皮、毛、骨，在色为苍、赤、黄、白、黑，在音为角、徵、宫、商、羽，在声为呼、笑、歌、哭、呻，在变动为握、忧、哕、咳、栗，在窍为目、舌、口、鼻、耳，在味为酸、苦、甘、辛、咸，在志为怒、喜、思、惊、恐，在液为泪、汗、涎、涕、唾，在荣为爪、面、唇、毛、发，在臭为臊、焦、香、腥、腐，在卦为震、离、坤、兑、坎，在脉肝为足厥阴、心为手少阴、脾为足太阴、肺为手太阴、肾为足少阴。诸风掉眩，皆属肝木。诸痛痒疮疡，皆属心火。诸湿肿满，皆属脾土。诸气膹郁病痿，皆属肺金。诸寒收引，皆属肾水。诸暴强直、支痛软戾、里急筋缩，皆属于风。厥阴风木，乃肝胆之气也。软，缩也。戾，乖戾也。谓筋缩里急、乖戾失常而病也。诸病喘呕吐酸，暴注下迫，转筋，小便浑浊，腹胀大，鼓之如鼓，痈疽，疡疹，瘤气，结核，吐下霍乱，瞀郁肿胀，鼻塞鼽衄，血溢血淋，泄闭，身热，恶寒战栗，惊惑悲笑，谵妄，衄蔑血污，皆属于热，少阴君火，乃真心小肠之气也。暴注，卒暴注泄也。瞀，昏也。郁，怫郁也。鼽，鼻出清涕也。衄，鼻血也。血溢，血上出也。泄，大小便血也。闭，大便涩滞也。衄蔑血污，血出也。污者，浊也。诸痉强直，积饮痞隔，中满，霍乱吐下，体重肿，肉如泥，按之不起，皆属于湿。太阴湿土，乃脾胃之气也。诸痉强直者，湿过极则反兼风化制之，然兼化者，虚象而实非风也。诸热瞀瘛，暴喑冒昧，躁扰狂越，骂詈惊骇，胕肿疼酸，气逆冲上，禁栗，如丧神守，嚏呕，疮疡喉痹，耳鸣及聋，呕涌溢，食不下，目昧不明，暴注，瞤瘛，暴病暴死，皆属于火，少阳相火之热，乃心包络三焦之气也，瘛，动也。瞤，跳动。瘛，火之体也。瞤与嚏同。诸涩枯涸、干劲皴揭，皆属于燥，阳明燥金，乃肺与大肠之气也。诸病上下所出水液，澄澈清冷，癥瘕㿗疝，坚痞，腹痛急痛，下利清白，食已不饥，吐利腥秽，屈伸不便，厥逆禁固，皆属于寒，足太阳寒水，乃肾与膀胱之气也。按：经文病机十九条，河间本之著为《原病式》，分五运六气，剖析精微，宜研究之。五志所伤：喜伤心者，不可疾行，不可久立。怒伤肝者，上气不可忍，热气荡胸，短气欲绝不可息。忧伤肺者，心系急，上焦闭，荣卫不通，夜卧不安。思伤脾者，气留不行，精聚中脘，不得饮食，腹胀满，四肢急惰。恐伤肾者，上焦气闭不行，下焦回还不散，犹豫不决，呕逆恶心也。又，心为喜，喜发于心而成于肺；脾为思，思发于脾而成于心；过节则两脏俱伤。肺为忧，又为悲，又心虚则悲，又肝虚而肺气并之则悲。肾为恐，又肝虚则恐，又心虚而肾气并之则恐，又胃热则肾气微弱故恐。肝为怒，怒则肝木克脾，脾伤而四脏俱伤矣。又悲伤心胞者，喜忘，不识人置物在处，还取不得，筋挛，四肢浮肿。惊伤胆者，精无所归，虑无所定，说物不意而迫。按：五脏不可见，然有诸内者，皆形诸外，不独筋肉皮骨也。凡色声味脉之类，实望闻问切之原也。至于风热燥湿寒为外感，喜怒忧思恐为内伤，莫不各有所形之症，症既见于外矣，又奚不可由外治者。但病情万变，而不知其要，流散无穷。经文总论，乃握要之法，膏药通治所本，故详载之，**四时月日之所以主**如肝主春，足厥阴少阳主治，其日甲乙。心主夏，手少阴太阳主治，其日丙丁。足厥阴少阳，肝胆也。手少阴太阳，心小肠也。余仿此推。脾主长夏四季，长夏，六月也，四季中土，各旺十八日。足太阳、少阳、阳明，应正月、九月、五月。足太阴、少阴、厥阴，应十一月、十月、三月也。五脏积，各以月日得者，如肺病传肝，肝当传脾，脾季夏适王，五者不受邪，肝复欲还肺，肺不肯受，则留结为积，故肝积得以季夏。痿作于午、未、申月。邪之客身，以胜相加，至其所生而愈，至其所不胜而甚，至其所生而持，自得其位而起。如肝病愈于夏，甚于秋，持于冬，起于春，余仿此。人一日分为四时，朝为春，日中为夏，日入为秋，夜半为冬。朝则人气生，病气衰，故旦慧。日中人气长，长则胜邪，故安。夕则人气始衰，邪气始生，故加。夜半人气入脏，邪气独居于身，故甚。有相反者，一脏独主其病，必以脏气所不胜时甚。如脾病不能胜旦之木，肺病不能胜昼之火也。以所胜时起，如肺气能胜旦之木，肾气能胜昼之火也。是不能应一日分四时之气者也，肝病平朝慧，下晡甚，夜半静。心病日中慧，夜半甚，平旦静。

中医临床实用经典丛书（大字版）

理瀹骈文

脾病日昳慧，日出甚，下晡静。肺病下晡慧，日中甚，夜半静。肾病夜半慧，四季甚，下晡静。按：日昃、旦昳。未，土旺也。因其慧、静、甚，而知其为何脏之病，亦可辨症。五脏受气于其所生，传之于其所胜。气舍于其所生，死于其所不胜。如肝受病气于心，传于脾，舍于肾，至肺而死，此言气之逆行也。一日一夜五分之，所以占死生之早暮也。五分，谓朝甲乙寅卯，昼丙丁巳午，晡庚辛申酉，夜壬癸亥子，四季戊己壬戌丑未。凡人身之气流行，每子时自左脚心涌泉穴起，阳循左足、腹、胁、手，而上至头顶、囟门而止，午时自顶门循右手、腹、胁、足而下，至右脚心而止，是坎离，为阴阳消息也。又，肾至静，惟子时浊气一动而已。按：治遗精者多在子时及五更，肾气开时，可推。手太阴肺本脏经络，每朝寅时从华盖旁，胸乳上中府穴起，循臂下行至手大指外侧少商穴止，传手阳明大肠。手阳明大肠，卯时自少商穴起，循臂上行至鼻孔旁迎香穴止。足阳明胃，辰时自迎香穴交与眼下承泣穴，上行至额角头维穴，对人迎循胸腹下至足大次指厉兑穴止。足太阴脾，巳时在足趺上冲阳过，交与足大指隐白穴，循腿、腹上行至腋下大包穴止。手少阴心，午时大包交与腋下极泉穴，循臂下行至手小指内侧少冲穴止。手太阳小肠，未时自少冲交与手小指外侧少泽穴，循肘上行至耳前听宫穴止。足太阳膀胱经，申时自听宫穴交与目内眦外一分睛明穴，循头颈下背、腰、臀、腿至足小指至阴穴止。足少阴肾，酉时自至阴与足心涌泉穴，循膝上行至胸俞府穴止。手厥阴心包，戌时自俞府交与腋下乳后一寸天池穴，循臂下行至手中指端中冲穴止。手少阳三焦经，亥时自中冲交与小次指外侧关冲穴，循臂上行至耳门穴止。足少阳胆，子时自耳门交与目锐眦瞳子髎，循头、耳、侧胁下行至足少指次指端外侧窍阴穴止。足厥阴肝，丑时自窍阴交与足大指外侧大敦穴，循膝、股上行至乳旁一寸半直下一寸半期门穴止。此每日气血所注，详《灵枢经》。伤寒胃热、潮热，多在日晡，阳明旺于未也。若寅卯时者，少阳。巳午时者，太阳。阴虚元气不足，春夏剧，秋冬瘥。又，阴虚火动，多在午后交阴分起，至夜半而止。肺热，日西甚。脾热，夜间甚。

肾热，亥子时甚。疟分三阳三阴。又，子至巳为阳，午至亥为阴。乱者为阴阳不分。又，卯至午为邪在外，午至酉为邪在内，酉至子为邪在血分。胁痛在午后发者，知其为肝家瘀血也。黄家，日晡当发热反恶寒，知其为阴黄、女劳也。木生于亥，旺于卯，绝于申，至酉戌衰甚，及寅卯乃复旺。故患肝疳、雀目者，暮暗而晓复明也。又，木绝在申水，土即长生于申，故雀目多变黄胀也。五脏类推。肺病早间咯血者，寅卯为木旺生火时也。又，《内经》有四气调神法。又，针灸合药须拣时日。又，杀肺虫者，须在初四、初五，虫头向上日。按：伤寒有六经欲解时。又按：《史记·日者传》：孝武帝时，聚诸家占娶妇日。五行家曰，可。堪舆家曰，不可。建除家曰，不吉。丛辰家曰，大凶。天人家曰，小吉。太一家曰，大吉。辩讼不决，今之医家亦然。又按：王充《论衡》云：沐书谓子日沐令人爱，使丑如嫫母，能得爱乎？卯日沐令人白头，若十五女子，能白发乎？今之医家不信时日亦然。然四时昼夜之道，病人实潜与为感通。《纲目》云：凡病以五脏时日占病愈甚，极准。钱仲阳深得其理，学者宜究心焉。是时日固有不可不讲者，愚谓外治者，尤必于气血所注及诸病所加甚之候，深加详审。则先时而制，易于取效，不独贴截疟膏者须定阴阳，且要疟未发时也。此脏腑四时昼夜之说，亦外治者之一要也，**上下左右前后之各其位**五脏皆通于心，而心亦通五脏。心系上系于肺，其别者，自肺叶中曲折向后，贯脊髓，通于肾与膀胱，并行而之溲尿处，乃下极部分也。肺有二系，一系上通喉咙，一系曲折向后。脾为中州，上心下肾，脾与胃以膜相连。肝之系者，自膈下着左胁肋，上贯膈入肺，中与膈膜相连也。两肾二系相通下行，其上则与心系通而为一，所谓坎北离南，水火相感者也。命门之系即心胞络，见前。按：肾应两腰，介其间者命门，与脐相对，象坎中一画，所谓水中之火也。胃中蒸化谷食，全赖此火，火衰则胃气衰。胆主腋，两腋、缺盆，皆胆之络。胃号太仓，咽门至胃长一尺六寸，胃居心蔽骨与脐之中。小肠当脐右。大肠当脐左。膀胱在小腹之内。按：心肺居胸背，故心热则胸热，肺热则背热。肝胆居胁，胆附于肝，肾居腰，

中医临床实用经典丛书（大字版）

理瀹骈文

胃居脐上，肠居脐下，其热亦然，他症即此可推。凡膏药均分此上中下贴。心在肺下肝上，巨阙，心募也。又，期门，肝穴，在两乳旁各开一寸半，直下一寸半。期门下五分即胆穴。中府，肺穴也，在乳直上三肋间。脾居中脘，中脘一穴，胃募也。季胁章门，脾募也，在脐上二寸，旁各六寸，带脉所起也。命门即肾穴也。关元小肠穴，在脐下三寸。天枢大肠二穴，在脐旁各开三寸。中极膀胱穴，在脐下四寸。膻中为上焦，中脘为中焦，脐下一寸阴交穴为下焦。背后自大椎起，至尾骶骨止，共二十一节，平肩为大椎，即百劳穴也。二风门，三椎肺俞，四即膏肓也，五心俞，九肝俞，十胆俞，十一脾俞，十二胃俞，十三三焦俞，十四肾俞，十六大肠俞，十八小肠俞，十九膀胱俞，皆在椎下两旁各开一寸五分。腹阴背阳，募在阴，俞在阳，阴病行阳治俞，阳病行阴治募，**内外虚实生绝之殊其证**肝病，《难经》曰：外证善洁，面青，善怒。内证脐左有动气，按之牢若痛，其病胸胁满闷，淋漓便难，转筋，有是者肝也，无是者非也。《素问》两胁下痛引小腹，令人善怒，虚则目𥉂𥉂无所见，耳无所闻，善恐，如人将捕之，气逆则头痛，耳聋不聪，颊肿。又，肝病眦青，肝热者色苍而爪枯。《灵枢》足厥阴肝绝则筋急。筋者聚阴器而络舌本，筋急则引舌与卵，故唇青舌卷，卵缩。庚日笃，辛日死。按：面青者，肝色。脐左者，肝位。巅顶、耳、目、颊、舌、胸胁、小腹、阴器，均肝胆脉所至。筋爪肝所主，恐与怒，肝之志也。此不特可以辨症，而一切敷贴之法，皆具于中，亦外治者之一要也。下仿此推。心病，外证面赤，口干，善笑。内证脐下有动气，按之牢若痛，其病烦心，心痛，掌中热而哕。又胸中痛，胁支满，胁下痛，膺背肩胛间痛，两臂内痛。虚则悲，胸腹大，胁下腰背相引而痛。又，心病，舌卷短，颧赤。心热者，色赤而脉络溢。又，手少阴心绝，则脉不通，血不流，色不泽。仲景：形体如烟煤，直视摇头者为心绝。按：心小肠脉皆循臂，小肠脉循臂绕肩胛，交肩上。脾病，外证面黄，善噫，善思，善味。内证当脐有动气，按之牢若痛，其病腹胀满，食不消，体重节痛，怠惰嗜卧，四肢不收。又，身重，肌肉痿，足不收，行

理瀹骈文

善瘈，脚下痛，泾溲不利。虚则腹满，肠鸣，飧泄。又，脾病唇黄。脾热者，色黄而肉蠕动。又，足太阴脾绝，则肌肉软，舌萎，人中满。《脉经》口冷，足肿，腹热，胪胀，泄利不觉，出时无度。肺病，外证面白，善嚏，悲愁不乐，欲哭。内证脐右有动气，按之牢若痛。其病咳喘，洒淅寒热。又，喘咳逆气，肩背痛，汗出，尻阴股膝髀腨胻足皆痛。虚则少气，不能报息，耳聋，嗌干。又，肺病鼻张，肺热者色白而毛败。又，手太阴肺绝则皮毛焦，爪枯毛折。又，汗出，发润，喘不休。按：肺主皮毛，气逆于上则痛连肩背而汗出。肺为肾母，母病则子亦受邪，气逆于下，故下部皆痛。肺络会耳中，肾脉入肺中，循喉咙。虚则肾气不能上润，故耳聋嗌干。腨，音善，足肚也，见注。肾病，外证面黑，善恐，数欠。内证脐下有动气，按之牢若痛。其病逆气，小腹急痛，泄如下重，足胫寒而逆。又，腹大，胫肿，喘咳，身重，寝汗出，憎风。虚则胸中痛，大腹小腹痛，清厥，意不乐。又，肾病颧与颜黑，耳焦枯，肾热者色黑而齿枯。又，足少阴肾绝，则骨枯齿长而垢，发无泽。仲景：溲便遗失，狂言，目反，直视者，肾绝。脉浮而洪，身汗如油，喘不休，水浆不下，形体不仁，乍静乍乱者，命门绝也。胆病者，善太息，口苦，呕有苦沫，心中澹澹恐，如人将捕之，嗌中吤吤然，善唾。又，胆虚不勇敢，亦不睡。实则勇敢而多睡。胃病者，腹膜胀，胃脘当心而痛，上支两胁，膈噎不通，饮食不下。又，胃实则能食不伤，过时不饥，或胀。虚则泄。小肠病者，小腹痛，腰脊控睾而痛，当耳前热，若寒，若独肩上热。大肠病者，肠中切痛而鸣，濯濯冬月，重感于寒则泄，当脐而痛，不能久立。膀胱病者，小腹偏肿而痛，以手按之，即欲小便而不得，肩背热，若脉陷及足小指外廉胫踝后皆热。又，热结下焦，小腹苦满，胞转，小便不利，令人发狂。冷则湿痰上溢而为多唾，小便淋沥，或遗尿。三焦病者，腹气满，小腹尤坚，不得小便，窘急，溢则水留为胀。又，上焦不散则喘满，中焦不利则留饮，久为中满，下焦不利则肿满。按：脏腑各有井、荥、腧、经、合主病，井木主心下满，荥火主身热，腧土主体重节痛，经金主喘咳寒热，合水主

中医临床实用经典丛书（大字版）

理瀹骈文

逆气而泄。其穴与治法详见《难经》。病证各有本门，兹但录其脏腑之总纲，亦外治握要法也。膏药多治外证，鲜治内证。此篇之治内证，亦凭臆造耳！然亦实有下手之处，篇中论脏腑一段，即示初学下手处也。

脏奚为而言象《素问》九篇，藏象第一，腑奚为而言器六腑者，仓廪之本，营之居也，名曰器，能化糟粕转味而入出者也？象则可睹，器则可量。不假汉筵王莽令太医与巧屠刳剥罪人，以竹篾导其脉，云可治病，而其时医无传书者，亦以此非仁者之所为也，自悬秦镜能见脏腑。即如观水影之浮沉，而知肺肝之吐，分于其部也吐血者，吐于水中，看浮者肺，沉者肝，半沉半浮者心。此以部位推测法；察盐色之紫黑，而知气血之臓，征于其化也臌胀者，炒盐布包放脐上，水臌盐化水，食臌盐红色，血臌盐紫色，气臌盐黑色，气虚中满盐本色不变。一火二火而判内痈，肖形也肺肠痈皆吐臭痰，棉花卷竹叶，灯上蘸油烧之，令病人看，两个火头者肺痈，一个火头者肠痈，以肺有两叶，肠只一条也；左顾右顾而别胎孕，就势也遣孕妇南行，急呼之，左顾男，右顾女。盖男左女右，势有偏重，乃顾时就其所偏重也。此法试过，颇验。又，摸腹如覆盆者男，如肘颈参差者女。又，左乳有核男，右乳有核女。以上数法，皆是测内景者，不由诊脉而得，乃外治之内取法。如能推广，可不必忧脉理之幽渺矣。以物熨之，寒热以辨喜凉者热，喜温者寒，诸症皆以此辨。按：古有大暑时以石熨腹，以瓜镇心者。又，《齐书》载一伧父冷病积年，重茵累褥，床下设炉火犹不瘥。徐嗣于盛冬月，令其裸身坐石上，以百瓶水从头自灌，须臾体出气如云蒸，嗣曰：此乃大热病也。此事参观并识真假；以手按之，虚实以明喜按者虚，拒按者实。《内经》言：风雨之伤人也实，实者外坚充满，不可按，按之则痛。寒湿之中人也虚，虚则气不足，按之则气足，以温之故，快然而不痛。此是测法，亦即是治法。谁其窥脏，即此见藏古云窥见五脏，未必真有是事也。能测内景，即可洞见癥结。复参东医之鉴即《东医宝鉴》，更采西医之略西国有《西医论略》等

理瀹骈文

书，其脑气筋之说甚新，余所论医理，亦与中国有异同。详见本书。观其大同，著其独得谓相师而不相袭也。

心藏神脏者，藏也。《经》曰：血、气、精、神，奉生而周于性命，是四者，人之本，脏腑之主也。痰者气之所结，汗者血之所变也。《经》所谓津液与精气血脉并行者也。凡百病皆不外此六者，而膏药通治百病，须要扼此六者。《宝鉴》精、气、神，乃道家言，非医理也。心藏神，统摄七情，酬酢万变。又，五脏藏七神。心藏神；肺藏魄，魄者，肺之神也；肝藏魂，脾藏意，肾藏志。又，脾藏意与智，肾藏精与志，是为七神。又，神者，精气之化成也。又心有所忆谓之意，意之所存谓之志，因虑而处物谓之智也。心，怵惕思虑则伤神，恐惧自失。又，恐惧流淫而不止。脾，忧愁不解则伤意，闷乱，四肢不举。又，气闭塞而不行。肝，悲哀动中则伤魂，狂妄不精，不精则不正，当人阴缩而筋挛，两胁骨不举。又，竭绝而失生。肺，喜乐无极则伤魂，伤魂则狂，狂者意不存人。又，神荡散而不藏。肾，盛怒而不止则伤志，喜忘其前言，腰脊不可俯仰屈伸。又，迷惑而不治，恐惧而不解则伤精，骨酸痿厥，精时自下。又，神荡散而不收。惊悸，大概属血虚与痰，有时心跳亦是血虚，时作时止者，痰因火动，盖心胆经病。怔忡者，心中躁动，惕惕如人将捕，一曰悸，即怔忡。心虚而停水，则胸中渗漉，虚气动流，水既上升，心火恶之，故不安也。怔忡久则健忘，由心脾血少，亦有痰者。癫痫属痰火惊。丹溪曰：五志之火，郁而成痰为癫狂。癫属阴，狂属阳。一曰痫宜吐，狂宜下。癫则宜乎养血，安神兼降痰火。先贵后贱曰脱营，先富后贫曰失精。虽不中邪，病从内生。血为忧煎，气随悲减，令人饮食无味，神倦肌瘦。按：神病最难治，古云惟贤者能之。神兼七情，病亦非一。如闷乱、四肢不举、气闭塞不行及筋挛骨酸等症，往往与杂病相类，苟不求其致此之故，虽百药不效。拙者或误下药，遂致危殆，姑存此膏，以待贤者之正。养神膏：牛心原个，麻油先熬去渣，入党参、熟地、茯苓、黄芪、白术、当归、远志、枣仁、柏子仁、益智仁、麦冬、木鳖仁、半夏各一两，酒芍、五味子、陈皮、甘草

中医临床实用经典丛书（大字版）

理瀹骈文

各五钱，黄连四钱，肉桂二钱，陈胆星八钱，麻油熬，黄丹收，朱砂七钱，生龙齿、郁金、菖蒲各五钱，搅。此方治一切神病。古云七情总隶于一心，七气统归于一气，故可以一膏治之。如老人心虚不眠者，用之甚妙。无牛心用龟板、石莲肉、龙眼肉三味代之。又方，心虚而有痰火者，用参术苓甘地芍归芎加黄连、瓜蒌、半夏、沉香、朱砂、栀子，油丹熬。按：《宝鉴》治脱营、失精症，内用香附、茯神、甘草，外用香附、川椒、故纸各二钱，荜茇一钱，研末，入炒盐二钱，擦牙。此方补火可以进食，虽未悟其何以外治之故，然即此见七情亦有外治之法，当推而广之，**肺藏气**周流乎一身以为生者，气也。气者，精神之根蒂也。元气与血循环。按：精神气血四者之中，又以气为贯通之主。天地之道，气化则生，变则易，盛则旺，弱则衰，正则和，乱即病，绝则死也。肺主气。又，肺藏气，膻中为气海，宗气之所积也。膻中，肺室也。又，肾生气，一曰肾纳气，脐下丹田，实为生气之原，五脏六腑之本，十二经脉之根，呼吸之门，三焦之原，谓肾间动气也。凡人病剧，候脐下动气，未绝者犹可生。按：治气须肺与肾兼治，贴膏在膻中、脐下二处。诸病诸痛，皆因于气。五气，风伤气为疼痛，寒伤气为战栗，暑伤气为热闷，湿伤气为肿满，燥伤气为秘结。七气，喜、怒、忧、思、悲、恐、惊也。喜、恐、惊属心、肾、胆，过则耗散真气，怔忡、健忘、失志不足之症作。怒、忧、思属肝、肺、脾，过则郁遏邪气，癫狂、膈噎、肿胀、疼痛有余之症作。又，九气者，怒则气上，喜则气缓，悲则气消，恐则气下，寒则气收，笑则气泄，惊则气乱，劳则气耗，思则气结。气郁者，多因名利失志，公私失情。气滞上焦，心胸痞痛；气滞中焦，腹胁刺痛；气滞下焦，腰痛疝瘕；气滞于外，周身走痛。上气者，肺有余，则喘咳上气。逆气者，气自腹中时时上冲也。病人自觉冷气自下而上者，非冷也。上升之气无寒，乃火极似水也。气逆而乱者，清气在阴，浊气在阳，荣气顺脉，卫气逆行，清浊相干，乱于胸中，是为太悗。故气乱于心则烦，心密默俯首静伏。乱于肺则俯仰喘喝，按手以呼。乱于肠胃则为霍乱。乱于臂胫则为四厥。乱于头则为厥

理瀹骈文

逆，头重眩仆。少气者，气不足则息微也。又，肾虚则少气力，言吸吸，骨酸懈惰不能动。短气者，气急而短促也。有结胸、停水、风湿、气虚之分。大抵心腹胀满者为实，为邪在里。心腹濡满者为虚，为邪在表。下气者，心脉不及，下为气泄也。又，肠胃郁结，谷气内发，而不能宣通于肠胃之外，故善噫而或下气也。但伤食下气臭秽，清气下陷不臭秽。大凡邪之所在，皆为不足。上气不足，脑为之不满，耳为之鸣，头为之倾。中气不足，溲便为之变，肠鸣。下气不足，痿厥心闷。凡五虚之症，在上则吐痰不止，在下则泄泻不止，皆死，以气脱无所管摄也。气脱者目盲。东垣云：凡治杂病，先调其气，若血受病，亦先调气。《入门》云：散火之法，必先破气，气降则火降矣。丹溪曰：气无补法，世俗之言也。气怯不补，气何由行？又曰：肺受火邪，气得炎上之化，有升无降，熏蒸清道，则生诸疾。若用辛香燥烈，是以火济火也。《直指》曰：气结则生痰，痰盛则气愈结，故调气必先豁痰。凡嗳气恶心等症皆胃病，而总由肝气冲逆，阻胃之降而然，古人胃病治肝以此。六字气诀。肝嘘，心呵，脾呼，肺泗，肾吹，三焦嘻。其法以口吐鼻取，能去疾延寿。又，肝若嘘时目睁睛，肺知泗气手双擎，心呵顶上能叉手，肾吹抱取膝头平，脾病呼时须撮口，三焦客热卧嘻行。分四时行，切忌出声。治气药，虚宜四君，实宜小乌沉，火多合黄连解毒，痰合二陈，积合平胃之类。又，气病用气药，不效者宜故纸、茴香、乳香，纳气归肾。余不备录。理气膏：通治气郁、气逆、气胀、气痛等症。党参、黄芪、苍术、白术、蓬术、香附、柴胡、青皮、陈皮、枳实、南星、半夏、厚朴、槟榔、山楂、草果、羌活、防风、前胡、苏子、杏仁、乌药、郁金、川芎、当归、白芍、黄芩、黄连、黄柏、栀子、葶苈、桔梗、桑皮、吴萸、瓜蒌、白芷、麦芽、木通、泽泻、赤苓、延胡、灵脂、大黄、黑丑、官桂、草乌、红花、菖蒲、皂角、木鳖仁、僵蚕、全蝎、山甲、白芥子、萝卜子、川楝子、川椒、细辛、木香、藿香、茴香、灵仙、乳香、没药、巴仁、甘草各一两，油熬，丹收，牛胶二两，苏合丸三钱，搅。另用姜、葱、蒜、槐、柳、桃、桑枝各半斤，

中医临床实用经典丛书（大字版）

理瀹骈文

凤仙全株，油丹熬，薄荷油二钱，和两膏合并摊贴。专益元气膏：牛肚一个，麻油先熬去渣，入黄芪八两，党参、生白术、当归各六两，熟地、半夏、香附、麦冬四两，茯苓、五味、白芍、益智仁、破故纸、胡桃仁、陈皮、官桂、甘草各二两，朱砂、广木香各七钱，干姜五钱，大枣十个，麻油熬，丹收，加黄柏、知母及龟鹿胶各二两，尤妙。气虚有痰滞者，香砂六君熬膏贴，**神气运于无形**神气轻清在上，阳也，动也，天之象也；**肾藏精**精者，身之本。体者，骨之充也。精满则气盈，气盈则神旺。内则五脏敷荣，外则肌肤润泽，容颜光悦，耳目聪明。若真精耗散，疾病即生。如肝精不足，目眩无光。肾精不足，腰痛胫酸是也。精伤则阴虚。精脱者耳聋。六极一曰精极。五脏皆有精，并无停泊于其所。肾主水，受五脏六腑之精而藏之。凡人未交感，精涵于血中，欲火动甚，而周身流行之血，至命门变精以泄也，宜秘密。保精膏：鳖甲一个，先熬去渣，入熟地八两，菟丝子酒制、肉苁蓉酒洗各四两，天冬、麦冬、生地、山药、续断、杜仲炒、巴戟、车前子、杞子、萸肉、茯苓、五味子、党参、柏子仁各二两，黄连、当归、白芍、远志、枣仁、覆盆子、金樱子、地骨皮、益智仁、茴香、菖蒲、川椒、甘草、泽泻、黄柏、知母、龙骨、牡蛎煅、骨碎补各一两，麻油熬成膏，黄丹收，加赤石脂四两，搅匀，贴。如精寒及精如水者，阳衰也。掺附、桂末贴，**肝藏血**凡人动则血运于诸经，静则归于肝脏，以肝为血海，主藏血故也。人身经络，气呴之而不闭，血濡之而不枯，故得周流不息。邪由外入，先气而后血，血随气为升降，气病传血，血亦因之病焉。血生于心，统于脾，藏于肝，宣布于肺，疏泄于肾，灌溉于一身，以入于脉。人非节欲以谨养之，必至阳火盛炽，真阴内损，吐衄妄行于上，便溺渗泄于下，而百病生矣。凡目能视，耳能听，掌能握，足能步，脏能液，腑能传，皆赖于血。血盛则形盛，血衰则形衰。凡热皆出于心，热甚则伤血，诸见血皆热证。又，血见热则行，其色鲜。见寒则凝，其色瘀。凡口鼻出血，皆系阳盛阴虚，有升无降，血随气上，法当补阴抑阳，气降则血归于经也。七情皆能动血，暴喜伤心，不能生血。暴怒伤肝，不能藏血。积忧伤肺，过思伤脾，失志伤肾，亦然。内伤亦能失血，卒然多饮食，则胀满。起居不节，用力过度，则阳络受伤，血外溢而衄，阴络脉伤，血内溢而下。衄血者，劳伤元气，阴虚火动，气归于肺。或阳明热郁咳血者，火乘金位，肺络受伤也。先血后痰，阴虚火动，痰不下降，宜滋阴降火。先痰后血，是积痰生热，宜急降痰火。痰涎带血者，是脾家蓄热，有红点尤甚。唾血者，鲜血随唾而出，属肾。有带红丝者，是肺痿。不嗽而咯血屑者，出于心。或血疙瘩，或咯不出，或带红丝，此精血枯竭。呕血出肝，大怒及伤力为多。重者从夹脊而下，如潮之涌，此皆瘀血。虽止之亦不归经，须听其出。吐血，无声出胃。又，心肝火旺，逼血上行，亦吐血。吐血分三因：风寒暑湿燥火，外因也，过食生冷，好啖炙煿，醉饱无度，外之内也；喜怒忧思悲恐惊，内因也，劳心好色，亦内也；跌扑闪朒，伤重蓄血者，不内外因也。凡吐血，宜降气，不宜降火，气降火自降矣。宜行血，不宜止血。行则自循经络，止则凝而作痛矣。宜养肝，不宜伐肝，肝生血气，亦主藏血也。凡吐血色紫黑者，皆瘀也。以出为妙，未尽以大黄、桃仁、红花、生地、丹皮行之，转递为顺。若过用凉药，气血伤而脾败矣。按：吐血有气虚挟寒，阴阳不相为守，血亦妄行。盖阳虚阴必走也，然必有虚冷之状方是，勿误。胞移热膀胱，痛者为淋，血出尿窍；心移热小肠，不痛者为溺，血出精窍。一曰溺血不痛，下元虚冷也。肠风由肠胃湿热郁积，甚至胀满而下血也。便血者，阴气内结，不得外行，血无所禀，渗入肠间也。与肠风不同。又，便血，内因湿热、酒色、七情，外感六淫，气血逆乱。又，肠风由邪气外得，色鲜在粪前，近血，属大肠气。脏毒由热毒内积，色暗在粪后，远血，属小肠血。肠澼由长夏湿热，血与水谷齐出。沈金鳌云：肠风、脏毒、便血、肠澼四者，相似而各有辨。下血紫黑不痛者，湿毒，宜黄连；鲜红痛者，热毒，宜白芍；下血不痛者寒，宜干姜、桂枝。蓄血有上、中、下三部，喜忘发狂，身黄屎黑为重。但小腹满，小便不利为轻。治以去瘀为先。通治诸血症，脾肺之血系气虚，以补气益脾为主。肝血系劳伤，以滋阴降火为主。吐

中医临床实用经典丛书（大字版）

理瀹骈文

血首宜清瘀，然后止之，以归其经，补之以还其元，此正治也。凡血逆行难治，顺行易治。吐呕变而下行为恶痢，顺也，邪欲去也。阳盛则身热多渴，阴盛则身凉不渴，热血，阴也，身凉易愈。诸见血潮热、脉大者，难治，邪胜也。理血膏：通治衄、吐、溺、便，一切血郁、血积诸症。党参、丹参、黄芪、生地、熟地、当归、川芎、白芍、赤苓、白术、天冬、麦冬、柏子仁、枣仁、远志、五味、丹皮、地骨皮、龟板、鳖甲、柏叶、知母、贝母、半夏、橘红、胆星、羌活、防风、连翘、荆穗、炒白芷、桔梗、柴胡、苍术、香附、郁金、延胡、灵脂、蒲黄、苏木、桃仁、红花、艾叶、茜根、官桂、大黄、元明粉、厚朴、枳实、花粉、续断、栀子、炒黄柏、黄芩、黄连、木通、车前子、地榆炭、姜炭、降香、乳香、没药、苏子、甘草、发灰、百草霜各一两，油熬，丹收，牛胶二两搅匀。又方，另用姜、葱、韭、蒜、槐、柳、桃、桑枝，凤仙全株约各半斤，油熬，丹收，薄荷油二钱，搅。两膏合并摊贴。虚劳咳血，补肺膏。专行瘀膏：大黄四两，芒硝二两，柴胡、栝楼根、桃仁、当归、生地、红花、山甲、蓬术、三棱、川芎各一两，乳香、没药、官桂各七钱，川乌三钱，油熬，丹收，花蕊石一两，血竭五钱，另研，搅。凉血膏，见前。按：血为气配，古言男调气以养血，女调血以耗气。又，补血以养荣，非顺气则血凝。补气以助卫，非活血则气滞。可悟阴阳补泻之道，理气、理血二膏，本此用药。又，缪仲淳治吐血，白灸草制肝，麦冬、薄荷、橘红、贝母、枇杷叶清肺，苡仁、山药养脾，韭菜、降香、苏子下气，青蒿、鳖甲、丹皮、地骨皮、银柴胡补阴清热，枣仁、茯神养心，山萸、杞子、牛膝补肾，可以为法。又曰：阴无骤补之法，病家欲速其功，医士张慌失主，百药杂试，往往殒命，此语亦可佩。**精血凝而有质**精血重浊在下，阴也，静也，地之象也。合上神气运于无形，是亦小天地也。**魂随神而知觉生**随神往来者谓之魂，魂属阳，肝藏魂，主知觉。**魄并精而运动作**并精出入者谓之魄，魄属阴，肺藏魄，主运动。**神走斯脏气绝**耽读忘食，则梦谷神出矣。溺色则梦二女没于腰矣。二女，肾神也。又，眼欲瞎者，亦见童子走也，**精亡斯白血出**劳损所生，吐如鸡蛋白者，名白血，**则有戴砂以安神**。心神不安，绛囊盛灵砂戴于顶上。又，产妇谵语，朱砂点四焰灯照之。又，小儿夜啼，朱砂水磨涂心口、手足心，或朱砂写子午二字，贴脐上，皆法也。朱砂同远志，龙骨养心气，同当归、丹参养心血，可酌加。又，朱砂安神丸、磁朱丸，并可推用，**熨椒以舒气**。凡气病，可用花椒包置患处，汤壶熨之。或花椒末调饼贴，并治痞气。或花椒、橘皮、青盐、乌梅，炒，布包熨之，**涂倍以秘精**。精之主宰在心，藏制在肾。梦而遗者，相火盛而强迫之也。不梦而遗者，心肾虚弱不固也。又，梦泄属郁，属经络热，属湿痰，渗者宜辨。通用涩精，五倍末津调涂脐。附方：梦遗属相火盛者，甘遂、甘草末、猪脊筋捣丸，纳脐膏掩，七日一换，能清相火。属湿热者，川楝子肉加龙骨、牡蛎掺灸疮膏，贴脐下一寸三分。灸疮膏，即川芎、当归、赤芍、白芷各二两，细辛、发团各一两，麻油熬，铅粉收者。属郁者，古用猪苓、半夏。以半夏有利性，而猪苓能导水，即肾闭导气使通之意。前有猪苓方，见泻注，可借用。治阴虚火动梦遗者，用生地、白芍、川芎、当归、麦冬、黄柏酒炒、知母蜜炒、黄连姜汁炒、栀子、炮姜、萸肉、牡蛎煅等份，麻油熬，黄丹收。随症酌加丸末贴。治阳虚精脱不禁者，用菟丝子、白茯苓、韭子、龙骨等份，熬贴如前，加末用。浊由败精流注者多，由湿热渗入膀胱者少。葱白和盐，炒熏阴处。或童便制牡蛎，同大蒜捣敷脐。治赤白浊，椿根白皮三两，干姜、白芍、黄柏一两，油熬丹收贴。在浴堂中出一小便，毋令人知，可愈淋浊，亦一奇也，**烧茅以清血**。吐衄者，烧茅根酒醋于上，闻之免血晕。按：神有邪扰，朱砂镇之。气欲降，花椒达之。精苦泄，五倍敛之。血脱者益气，故用茅根。此医理也，亦治法也。举一味而其余用药之道，均可推矣。

先天之本在肾，滋阴者咽津，探三一肾气丸名**之源**承上申言，五脏即由气血而递及痰汗也。阴虚不能制火，火炎于上，则为潮热、咯血；火动于下，则为遗精泄泻。凡治阴虚火炎咳嗽者，二六时

中医临床实用经典丛书（大字版）

理瀹骈文

中，常以舌抵上腭，令华池之水充满，以意目力送至丹田，口食一口，此真水补真阴法，可代肾气丸。如夜间不寐，或口干津液不上升，用此亦妙。滋肾膏：生地、熟地、山药、萸肉各四两，丹皮、泽泻、白茯苓、锁阳、龟板各三两，牛膝、杞子、党参、麦冬各二两，天冬、知母、黄柏盐水炒、五味、官桂各一两，麻油熬，黄丹收，贴心口、丹田，即三一肾气丸方也。原云：古方如肾气丸、固本丸、补阴丸，俱是滋阴补血之剂，然固本丸胸满有痰者忌之，补阴丸脾虚有湿者忌之，惟肾气丸专于补肾滋阴而兼理痰湿，最为切当，但只数味，不足以尽其变，今以三方合而为一，补泻兼施，庶乎可也。此法实为集古方成膏之所本，故附录之。又，小儿肾疳，有用此方加川楝子、使君子者，亦可为加药之法。又，此膏加猪肾一对，猪骨髓一两，熬。即丹溪治瘵补益法也。并可参。又按：肾属水，水不足则阴虚，宜六味滋阴。命门属火，火不足则阳虚，宜六味加附桂，或再加五味子补水兼补火。老年水火俱亏，肾气虚乏，下元冷惫，腰痛脚软，夜多溲尿，面黑口干，耳焦枯者，宜兼补，此膏掺附桂末贴，或鹿茸贴；**后天之本在脾，调中者摩腹，寓大和**健脾丸名之**理脾肾合论**。脾在胃下，主消磨五谷。脾胃阳气有余，阴气不足，则热中善饥。阴气有余，阳气不足，则寒中肠鸣腹痛。饮食自倍，脾胃乃伤，薄滋味所以养血气也。内伤调补之法，淡食并摩腹。健脾膏：用白术四两，茯苓、白芍、六神曲、麦芽、香附、当归、枳实、半夏各二两，陈皮、黄连、吴萸、山楂、白蔻仁、益智、黄芪、山药、甘草各七钱，党参、广木香各五钱，麻油熬，黄丹收。贴心口、脐上，即大和丸法也。加苍术、大黄各二两，黄芩、厚朴、槟榔各一两，以雄猪肚石上擦净，装药熬，尤良。脾肾双补膏：苍术、熟地各一斤，五味、茯苓各半斤，干姜一两，川椒五钱，或用砂仁末，亦可麻油熬，黄丹收，糯米炒，熨腹，助脾运。**耽酒好色以伤肺气，漫忆山人之云母宜戒酒色**。云母能补肺，用云母四两，油熬丹收，可通治内外证。凡热在上焦，咳而有浊唾涎沫，为肺痿。若口中辟辟燥咳，咳则胸中隐隐痛，为肺痈。云母膏治肺痈，用云母、焰硝、甘草各四两，槐枝、柳枝、桑白皮、侧柏叶、橘皮各二两，川椒、白芷、没药、赤芍、官桂、当归、黄芪、血竭、菖蒲、白及、川芎、白蔹、木香、防风、厚朴、桔梗、柴胡、党参、苍术、黄芩、草龙胆、合欢、乳香、茯苓各五钱，清油熬，黄丹收，松香二两，搅匀摊。另用水银二两，弹于膏上，临用刮去水银，贴。《宝鉴》方有附子、良姜各五钱，同熬。并治肠痈及痈毒、瘰疬、骨疽、内疽、乳痈、五发、发背、折伤等，以败蒲煎水洗贴。凡酒色过度，虚劳少血，津液内耗，心火自焚，遂使燥热乘肺，咯唾脓血，上气涎潮，须用六味地黄药料，加橘红、贝母、黄柏、知母。又，肺虚气促气喘，或吐唾血，将成肺痿证，紫菀、黄芪、白芍、甘草、人参、麦冬、当归、五味子。二方可并熬。清肺膏：治肺病并失音者。党参、陈皮、贝母、半夏、桔梗、茯苓、桑白皮、知母、枳壳、杏仁、款冬、麦冬、地骨皮、黄芩、生地各一两，黄连炒、木通、五味、苏子、诃子肉、菖蒲、甘草、生姜各五钱，枇杷叶、百合各四两，油熬，丹收，阿胶八钱，搅，贴胸。若肾虚失音者，宜党参、川芎、当归、熟地、白芍、茯苓、菟丝子、五味子、杜仲、巴戟天、橘红、半夏曲各一两，牛膝、白术、破故纸、胡芦巴、益智仁、甘草各五钱，菖蒲三钱，加姜、枣，油熬，贴脐下。盖纳气归肾则咳嗽减，而气以增，其声自出矣。按：心为声音之主，肺为声音之门，肾为声音之根。凡治失音，以清肺膏贴胸口。此膏贴脐下最妙，即贴法也。凡诸病之宜兼治者，照此推。补肺膏：治肺虚，或痰或血或痿，并一切滋阴降火皆宜，实虚痨通用方也。鳖甲全个，先熬去渣，入党参、玄参、黄芪、紫菀、天冬、麦冬、熟地、生地、地骨皮、山药、贝母、知母、百合各二两，柏子仁、黄柏、白芍、橘红、丹皮、桔梗、赤苓、杏仁、香附、当归、五味、秦艽、花粉、黄芩炒、黑山栀、杞子各一两，柴胡炒、郁金、白术、川芎、蒲黄炒、桑皮炙、黄连、半夏、胆星、甘草各五钱，苏子三钱，薄荷二钱，牡蛎八钱，乌梅七个，油熬，丹收，牛胶、白及二两，调。清热降气，泻正是补，若专补则助火；负重斗力以伤肝血，莫希王者之寄奴宜戒负重斗力。寄奴能合金疮。补肝膏：治肝虚气血为病

中医临床实用经典丛书（大字版）

理瀹骈文

者，或有隐痛并宜，亦虚损通用方也。鳖甲全个，先熬去渣，入党参、生地、熟地、杞子、五味子、当归、荑肉各二两，黄芪、白术、白芍、川芎、醋香附、山药、枣仁、灵脂各一两，柴胡、丹皮、黑山栀、龙胆草、瓜蒌、黄芩、茯苓、木通、羌活、防风、泽泻、生甘草各七钱，黄连、续断、吴萸、陈皮、半夏、红花各五钱，薄荷、官桂各二钱，乌梅五个，油丹熬，牛胶三两，搅。按：肝实火旺者，有柴胡、黄连、香附、青黛、甘草方。肝虚阴血耗竭，面色黧黑，耳聋目暗，脚弱腰痛，小便白浊，有当归、鹿茸、乌梅肉、荑肉、麝香方。肝伤有瘀积，有柴胡、大黄、栝楼根、当归、桃仁、红花、炮山甲方。俱可临症酌量加用。**苟调以胎之呼吸**即胎息也。任脉通肺以系脐带，故儿在胎中，随母脐为呼吸也。学胎息者，须想其气出从脐出，气入从脐入，调得极细，然后不用口鼻，但以脐呼吸，数至八十一或一百二十，乃以口吐气出之，能胎息可入水。又，眼视鼻，鼻对口，口对脐，想其出入，可降心火入丹田，亦名胎息。此法甚简而效，**而气自纳于脐**气归脐为息，神入气为胎，**不必擦脚之饼也**缩阳秘法：水蛭预取九条，阴干七夕，同麝香苏合丸研，蜜调作饼，临卧擦左脚心，降心火。此回春方；**能导其脉之流行，而血自归于经，奚庸涂项之膏也**按：治咳红导引法：坐定杌子上，以双手搭项，蹲身闭气三七口，如气稍急，微微放之，放而又闭，日行五次，兼用运动法良，念数日，络胸前推开，次运涌泉水洗心，或封固脐凝守。此方推胸、洗心、固脐之法，须以意会。衄血用前洪宝膏涂项，能截血路。少林推之，在手涂臂，在足涂腿，名截血膏。能者亦可更推。**或冲而攻减，万春以平其逆，可代三和之散焉**万春膏治肝胃气、痞块、癥瘕、鹤膝、疝气、脾虚泄泻，一切内证疼痛，跌扑闪挫，风气。桑、槐、柳枝各四斤，麻油四斤，熬，铅粉收，桃枝搅。另用生大黄两半，白芷、当归、红花、防风、羌活、独活、生香附、南星、木瓜、佛手、乳香、没药、沉香、丁香、木香各八钱，白芥子二钱，肉桂五钱，麝一钱，研末，和入膏内，忌火。如火衰

135

泄泻，加硫黄。瘠加米炒斑蝥，去头足，掺贴。原方有黄芪、川乌、牛膝、麻黄、茜草，无香附、木瓜、佛手。此从张刻减本，然原方力大。三和散治诸气郁滞痛，用羌活、木瓜、沉香、木香、紫苏、川芎、厚朴、甘草、陈皮、槟榔、白术之属。又，热结血闭有三和汤，用生地、白芍、当归、川芎、连翘、大黄、芒硝、薄荷、黄芩、栀子、甘草，乃合四物、调胃承气。凉膈为一方者，如治气郁血闭，可并用熬贴，兼表里寒热升降补泻之妙，此又从前人集方之法，而更推之者也。凡膏方，皆可仿此推；**或溢而泄增，十灰以止其狂，可抵七生之饮焉**治呕血、吐血、咯血、嗽血及虚劳大吐血，十灰散：大蓟、小蓟、柏叶、荷叶、茅根、茜根、丹皮、棕皮、大黄、栀子黄等份，烧灰，加藕汁、莱菔汁、金墨汁调用。治血崩及一切失血，十灰散：黄绢、马尾、藕节、艾叶、蒲黄、莲蓬、油头发、陈棕、赤松皮、新棉，皆烧灰，以醋煮糯米，取汤为丸用。竹林崩漏散，用藕节、柏叶、艾叶、陈棕、大小蓟、丹皮、山栀、胎发、瓜蒌，烧灰，同。三方临症酌量，十灰亦不必全，皆以生地、当归、川芎、白芍、蒲黄、白芷、荆穗、地榆、甘草，皆炒过，煎汤入醋少许，下广胶化开，加炒黄丹收，调十灰，贴心口、脐下。附治诸血方以备用。舌衄，心火也。木贼草煎水漱立止。一用黄连、连翘、竹心煎漱。或乌贼骨、蒲黄炒，研涂舌。或用黄柏、槐花掺。或用茅根、车前子、发灰吹擦。舌出血如泉，五倍、牡蛎粉、白胶香涂。齿衄，胃火也。龈属胃，齿属肾，二经相并，血出于缝，用绿袍散，黄柏、青黛、薄荷、芒硝、冰片掺。胃热口臭者，大黄、生地片贴。肾虚者，青盐、香附、草乌、皂角炒，研擦。或丝瓜藤，或丝瓜络烧灰擦，旱莲草研末擦，地骨皮、杞子、麦冬汤漱，竹叶、白盐煎漱。有服轻粉而齿衄者另治。耳血，生地汁滴，或蛇蜕灰吹，并治干痛。亦有加海螵蛸、干胭脂烧灰吹者，或陈皮炒黑，加灯草灰吹，或龙骨煅研，加枯矾吹，并治脓耳一切。鼻血，蒲黄炒，或血竭末，或油发灰末，或人中白末，吹鼻。或枯矾、龙骨、麝香，以湿纸包药塞鼻。余见前伤寒。九窍出血，小蓟、百草霜、香附、蒲黄炒，擦牙并掺出血处。

中医临床实用经典丛书（大字版）

理瀹骈文

肌衄，朱砂、寒水石、麝香，研扑。或煮酒坛纸，揉碎如杨花，摊之立止。此症血从毛孔出，亦名脉溢，乃虚极有火也。指缝出血，多年粪桶箍烧灰，吹。胭中出血，虚也。发灰掺。凡血皆可用。孔窍出血，山甲末掺，此物最能补漏。金疮出血，麻黄、细辛敷。破伤经络出血，灵脂末掺。脏毒，榆皮、冷茶敷。肠风，马兜铃藤、谷精草、三棱、乌头煎洗。血崩，烧漆器令闻，或旧毡条，或棉花胎坐身下，或黑驴粪烧熏。危急者，黄丹、铅粉绢包塞，以线带住，止即去之。又有烧大敦穴法，再发仍于原处烧之自止。大敦，肝穴也。凡止血，以藕汁调金墨用，及吹发灰、百草霜、草纸灰皆验。麻油浸，胭脂漱，或生地塞，郁金涂，三七涂，韭菜炒熨，皆妙。下部宜槐花、地榆煎洗。痔瘘出血，血竭末掺。治血七生饮者，即生地、生荷叶、生韭菜、生茅根、生藕节各一两，生姜五钱，取汁，加墨汁用者，乃四生饮加味。**生血者气，气结成痰，幻增百怪，擦控涎丸而运之**痰者，津液之异名，润养肢体者也。肺曰痰，脾曰涎，胃曰饮。痰源于肾，动于脾，客于肺，水升火降，脾胃调和，痰何从生？痰与饮别。稠浊为痰，清稀为饮。痰由肺虚，火炎熏灼而成，故稠浊。饮由脾虚水停不散而成，故清稀。痰宜降气、清热、益阴、滋水，饮宜燥湿、利水、行气、健脾。肺喜凉润，恶温燥，以二母、二冬、地黄、桔梗为要药。脾喜温燥，恶寒润，以二术、星、夏为要药。痰有十，风痰、寒痰、湿痰、热痰、老痰、郁痰、气痰、食痰、酒痰、惊痰也。寒痰清，湿痰白，火痰黑，热痰黄，老痰胶，风痰青而光，阴虚多黏痰。饮惟清水，或青、黄、黑、绿、酸、辣、腥、臊、咸、苦皆是。饮有五，流于肺为支饮，肝为悬饮，心为伏饮，经络为溢饮，肠胃为痰饮也。悬饮亦谓流饮。又有留饮、癖饮，总由饮食水浆乖时失度所致，令人咳逆，倚息短气不得卧，形如肿，胁间动摇，辘辘有声，咳嗽引痛，膈满呕吐，喘咳，发热恶寒，腰背痛，目泪出，或身惕眴，体重，背冷，四肢历节痛。凡痰症，初起头痛发热，类外感表症，久则潮咳夜重，类内伤阴火，痰饮流注肢节疼痛，又类风症。但痰症胸满、食减、肌色如故，脉滑不匀不定为异。凡有痰者，眼皮及眼下必有烟灰黑色。痰症与火症别处，痰有形，火无形，肿而痛者痰，痛而不肿者，火也。古云十病九痰。又曰，暴病多属火，怪病多属痰。王隐君滚痰丸，用大黄、黄芩、礞石、焰硝煅，加朱砂、沉香。丹溪加陈皮、半夏、白术、茯苓、人参、甘草、姜汁、竹沥为达痰丸。又，丹溪有控涎丹，用大戟、甘遂、白芥子，行水健脾，治痰之本，或加大黄、芫花、黄柏、南星、半夏、苍术、白术、枳实、陈皮、红花、杏仁、桃仁、神曲、姜汁、竹沥、皂角、明矾，或加芫花、葶苈、巴豆、黑丑。王全生用控涎丹敷附骨疽、鹤膝风，或酒、或蜜、或醋调用。又，汪本消痰消核膏，用甘遂、南星、半夏各一两，麻油熬，下麻黄、大戟、僵蚕四钱，白芥子五钱，藤黄六钱，朴硝七钱，黄丹收贴，则皆用控涎法而变通者也。控涎丸：治风痰、热痰、湿痰、食积痰及痰饮、流注、痰毒等症，惟阴虚之痰与冷痰勿用。苍术、生南星、生半夏、甘遂各二两，白术、芫花、大戟、大黄、葶苈、黄柏、黄芩、黄连、栀子、枳实、陈皮、青皮、香附、灵脂各一两，连翘、桔梗、薄荷、白芷、赤苓、川芎、当归、前胡、郁金、瓜蒌、槟榔、灵仙、羌活、防风、苏子、皂角、明矾、白芥子、萝卜子、僵蚕、全蝎、木鳖仁、延胡、细辛、菖蒲、雄黄各七钱，白附子、草乌、木香、官桂、黑丑、吴萸、巴仁、红花、干姜、厚朴、轻粉、炮甲各四钱，研，姜汁、竹沥各一碗，牛胶一两，水煎和丸，朱衣，临用，姜汁化开，擦胸背、手足心，痰自下，或加党参、犀角。此方用生姜半斤，槐、柳、桑枝各二斤，凤仙花茎、籽、叶全一株，麻油先熬，入前药熬，黄丹收，加石膏、滑石各四两，搅，贴。亦治百病。附方：凡痰塞者皂角一斤，生甘草一两，党参五钱，百草霜三钱，陈酒熬膏，临用加姜汁调，涂颈，名黑龙膏。又，治中风、惊风、乳蛾等症，延胡煅二钱，牙皂十四枚，青黛六分，麝一分，清水为锭，名青金锭，临用水磨滴鼻。凡痰热皆可涂心口。余见前，**水泛则制其水**脾虚不能克制肾水，水泛为痰，唾而不咳者，宜八味丸药料熬膏，贴脐下。或用滋肾膏加药；**配气者血，血流变汗，危见诸虚，涂镇液丹而敛之**水谷之清气，依脾而上升于

中医临床实用经典丛书（大字版）

理瀹骈文

肺，其至清而至精者，由肺而灌溉乎四体，而为汗液津唾，助血脉，益气力，生生不已。其清中之浊者，下入膀胱而化为水也。肾主五液，入心为汗。又，汗为心之液，心动则汗出。陆云：诸汗，心肾两亏病也。然有风寒暑湿之邪，有五脏之虚宜辨。汗即血也。故古云：夺血者无汗，夺汗者无血。风伤卫故有汗，表气虚亦多汗，风湿多自汗，暑病多自汗，湿与热合邪，汗出不休而身软。又，火气上蒸胃中之湿，亦能作汗。寤而汗出曰自汗，属胃阳虚，宜补阳固卫。寐而汗出曰盗汗，属肾虚有火，宜滋阴降火。凡热邪乘阴虚出者，汗热。寒邪从阳虚出者，汗冷。又，痰症，冷汗自出，津津浃背。又有头汗分部位看，额心、鼻脾、颏肾、左颧肝、右颧肺，若齐颈而还，血证。手足汗属胃热。心口独有汗，属心劳过度。柔汗，绝汗也。治外感风邪自汗，羌活、防风、川芎、白芷、白术、黄芪、桂枝、白芍、甘草、柴胡、黄芩、半夏各五钱，油熬丹收，贴心口，即实表法也。按：去黄芪、白术、桂枝，加葱、姜各一斤，麻黄、苍术、杏仁各一两，熬，即发表。治自盗诸汗，生黄芪二两，白术、枣仁、熟地、当归、白芍、柏子仁、麻黄根各一两，五味子、防风、龙骨各五钱，牡蛎粉一两五钱，赤石脂一两二钱，共研末，用红枣肉、黑小豆、浮小麦各一两，煎汁，化牛胶五钱，和丸，名镇液丹。临用酌以开水磨，涂心口。亦可用麻油熬膏，黄丹收贴。按：陈修园曰：卫外之阳不固而自汗，则用芪、附；脾中之阳遏郁而自汗，则用术、附；肾中之阳浮游而自汗，则用参、附；若阴虚火扰之汗，则倍用黄芪，加当归、生地、熟地、黄连、黄柏、黄芩。如熬膏糁药，可以此为法。又，痰加半夏，湿加羌活，临症斟酌，总期愈病，不徒好为高论。附方：阴汗肾虚阳衰者，蛇床子酒炒，白矾、陈酱，煎洗。血汗，发灰扑，或郁李仁研，生梨汁调敷。按：郁李仁破血，或用其敷法，而酌易以他药亦可。篇中存方以备法，往往有取其法，而不取其药者，识者察之，**津脱则益以津**《经》曰：津脱者腠理开，汗大泄，故用津调药以补之，此即法也。治自汗，首乌末津调，涂脐。或用郁金末，临睡津调，涂两乳上。盗汗或用黄柏末。通治自汗、盗汗，五倍末津调，涂脐，或加枯矾。附方：治一切虚汗、盗汗、自汗及漏风等汗泄不止，诸药不效者，麻黄根、白术、藁本、牡蛎、龙骨五钱，糯米汤二两，冰片五分，扑，可参用。误用麻黄，汗出不止，将病人头发浸水，并用扑法。按：肾主五液，分化五脏，入心为汗，入肝为泪，入脾为涎，入肺为涕，自入为唾，症详医书。**痰窠由生，汗不再泄。荣中而卫外**荣者，水谷精气上注于肺者也。卫者，其悍气也。血为荣，荣于内。气为卫，卫于外。荣卫失度，血气妄行，丧生之本也。荣气之行，自太阴肺始，遍行脏腑，其行也，以息往来，一周于身，无昼夜阴阳之殊也。卫气寤则行阳，寐则行阴，皆从足少阴肾始，至平旦与荣会于手太阴，故少阴病，但欲寐。邪气客于五脏六腑，则卫气独卫其外，行于阳不得入于阴，则阳盛阴虚，故目不瞑。又，留于阴不得行于阳，则阴盛阳虚，故目闭。半夏能和胃而通阴阳。又，气行脉外，血行脉中，相并周流。寒湿搏之，则凝滞而行迟，为不及。火热搏之，则沸腾而行速，为太过。气郁邪入血中，为阴滞于阳，血郁邪入气中，为阳滞于阴，致生百病。痈生六腑，疽生五脏，亦由阴阳相滞而成也。川芎、当归能和血行气而通阴阳。仲景桂枝汤为风寒调和营卫之方。又，养荣汤为大补气血之方，均可为法。按：十全大补药料加陈皮等份，远志减半，油熬丹收，贴，可治内外诸虚症，**火降而水升**二句总上。凡阴阳损伤，皆因水火不济，故但以调和心肾为主，兼理脾胃，使水升火降，则饮食进而精神气血自生。治劳损心肾，虚而有热者，生地、熟地、山药、茯神各三两，当归、泽泻、黄柏各两半，山萸肉、杞子、牛膝、丹皮、黄连、生甘草、龟板、鹿角各一两，麻油熬，黄丹收，朱砂一两，搅匀，摊贴心口、丹田，即古庵心肾丸方也。若虚而有寒者，菟丝子三两，牛膝、熟地、肉苁蓉、附子、鹿茸、党参、远志、茯神、黄芪、山药、当归、龙骨、五味各一两，如前熬贴，即究原心肾丸法也。又，黄连、肉桂同用，能交心肾于顷刻，或用蜜丸填脐，膏盖，或糁膏贴。

　　胃主水谷而纳以下申言六腑。胃为水谷之海，水谷皆入胃，脏腑

中医临床实用经典丛书（大字版）

理瀹骈文

皆禀气于胃。五味各走其所喜，酸先走肝，苦先走心，甘先走脾，辛先走肺，盐先走肾。谷气、精液已行，荣卫大通，乃化糟粕以次传下。大肠主津，小肠主液。胃气不足，二肠无所禀受，则津液涸焉。饮食入胃，则胃实而肠虚，食下，则肠实而胃虚，更虚更实，故气得上下而无病，**何恶心呕哕，噫醋**热**吞酸**寒，**食少是虑**胃肠之症，不思饮食，胸腹胀痛，呕哕恶心，噫气吞酸，面黄肌瘦，怠惰嗜卧，常多自利。前有健脾膏。御寒暖胃膏，生姜汁熬，入牛胶化开，以乳香、没药收，掺花椒贴，并治腰背冷痛。但须入黄丹方黏，此方加苍术、厚朴、陈皮、甘草，即平胃散也。治脾胃不和、恶心呕哕、噫醋吞酸等症，再加白术、神曲、麦芽，即养胃进食方也。再加黄连、吴萸、香附、良姜、官桂、白芍、当归、油丹熬胶，搅，名和胃膏。按：胃气者，清纯冲和之气，惟与谷食菜果为宜。药各有偏性，虽参芪之性亦偏。东垣云：胃病调其饮食，适其寒温，澄心息虑，以待真气之自复，至言也。故凡胃病，或病后调理胃气，当遵东垣之说，但调其饮食，或以和胃膏贴胸，庶不碍乎清纯冲和之气，而元可复也。胃痛方见下；**肠小肠泌清浊而出**胃中腐熟水谷，滓秽传入小肠上口，自小肠下口泌别清浊，水液入膀胱上口，滓秽入大肠上口。小肠有气则小腹痛，有血则小便涩，有热则茎中痛。大肠寒则肠鸣飧泄，热则出黄如糜。膀胱或云有上口而无下口，一云上下俱有口，上系小肠，下联前阴，中有胞脏，水气化而为尿。膀胱热结，小腹苦满。胞转，小便不利。又，膀胱冷则湿痰上溢，而为多唾，小便淋沥，或遗尿，**诅飧泄黄糜**大肠，**遗淋不利**膀胱。俱详见前，**水短为忧**老人小水短为病进。又，尿数，阳衰也。五淋，亦曰八淋，大抵不外肾虚、膀胱热。冷淋，千百之一也。初则为热为血，久则煎熬津液，为膏、砂、石也。宜戒盐。热淋、血淋，散血利小便。膏、砂、石等淋，开郁行气，破血滋阴。治法：热淋，瓦松煎洗小腹。砂石淋，地榆煎浴腰腹。血淋，麻根、发灰、车前子、地骨皮煎洗。通淋膏：通治膀胱积热、淋秘尿血等症。玄参、麦冬、当归、赤芍、知

理瀹骈文

母、黄柏、生地、黄连、黄芩、栀子、瞿麦穗、萹蓄、赤苓、猪苓、木通、泽泻、车前、甘草、木香、郁金、草薢、乱发各一两，油熬，黄丹收，滑石八两，搅匀，贴脐下。砂石淋及一切淋属虚者，并治冷闭、小便不通。初起热者勿用，久则虽热亦虚，非此不治。用白蔻、砂仁、胡椒、川椒各末一钱，入小布袋内，以好烧酒熬极滚热，冲入包袋内，即套上阳头熏之。冷淋寒战后溲，用胡椒煎汤，浴腰腹。治膀胱虚，小便不禁。附子、干姜、赤石脂，涂脐或掺膏贴，并治飧泄不化。又，遗尿，龙骨煅，末，醋调敷脐。**夜卧早起，无厌于日**见《内经》四气调神法。此二句言夏。无厌者，谓无日长生厌也。按古训，凡人皆宜早起，故节取此；**阴平阳秘，我体常春**见丹溪"色欲箴"。**气血既和，精神自旺。只如平人，即为无病**平人吃得下，屙得出，睡得着，即无病。若程子言，我能吃饭、睡觉，乃圣贤无欲之功，不可同日而语。**然百体固禀令于心，而诸脏皆取决于胆**补言胆以心陪说者，心胆同一治也。又，胆与肝亦同一治。胆，敢也。**将军之官，清净之府。养心裁红布抹其胸**今人以红布抹胸，云可养心血即是，**既装以养心之药**如以丹参、龙齿、远志、茯神、柏子仁、枣仁、红花、菖蒲、朱砂之类装入，抹胸中亦妙；**温胆炙青布熨其目，亦浸以温胆之煎**胆虚不眠，新青布烘热，熨两眼。青布代青黛用，肝窍在目，胆脉又起目锐眦也。或黑豆蒸热，盛囊枕之。黑豆补肝。又，胆脉循颈也。耽睡，用鼠目煅，和鱼膏点眼，皆取不睡。此类方不必尽验，然可识古人用药并施治之意。**枕虎头而除魇，梦寐无惊**用温胆汤药料煎浸青布，炙干再熨；**着蛛丝而疗忘，谋虑自定**心虚多魇，枕虎头，或带犀角，或佩麝香苏合丸之属，贴补心膏。**悯劳，法天王之丹**七夕以蛛丝着衣领中，巧能疗忘。又，丁酉日远志着巾角中，同。此类方，今医所笑为儿戏者，然远志交通心肾药也，何以不用服而用着，又何以用丁酉日，此中当自有妙理，惜后人不解耳，姑存此以待善悟者；**解烦，效地仙之散**心虚则烦，肝肾肺虚而邪攻之亦烦，地骨皮与逍遥二散皆肝家得力

中医临床实用经典丛书（大字版）

理瀹骈文

之剂。地骨皮二斤，麻油熬，丹收，贴。或加人参、麦冬、防风、甘草各一两，乌梅三个，同熬。或地骨皮同丹皮四物熬，皆地仙散法也。**自上至下而总括三部即三焦也。**三焦指腔子而言，乃脏腑空处是也。心肺无上焦，何以宗主荣卫。脾胃无中焦，何以腐熟水谷。肝肾无下焦，何以疏泄津液。无形而有用，主持诸气。原者，三焦之尊号，脏腑病皆取原穴，如肺太渊、心大陵、肝太冲、脾太白、肾太溪。详《难经》。**三焦约用松、陈、木、槟、牵牛，由内及外而兼列杂篇**上言"内景"，以下乃合"外形"，与"杂篇"而并言之。

身形五官

形统于首，治周其身下文自首以次递论。**头面诸疾，皆失升降之故**凡头面诸疾，皆百邪上攻。胸胁间病，皆百邪上冲。肠胃间病，皆百邪下流而传入。不然，则血气失升降之常，阳当升而不升，阴当降而不降，识病机括，尽于此矣。按：六阳皆会于头面者，手太阳小肠脉，从缺盆贯颈，上颊至目锐眦。手少阳三焦脉，从缺盆上耳，上角以屈，下颊至𩠐。手阳明大肠脉，从缺盆上颈，贯颊交人中，上挟鼻孔也。足太阳膀胱脉，起于目内眦，上额交巅上。足少阳胆脉，起于目锐眦，上抵头角也。又，足阳明胃脉，起于鼻交頞中，入齿挟口，环唇循颊车，上耳前过客主人，维络于面，故面病专属胃。六阴脉皆至颈而还，惟厥阴与督脉会于巅。古有升降散，可仿用药；**中庭各部，隐藏凶吉之分**自鼻直上发际曰天中，天中下曰天庭，即额也。天庭下曰司空，司空下曰印堂，在两眉间，亦曰阙。两额角曰方广，皆命门部位，占病吉凶。如黑色出天庭主凶，后有一枝梅贴法。自额而下，阙上属首、咽喉之部分也。自阙中循鼻而下鼻端，属肺、心、肝、脾、肾五脏之部分也。自内眦挟鼻而下，至承浆，属胆、胃、大小肠、膀胱六腑之部分也。自颧而下颊，则属肩、臂、手之部分也。自牙车而斜下颐，属股、膝、胫、足之部分也。额属心，鼻属脾，左颧肝，右颧肺，颐肾。两眉心候肺，两眼中为明堂，候肝，鼻尖候脾，鼻尖两旁候胃，肝位两旁候胆，肝胆位下，鼻之两旁，候小肠，两颧之下候肾，肾下候大肠，心旁候膻中、胞络，人中候膀胱，三焦无部位，上焦寄于肺，中焦寄于脾，下焦寄于膀胱也。五色独决于明堂，黄为湿，赤为火，青为风，黑为痛，白为寒。相生则吉，相克则凶，沉浊为内为里，浮泽为外为表。察浮沉以知浅深，察泽夭以观成败。生克者，如脾病黄为正色，见红为火生土，吉，见青为木克土，凶。夭者，枯也。凡色贵有神，谓黄明而有光彩，隐于皮肤之内，如脉之有胃气也。余详见《鉴》本。**脑为髓海，灵之所存，空则眩而冷则遗，亥筋益其髓**脑为上丹田，藏气；心为中丹田，藏神；脐下三寸为下丹田，藏精之府也。背后有三关，脑后曰玉枕关，夹脊曰辘轳关，水火之际曰尾闾关。人诸髓皆属脑，故上自脑，下至尾骶骨，皆精气升降往来之道路也。元宫者，元神之室，灵性之所存也，即泥丸宫。脑有余则轻劲多力，不足则脑转耳鸣，胫酸眩冒，目无所见。风邪中项，乘虚随眼系入脑，则脑转而目眩。脑冷，髓不固，多遗精。按：人以脑为主，而奇恒之腑脑为首，外治贴法，百会穴至要。又，《千金方》膏肓、三里、涌泉三处，百病皆治。膏药亦同。脑病，猪脊筋，晒干，炙，研嚼。脑痛，桃叶作枕，虫自鼻出；**鼻曰神庐，息之所运，流则齁而凝则齆，辛苞和其神**《黄庭经》名鼻曰神庐，言鼻为神气出入之门也。五气入鼻，藏于心肺，心肺有病，则鼻不和。鼻流清涕曰齁，属肺寒，辛夷去毛皮，细辛、川椒、干姜、川芎、吴萸、附子各七钱半，皂角屑五钱，桂心一两，猪油十两熬膏，以苦酒浸前八味，取入猪油膏内，熬附子黄色止，棉裹塞鼻，效。若鼻流浊涕曰渊，即脑漏，乃胆移热于脑，亦外寒内束热之症，用辛夷五钱，苍耳子二钱半，白芷一两，薄荷叶五分，研，搐鼻，或单用苍耳子，或藿香嗅，或山鸽翎毛灰三钱，揩漆布一口，烧灰加冰片吹。鼻齆，风寒客于头脑，而气窒不通也。黄连、瓜蒂、赤豆、冰片末，吹。并治瘜痔。按：《吕氏春秋》气郁则为齁为窒。附方：鼻窒

中医临床实用经典丛书（大字版）

理瀹骈文

痛，杏仁、白芷、细辛一钱，全蝎二个，焙，末，麻油调敷。鼻瘜、鼻痔相类，皆肺热也。窒塞疼痛，辛夷二两，木通、木香、杏仁、白芷、细辛各五钱，以羊髓猪油各二两，和药熬膏，入冰片、麝香为丸，棉裹塞鼻中消。或瓜蒂四钱，甘遂一钱，草乌尖、枯矾、白螺蛳壳灰五分，麻油调匀，纳鼻化水或捣芫荽塞。鼻疳，儿茶、鸡肫皮、乳香、没药，焙，研末搽。如烂通鼻孔者，煅鹿角、枯矾各一两，发灰五钱，花椒水洗后，搽瓦松末，收口。鼻疮，杏仁油和盐涂之。按：老人清涕，有大蒜捣，贴足心法。浊涕，有香附、荜茇、大蒜捣饼，贴囟门，熨斗熨法，皆可以法推用。又，鼻流清浊涕，针灸多取百会、上星、风府、风池、风门、大椎等穴，膏药贴法，亦与针灸通。**眼司乎视，其障也**脏腑精华皆禀于脾，注于目。心合脉，诸脉皆属目。肝系总于目，然光彩则本乎肾水。白属肺，黑属肝，上下睑属脾，内外眦属心，瞳神属肾。白轮赤，火乘肺也。肉轮赤肿，火乘脾也。黑水神光被翳，火乘肝肾也。赤脉贯目，心火自甚也。眼无火不病，治法清心、凉肝、调血、顺气。凡眼暴赤肿痛，畏日羞明，名外障。风热伤血则赤作，实则肿，攻注则痛，实症也，表症也。久病昏花，细小沉陷，名内障。由血少所致，虚症也，里症也。实宜散风泻火，虚则滋水养阴，然散风之中，必继以养血，以目得血而能视也。养阴之中更加补气，以气旺则能生血也。河间谓目盲耳聋，鼻不闻臭，口不知味，手足不能运动，皆由元府闭塞，而神气出入升降之道路不通利也。故先贤治目昏花，用羊肝丸，以解肝郁，肝郁解则目之元府通利而明矣。黄连之类，解热郁也。椒目之类，解湿郁也。茺蔚解气郁，芎、归解血郁，木贼解积郁，羌活解经郁，磁石坠邪下降，蔓菁下气通中，皆治气血郁结目昏之法也。东垣、丹溪用参芪四物等以助气血运行，而元府更无不通利矣。又，眼无寒症，初起宜发散，忌酸寒之药点，切忌冷水洗。又，眼不点不瞎。亦忌冰、麝、金、石之药，频点生火积热为害。伤寒热病后尤忌点，恐热聚于目，未有不瞎者，故此篇所录，不专尚点，**修其六事**晋·范宁苦目疾，张湛书六事戏之曰：损读书，减思虑，专内观，简外事，早起晚，夜眠早。非但明目，乃亦延年。许学士评之曰：审如是而行之，真明目之奇方也。按：《点眼论》云：内疾既发，非服不除。外疾既成，非点不退。内外夹攻，方尽其妙，此方足代内服。若不修六事，即内服药亦何益乎？又按：《晋书》宣王童时，有目疾，华陀出其眼瞳，去其疾而纳之，敷以药。此法妙极，今人亦有能出眼瞳而洗者，惜不能如佗之去疾耳。然自是一种外治奇法，存参。**嗋硝蜕**暴发眼痛，火硝四钱，黄丹、乳香、没药各二钱，雄黄一钱，研，含水吹鼻。又，赤肿昏暗，羞涩痛痒，及翳膜胬肉，眵泪拳毛等症，并伤风热，脑鼻酸痛皆治。用羌活、防风、荆芥、川芎、白芷、细辛、蔓荆子、薄荷、踯躅花各一钱，熟石膏、风化硝、黄连、青黛各三钱，鹅不食草五钱，研，含水吹鼻。又，内外障嗋药，麻黄根一两，当归一钱，为粗末，炒黑，入乳香、麝香各少许，含水吹之。三方可并用，发散去尽浊涕，泪出为度。前伤寒头痛注，有鹅不食草方，可参。远年攀睛翳障，五蜕散，指甲一分，炮山甲、蝉蜕各五厘，蛇蜕分半，哺退鸡蛋壳白皮二分，人乳，炒研，每用三厘，含水吹不患一边鼻。一方，吹后再以锡作眼镜合之，三次血丝翳障皆落，或加鹅不食草、猬皮炒各三分，桔梗四分，麝三厘。又，川芎、白芷、防风、荆芥、羌活、细辛、藁本、白菊花、石菖蒲、天麻、蔓荆子、瓜蒂、赤小豆、汉防己、菟丝子、谷精草、当归、川郁金、熟石膏、乳香、没药、雄黄、黄连、芒硝、蛇蜕炒焦、蝉蜕炒焦、山甲炮、哺退鸡壳煅、脑荷各五分，冰片、麝香各五厘，如前吹鼻。**洗连绿**凡时气赤眼，自外而入，非脏腑病者，不必服药，熏洗足矣。黄连、川芎、荆穗各一钱半，蔓荆子去膜一钱，五倍三钱，分三服，绢包煎，入瓶内，纸糊口，挖孔，眼对之，俟温并洗。风火眼神方，当归、防风、杏仁各一钱，铜绿、枯矾各五分，煎，露一宿，棉团蘸洗。一加荆芥、朴硝各一钱。一加荆芥、赤芍、川连各一钱，饮食伤或便秘加大黄。风火烂弦眼，荆穗、防风各五钱，苦参四钱，黄连、五倍、川芎、当归各一钱，铜绿五分，薄荷汤丸，热水化洗，可以预合施济。又，赤眼，黄连、皮硝、胆矾、归尾、桃仁、红花各一钱，煎，黑帕罩洗。凡眼病，

中医临床实用经典丛书（大字版）

理瀹骈文

皆血脉凝滞为患，黄连、当归、赤芍，煎洗。血得热则行也。雪水煎尤妙。眼痒，蝉蜕、菊花煎洗。治胬肉菌毒，一切目疾，川连、杏仁各一钱，归尾、赤芍、地肤子、菖蒲各二钱，羌活五分，白矾三分，煎洗。按：诸方药料，并为一方，用黄连为君八钱，薄荷七钱，皮硝六钱，芎、归、荆、防、五倍子各五钱，余则三二钱，胶水为丸，热汤化洗，治风火眼，甚验。绿丸子即神仙碧霞丹，治内障。当归、没药各二钱，血竭、白丁香、硼砂各一钱，牙硝、乳香各五分，研，黄连三钱，熬膏，和前药为丸，铜绿二两，衣，新汲水浸一丸，可洗数日。丸如芡实大，或加冰麝各少许。又方，通治内外障，用炉甘石制、黄丹炒各二两，铜绿八钱，海螵蛸五钱，归尾、没药、血竭、白丁香、硼砂、牙硝、乳香、青盐、轻粉、雄黄、元明粉、胆矾、明矾、朱砂各一钱，熊胆一分，冰片三分，麝一分，共研细末，用黄连一两，同川芎、当归、赤芍、生地、柴胡、龙胆草、蕤仁、杏仁、蝉蜕、菊花、黄柏、五倍、羌活、防风、木贼草各三钱，熬膏，槐、柳、桑枝各五钱，搅，令条尽为度，去渣，入蜜，和前药为丸，蜜不足加阿胶五钱，煎汤和药，临用热水化洗，甚妙，亦名碧霞丹。此方兼紫金膏、阴阳丹诸法。无熊胆以羊胆或胆星一钱代用。老眼，桑皮、皮硝煎洗，或加黑豆、红枣、菊花妙。红枣纳铜绿、明矾煅用，亦妙。**涂丹朱**赤眼肿痛，黄丹、白蜜涂太阳，或用土朱、石膏、冰片涂。二方亦可并用。又，薄荷、防风、荆芥煎汤沃之，以山漆磨汁调涂四畔，或用生姜汁调枯矾末，抹纸上，闭目合眼胞一时。如红赤烂弦，用川椒入猪油熬枯，以铜绿五钱，研如膏，敷眼胞，均可参。附方：摩风膏：黄连、细辛、当归、杏仁、防风、白芷、松香、黄蜡，小磨麻油熬，涂太阳。掩肿膏：腻粉少许，黄蜡、代赭石研各五钱，细瓷末、黄柏末各一两，麻油熬，涂肿处。清凉散血膏：治赤肿不能开，睛痛，热泪如雨。紫荆皮、大黄、黄连、黄柏、姜黄、当归、赤芍、白芷、羌活、防风、细辛、南星、薄荷、五倍、蓉叶、赤豆、花粉、菖蒲各五钱，共研末，以生地二两，浸水绞汁调药，敷眼胞四周，并治撞打眼肿及外证、一切热毒。一方加土朱、石膏各五

理瀹骈文

钱，冰片三分，无土朱用黄丹。按：诸药研末，加牛胶化水，和生地汁为锭，临用或井水，或鸡蛋清磨用，尤便。眼暗，肝虚也。柴胡、决明子，研末，人乳调，敷目上，久久目视五色。眼见黑花，或黄白不定，肝肾虚，风上攻也。附子炮、广木香末各一两，青盐两半，朱酥二两，鹅油四两，朱砂二钱，冰片一分，熬膏，涂顶上。按：赤丝乱脉，有鲤胆一枚，黄连五分，调，饭上蒸透，入蜜，涂敷目眦者。凡肝胆，皆治目。此方可以通用，如羊胆入蜜，青鱼胆和蜜亦佳。虚眼，黄连五钱，谷精草一两，羊肝去筋膜二两，蒸，同捣丸，阴干，磨敷。或加夜明砂、蝉蜕、木贼各一钱，当归二钱，末，捣丸。东垣有圆明膏，**粉搓针煮玉饼子**，用海螵蛸、蛤粉各一分，冰片五厘，黄蜡八分，搓丸，麻子大，带匾式，临卧纳眼眦，次日照水自落，亦名照水丸。一方去蛤粉，加朱砂用同。七针丹眼药，能除久昏。白菊花、川花椒各三钱，胆矾三钱五分，青矾、铜绿各二钱五分，乌梅一个去核，新绣花针七枚，将药研细末，水调，同针入瓷瓶内，封浸七日，隔水煮六个时辰，针化为度，去渣取水点。此方奇效。眼方甚多。二方录其新别者。按：点药，黄连为主。火眼，同鸡蛋清搅如水点。虚眼，同人乳点。又，百病在眼者，黄连、人乳，少加丁香煎注，尤得苦降、辛散、养阴之妙。阳症去丁香加朴硝，血虚加当归，气虚加党参，皆可。火眼热胀痛，以人乳调黄连末，涂碗底，点艾于地，覆碗熏之，以焦黑为度，饭上蒸过，清水调，隔纸透出黄水取点。又，黄连、人乳同蕤仁熬点，少加炮姜炭，名乳汁煎。治冷泪者，其用炮姜炭甚妙，可佐黄连之寒。眼翳，指甲磨人乳点，或象牙磨人乳点。小儿用胡黄连、人乳敷足心。又，雀目，白犬乳点，或鹰眼或腊月鸬鹚眼炙，研，人乳调点，并良。老眼，蕤仁同蜜熬点，女贞子熬点，龙胆草熬点，亦可加药用。明眸膏：苍术、柴胡、龙胆草、苦参、玄参、生地、赤芍、归尾、川芎、荆芥、防风、麻黄、白芷、细辛、薄荷、大黄、芒硝、黄连、黄芩、黄柏、黑山栀、茺蔚子、五倍子、决明子、蓖麻子、羌活、连翘、蓉叶、陈胆星、木鳖仁、杏仁、桃仁、蛇蜕、蝉蜕、木贼草、山甲片、菖蒲、红花、乳香、没药

中医临床实用经典丛书（大字版）

理瀹骈文

各一两，羚羊角八钱，犀角片二钱，丁香一钱，先用槐柳桃桑枝、枸杞根、竹叶、菊叶各半斤，生姜一两，麻油熬，去渣，入药再熬成膏，黄丹收，石膏、黄蜡、松香各四两，羊胆二个，搅匀，糁冰片，贴太阳，并通治风热症。附方：暑月行路，眼昏，薄荷叶揉汁滴。赤肿，童便洗。鸡蛋煮熟合眼胞，豆腐亦可，或生姜片贴四周，加瓦松捣敷亦可。眼起星，胡椒、韭菜、荠菜根、橘叶、菊叶、鹅不食草不拘，一味塞鼻皆可。又方，丁香、黑枣塞不患一边鼻，星斗上时去之。烂眼，蚕沙，麻油浸，涂。黄连煎汁，以甘石收，敷。海螵蛸入冰片和敷。血灌瞳神，熊胆点。珍珠、水晶、琥珀、牙硝各五钱，朱砂一两，冰片一分，研点。迎风流泪，甘石、海螵蛸、冰片点。如冷泪，香附、苍术、椒目、麝，吹鼻，或用前连乳蕤姜方。拳毛倒睫，鳖胆点。或木鳖仁，研，棉裹塞不患边鼻。或五倍末，蜜调，敷眼胞，自起。或姜黄、土朱、麝香、乌金、纸灰，吹鼻，或草乌、南星、干姜、桂枝涂足心，皆忌摘，摘之复起更硬，此症有服补中益气者，亦有用干苍蝇研嗅，虻子血蘸点者，医法无穷，学者须扩其眼界，每谓外治中多奇方，可悟格致之理通，人当以为然。蟹睛，鳝鱼血晒干蘸点。眼漏，流脓，闭目，热牛粪敷胞上，或柿饼捣涂。胬肉，杏仁去皮尖，自己生嚼，点。雄麻雀屎，男孩乳调点。胬肉赤白膜，蛇蜕，麻油炒，勿焦，人乳调点。胬肉急起遮眼，铁锈磨水滴，胬自开，切忌割。偷针，生地、南星，捣贴。蛇蜕皮贴，猪精肉贴，白及磨水点。痰核生于眼胞，推之移动，皮色如常，硬肿不痛，醋磨南星敷，或指甲挤出白粉即愈。珠菌，坚凝不痛，黄丹和鲤鱼胆，熬膏点。或醋磨樱桃核搽，亦治痰核。眼癣，铜绿、胆矾涂，或加明雄涂碗上，以牙皂、荆芥、薄荷、艾叶，卷纸捻，点熏，升黄色搽。打伤眼睛，用前散血膏敷四周。眼突出者，猪肉掺当归、赤石脂末贴。损目破睛，牛口涎，日点黑睛，破者亦效。飞丝入目，磨浓墨涂。泥沙入目，嚼牛膝搓丸塞之，泪裹砂出，左眼右嚼，右眼左嚼。石灰入目，生栀子煎浓汁频洗。烟矢入目，乱发揉。箭头入目，米糖点入，待其发痒，一拔即出。小儿跌损，瞳神不正，石楠叶一两，甜瓜蒂七个，藜芦三分，末，吹鼻，日三。按：人之五官最要，耳聋眼瞎，即不可以成人。至唇、齿、喉、舌，尤为饮食所关，生之本也。虽曰外形，而内心存焉矣。其症最多，而其治最难，故文中举其要，注中更详载之，以备临症择用；**耳司乎听，其闭也耳**，肾窍。肾和则闻五音。肺贯耳，亦听声。若劳伤气血，兼受风邪，损肾精锐，耳鸣而聋。耳鸣，元虚有火。耳聋，新聋多热，散风热，开痰郁。旧聋多虚，滋补兼通窍。左聋，忿怒动肝火，多妇人，宜当归龙荟丸药料。右聋，色欲动相火，多男子，宜六味地黄丸药料。左右聋，醇酒厚味动胃火，宜防风通圣散药料。凡耳病用膏仿此。伤寒耳聋及因病耳聋，非寻常可比。经曰：精脱。又，仲景曰：阳气虚。又或将发斑，不可不审，**摩其两轮**此修养法，亦可以去邪，**熏艾麝**暴聋属气闭，艾末一两，加磁石七钱，烧灰，珍珠煅五厘，麝少许，黄蜡融，摊纸上，卷筒烧熏，气通后，仍艾塞避风。又，苍术，削下尖上平式，插耳内，艾烧之，耳有热气为度。或用槟榔，削尖，挖孔，纳麝少许，插耳内，艾烧，同。按：耳聋属风热者，用风热膏，**纳杏冰**通耳锭：巴豆，不去油，一个，斑蝥三个，麝少许，葱涎和捏为锭，如麦形，棉裹塞耳中，响如雷勿惧，二十七日，耳有脓水出，去锭。此方太峻毒，宜用下方，治耳卒聋，蒲黄、细辛、神曲各五钱，研，杏仁七钱，捣膏，和捏为锭塞，或加椒目、冰片亦可。耳鸣而聋，属肝火者，全蝎末，酒调滴，闻水声效，或同葱涎捣塞。痰火，胆星研，酒调，裹塞。肾虚，削生乌头塞，或同菖蒲，棉裹塞，或煨生地，或捣熟地塞。久聋，蓖麻仁二十一个，皂角肉半个，地龙一条，全蝎一个，远志肉、磁石末各三钱，黄蜡熔，棉裹塞。加雄黄、白矾半生半煅各五分，麝二分，葱白三个，同捣塞，面壁坐，或熊胆滴。**抽椒蜡**肾虚耳聋，巴仁、川椒、菖蒲等份，研末，加全蝎、松香、黄蜡为条抽之。或用葱、大蒜、巴仁、松香、细辛，黄蜡为条，如上法，亦可，**盐蒸铁磨**凡耳中热痛，蒸盐令热，布包枕之，或磨刀铁浆滴之。又，金丝荷叶草汁滴，鲤鱼脑蒸熟滴，鲤鱼胆滴皆可。又，干

中医临床实用经典丛书（大字版）

理瀹骈文

痛，蛇蜕烧灰，麻油涂。附方：耳出青黄白黑脓，俱由胃湿与肝火相兼而成，惟红脓属风，偏于肝经血热。耳疳，脓血肿痛，韭菜自然汁滴入。又，石榴皮加冰片吹，即结痂，龙骨亦可，或用海螵蛸、水龙骨、黄连、枯矾、鸡哺退壳焙，研，吹，或鸡子黄炒出油涂，或用麦小粉、陈醋熬如膏，涂耳外，或胭脂、明矾、铁锈，糁。耳痔，形如樱桃，或如羊奶。耳蕈，如初生蘑菇，头大蒂小。耳挺，形如枣核，细条而长，努出耳外。俱由肝肾胃三经火结，微肿闷痛，色红皮皱，触之痛引头顶。雄黄、轻粉、硼砂各三钱，冰片五厘，研，水调点。凡耳病，用塞法滴法，不如涂耳外。耳内生粒，即耳定，人指甲焙，加冰片，吹，止痛。再用老鼠刺叶尖，煅研，加冰片吹，愈。耳中结块，蚓泥、锅底煤，和猪油生研，葱涎调，棉裹塞。耳子，即耳疔，痛如锥刺，牵引腮脑，破流血水，蟾酥丸，水调浓汁，滴耳内，并涂耳外，或荔枝煅，麻油调涂耳外，内疔自消。或用拔疔法，荔枝肉、蛤蟆肝、黄丹，同捣涂；或用荔枝肉、蜗牛、烂鸡矢、黄丹，同捣涂。诸虫入耳，醋及韭、葱、姜汁，香油、鸡冠血、猪油、牛乳，随灌耳。有物不出，弓弦或麻绳打散，涂胶入耳粘之。水银入耳，枕金器自出。

唇齿相依，喉舌是司。唇者肉之本《灵枢》，吻之外缘也，**实红而虚白**唇主脾、胃、肝，可验五脏之寒热。热则红甚，寒则淡红，实则红活，虚则红白。又，红赤内热，黄白气血虚，紫黑胃不足。又，风则瞤动，寒则掀缩，热则干裂，血虚则无色，气郁则疮肿。凡唇口俱肿赤者，热极也。唇口俱青黑者，寒极也。六腑之华在唇。唇有病治脾，**润以松毛橄仁**唇燥话舌，松毛煮老豆腐敷，橄榄磨搽，仁敷。如燥裂，胭脂膏敷，**燥之粉绿连矾**唇肿，破烂流水，黄连二两，铜绿五钱，枯矾钱半，宫粉三钱，熬膏，加冰麝敷。附方：人中肿大，生蒲黄二钱，黄连、冰片各一钱，麻油调涂。口唇肿黑痛痒，铜钱石上磨，猪油搽之，**摘荷瓣而止血出**唇开裂出血者，以白荷花瓣贴之即止。附方：口唇紧小，不能开合饮食，名紧唇、茧唇、沉唇。黄柏二两，用五倍子、密陀僧各二钱，甘草二分，研末，水调匀，涂黄柏上，烘干，再数再烘，药尽为度，俟黄柏冷透，切片贴，此制黄柏贴法佳，加青黛并治口疮一切。又，茧唇，白布作灯炷如指大，安斧上燃烧，令刃上汗出，拭取敷唇上，日数次，或青布灰和猪油敷更便。又方，五倍子、诃子肉等份，香油敷。又方，乱发、蜂房、蛇蜕、六畜毛、蛴螬，烧灰，猪油调搽。又，紧唇及重腭、重龈，蛇蜕灰敷。嘴唇翻转，形如猪嘴，名唇菌，此心脾热毒也。针刺少商穴出血泄毒，再用溏鸡粪敷，或破癞团敷，或地龙捣烂，加吴萸灰，热醋调敷足心。唇疔，刺委中穴，余照疔治。唇疮，蓝靛叶汁涂。唇破生疮，瓦松、生姜汁捣，融入盐少许敷。唇疮四围如黄蜡，旋覆花煅，麻油涂，葵花根，焙，研，麻油涂，口角生疮，燕子窝，研，麻油涂，砂仁壳，焙，研敷。缺唇，先上麻药，将两边皮微割破，丝线缝好，以生蟹黄涂，静坐勿言笑，七日收口。亦有不必割者，一用龙骨、白蜡涂，或用活蟹炙干为末，每取二钱加乳香、没药敷，并可接舌。麻药即川乌、草乌末，凉水调，摊贴；**齿者骨之终终即余也，牙之内床也，盛坚而衰豁**齿者骨之终，髓之所养，肾实主之，故曰肾标。内床曰齿，外板曰牙。上龈属胃，喜寒恶热；下龈属大肠，喜热恶寒。壅则浮，虚则宣露。又，虚者摇动不痛，痛是风火虫，然肾虚相火上炎亦痛。又，火有虚实。虚火痛缓，日轻夜重；实火痛不可忍。风痛者痛而且肿，甚至头面皆肿，呵风亦痛。虫痛发时必在一处，叫号不已。亦有虚火只在一处者。又，寒痛不肿不蛀，喜热饮；热痛齿龈肿烂，喜吸凉风。又，热痛怕冷水激，冷痛怕热水激，风痛不怕冷热。齿痛胃有湿热，上出牙龈，为风寒、饮冷所郁作痛，寒是标，宜辛温，热是本，宜辛凉，有用凉更痛者，宜从治。上牙痛，肾经虚热，宜细辛等。下牙痛，大肠虚热有风，宜白芷等，**补以羊胫鼠脊固齿之法**，用羊胫骨烧灰，同食盐擦。寒加荜茇、香附、花椒、故纸，热加薄荷、荆芥、黄连、石膏之类。或加骨碎补炒黑擦，或再加牛牙煅擦，均可。如齿落不生者，加雄鼠脊骨煅，作末揩，折处自生，此古方也。肾经犯风寒，齿痛连脑者，麻黄去节、草蔻皮各一钱，黄芪、桂枝各二钱，吴萸、白芷各四分，羌活八分，藁本三分，当归、熟地各五分，升麻一钱，为末，先用温水漱，以药擦之。一加蝎梢少许，同。又，风寒湿犯脑痛，牙齿龈动摇欲脱，柴胡五钱，麻黄、防风各三钱，羊胫骨灰二钱，羌活一钱半，草蔻皮一钱，当归六分，苍术、升麻各五分，藁本、白芷、桂枝各三分，细辛少许，研擦。此即前方以胫灰代芪、地等也。如合两方，油熬丹收，贴顶上及痛颊佳。虚人发散风寒亦宜。附方：预免齿痛法：白盐四两，青盐二两，花椒一钱，煎汁，炒盐，每早擦牙，以温水漱后吐出洗眼，可免牙疼、眼痛。一用槐、柳、桑枝汁煎盐，同。牙宣，珍珠散：龙骨煅二钱，海螵蛸一钱，珍珠三厘，儿茶、朱砂、象皮、乳香、没药、冰片各五分。血虚龈痒加白芷，棉团蘸水蘸药以指抵实之，并治牙落血不止，**散之防辛椒芷通治风**火、虫牙：防风、细辛、川椒、白芷各等份，擦，勿咽入口。或加鸡肫皮、青盐、樟脑、雄黄、硼砂、牙硝、冰片，敷颊。附方：虚火牙痛：冬桑叶、黑山栀，煎漱；或仙灵脾煎漱；或核桃壳、花椒、盐，煎漱；或荔枝肉，连壳烧灰，研擦；或玄参、桂元肉贴。又方，无论虚实火、虫蛀：黄连、细辛、生石膏一钱，儿茶五分，冰片一分。虚加党参，虫加樟脑擦。按：此方治胃有火者，若胃寒者，宜川椒、丁香、冰片。牙疼，吹鼻散：雄黄、胡椒、荜茇、良姜、细辛、乳香、麝香等份，男左女右吹鼻。如牙痛脸肿，用纸卷药，香油点燎，又是一法。如治骨槽风阴症者，用此甚妙。牙疼塞耳丸，川乌底、草乌尖、蜈蚣头、全蝎梢、雄黄、川椒，卷纸蘸醋炙干，塞两耳。又方，雄黄一钱，朴硝、细辛各三钱，牙皂四钱，大蒜二枚，捣烂，丸如豆大，塞痛一边耳，一丸可治数人。如耳聋，亦可用。又方，壁钱包胡椒末，塞痛一边耳，手掩枕之，额微汗愈。此方发汗法甚奇。又方，冷痛，大蒜、巴豆，棉裹塞耳。虫痛，雄黄、麻油煎漱，或五倍冷水敷颊外，或韭根、川椒捣涂病颊，虫自出。又方，灵脂五钱，蟾蜍一钱，黄丹三钱，松香、黄蜡为丸，塞蛀孔内。又，虫痛有韭菜子熏法，有取虫法，**煎蜡纸而固龈摇**治牙齿动摇不牢而痛者，黄蜡一两溶化，入定粉、龙骨末各五钱，加麝

理瀹骈文

153

香五分，和匀，候冷，取出熨斗烧热，铺纸用药摊之匀薄，每剪纸条，临卧贴齿龈间，至早取出，半月效。按：牙疼玉带膏即照此方，加黄芩、黄柏各五钱，桃仁三钱，熬，刷，连四纸剪贴，一夜黑色验。此与上柏片方皆取其贴法，仿此，可以用膏。治牙痛及骨槽风、口噤，觉腮内热者，阳症也，贴颊上，亦治一切风热，羌活、防风、麻黄、荆芥穗、薄荷、升麻、甘草、半夏、黄芩、连翘、丹皮、射干、僵蚕、茵陈、大黄、生地、独活、川芎、白芷、当归、赤芍、干葛、黄连、草蔻仁各五钱，细辛一两，黑丑二两，麻油熬，黄丹收，石膏四两，搅。又，骨槽风、齿痛不已，龈内浮肿，紫黑色而出血，久则腐烂，属肾虚胃火，口疳药加牛黄、珍珠、儿茶，频吹。又，骨槽风，有由风虫牙痛溃烂变成者，地骨皮、白芷、细辛、防风、升麻、川芎、当归、槐花、藁本、甘草各一钱，生姜三片，黑豆百粒，煎热漱，冷吐，并治各种牙疼，此玉池散也。又方，天麻、防风、草乌、荜茇、川芎、细辛、乳香、硼砂、薄荷、麝香，共末，口含温水漱，鼻内吹之，此乳香荜茇散也，较上方为温，寒症宜之。又骨槽风，牙骨及腮内疼痛，不肿不红，痛连脸骨者，即阴寒症，宜温散，忌用凉。烂者，犀黄、麝香、乳香、没药，吹，并用蜣螂研末，如干姜末糁，可出骨。透骨穿腮者，南星挖空，入明雄，面裹煨，加麝香扫。按：骨槽风多口噤者，风也。穿牙疔，先二日牙痛寒热，后痛更甚，龈上发一紫块，龈上肉皆紫黑者是。用金丹吹，消肿出痰，即枪硝八分，生蒲黄四分，僵蚕一钱，牙皂钱半，冰片一分也。疳，牙龈臭烂出脓水，枯矾、青黛、胡黄连、芦荟、梧桐泪各二钱半，蛤蟆灰五分，麝二分半，敷。凡牙痛，大蒜泥敷经渠穴，过夜起一小泡，挑破出黄水愈。穴在大指二指手背微窝处，用蚬壳盖扎。

口舌以辨味，心脾旺而舌病生心脾脉系舌而主口唇，诸经皆会于口而知五味，热盛则苦，寒盛则咸，宿食则酸，烦躁则涩，虚则淡，疸则甘，劳郁则口臭，凝滞则生疮。心之本脉系舌根，脾脉连舌本，散舌下，主舌强，肝脉络舌本，肾脉挟舌本，主舌干，肾之精液出于舌

中医临床实用经典丛书（大字版）

理瀹骈文

端，分布五脏，心实主之。三经为四气所中，则舌卷不能言，七情气郁，则舌肿不能语，至于心热，则舌破生疮，肝壅则出血如涌，脾闭则舌苔如雪。脏腑积热，口舌生疮。赤属心，白属肺。又，口舌状如无皮曰疮，口舌糜烂曰糜。不痛者难治，无血出者不治。又，大人小儿热病后，火毒留胃，致牙根黑烂，甚则穿腮破唇，名口疳。有走马疳，延烂至速，鼻梁上发红点及龙门牙落，不治。凡心火舌上生疮，或舌上燥裂，或舌尖出血，或舌硬，宜用黄连、栀子、生地、麦冬、当归、赤芍各五钱，犀角、薄荷、生甘草减半，再加玄参、连翘、桔梗各五钱，升麻、干葛减半，并治咽喉、牙齿、耳面肿痛，如用麻油熬，黄丹、铅粉收，加牛黄清心丸一粒，搅匀，摊贴心口及患处佳，**乃有刚子即巴豆敷囟**巴霜、黄连加朱砂，捣摊纸上，贴囟门，可以拔毒。凡舌病皆治，如起泡，温水洗去，再以菖蒲水拭之。巴豆性毒，宜酌。小儿嘴烂，不能吮乳，亦用此，或用巴豆入黄丹，饭丸贴眉心，**陀僧贴眉**舌病，南星、陀僧醋调涂眉心，**连辛纳脐**黄连、细辛也。一寒一热，功成而无偏胜，此配药之法也。按：口舌糜烂，心脾蕴热，黄连、干姜末糁，名水火散；加黄柏、黄芩、栀子、细辛，末，名赴筵散，或用黄柏、细辛，或用黄连、细辛，俱名赴筵散，然皆忌入喉，《纲目》载纳脐之法甚善，推之可以贴膏。附方：凡口破，俱禁水漱，用辰砂、滑石、冰片敷，或五倍一两，黄柏炙、滑石飞各五钱，敷。又，凡口舌疮，色红而渴者，属热，用黄连一钱，炮姜五分，青黛、儿茶各八分，加鸡肫皮一钱，糁。若色淡白，斑细点，不渴者，乃思虑，多醒少睡，血伤火动也。不宜太凉，以黄柏、青黛各五钱，桂心一两，末，糁，或黄连、桂心，末，等份，糁。按：《普济方》云：舌病糁药后，须以小膏盖之，方能久留，可以悟舌上贴膏之法，**蚓萸丁黄涂足之法**凡舌病，用凉药不效者，中气不足，虚火上炎也。宜理中膏贴胸，附子涂足。又，舌腐烂者，生蚓、吴萸，醋和飞面涂足心，并治咽痛。又，治大人、小儿烂嘴，凶极者，大黄三钱，丁香十粒，绿豆粉二钱，用开水或醋调涂足心，亦治牙疳，此即下治法也，见毛本《验方》，**亦汤熏旋覆**舌肿，旋覆花煎汤熏，亦是一法。或用蓖麻烧熏。附方：舌肿硬，名木舌，心脾壅热也。芒硝、百草霜、滑石，酒调涂。舌突肿大，名舌。朴硝研、绿矾煅，敷。重舌，即小舌。舌根下生形如舌而小，口不能声，饮食不通，心脾热盛也。着上腭者，名重腭。着龈上者，名重龈。蒲黄掺之。或用青黛散，黄连、黄柏各三钱，青黛、牙硝、朱砂各六分，雄黄、硼砂、蒲黄各三分，冰片一分，共末，先用薄荷汤拭口，再掺。并治咽疮肿痛佳。或牙硝点之，或黄柏末、竹沥点之。舌肿舌胀，蒲黄、干姜敷，并治虚热重舌。舌长，毒热。马钱子四两，黄连四钱，煎浸。再用朱砂、冰片、猪胆汁涂。舌缩，生艾捣敷。按：舌者，心之外候。心主血，故热毒甚而肿胀、重舌、木舌等，皆以针刺出血而愈，然不可轻试。舌菌，初起如豆，渐大如菌，痛甚红烂无皮，朝轻暮重，心脾热毒也。溏鸡矢和冰片点之，蒲黄末盖。或蛛丝缠，忍痛自落。血出，用蒲黄或百草霜，或五倍、乌梅、铜绿掺，皆可止。如不止，危。舌疮，羊骨髓和铅粉熬贴。按：通用治心脾热毒，宜冰硼散，即硼砂、元明粉各五钱，漂朱砂六分，冰片五分也。又，收口八宝散，即珍珠、牛黄、冰片、象牙、枯矾、铜绿、银朱、轻粉、枯盐、鸡金、金箔也，泔水洗净敷，或用哺鸡壳煅，功同八宝，**勿先紫药之吹**口疳药即兼长肉法，每薄荷三分，配儿茶一分五厘，制黄柏厘许，醋煅龙骨二厘，白芷二厘半。如肿痛，白芷用三四厘，甘草五厘，珍珠五厘，研，加冰片三厘，再研收，治口碎、口疳皆妙。初起肿热，多加薄荷，久病长肉，多加儿茶、珍珠、龙骨。喉症腐烂，亦用此长肉，名紫药。如治走马疳、穿牙疔、重舌、口疳、小儿胎毒、口疳，本方加牛黄，倍珍珠，无不效。痘疮后口疳，去黄柏、龙骨，加牛黄，倍珍珠各五厘，多加更妙，痘后疳非此不治。按：《拔萃》万应喉中散即此方加味，用薄荷七钱，儿茶、滴乳石五钱，灯草灰、青黛、血竭、生甘草、生黄柏三钱，香白芷二钱，犀牛黄、辰砂、冰片、珍珠各一钱，治喉痹、缠喉风、双单乳蛾、喉痈、喉癣、喉疮、阴虚咽痛效。附方：口疳，砂仁壳煅吹，或红毡灰、

中医临床实用经典丛书（大字版）　理瀹骈文

甘蔗皮灰、红枣肉灰、狗屎内骨煅灰，米泔、甘草水洗后敷，或白螺蛳壳煅，同儿茶、冰片吹，诸疳皆妙。走马疳，红矾如豆大，纳红枣内，煅枯，加冰片敷。一加黄柏佳。又，东垣治牙疳，用信砒、青黛、轻粉各一钱，麝香五分，为末，香油摊纸上，用木槌槌实，收起，临卧以浆水漱净，药纸剪封疮口，至晓去之，仍净漱，勿咽，三次效。按：走马疳，非砒不可，二方一加黄柏，一加青黛，皆济其烈。其木槌槌纸法尤妙，即用膏之法也；**咽喉以发声，肺胃郁而喉患作**咽以咽物，通胃；喉以纳气，通肺；嗌者，咽之低处；会厌，管于咽喉上，司开阖；四者缺一不可。咽喉症，皆火病也。君相二火，经脉并系咽喉，君火势缓，热结为痰、为肿，相火势速，肿则为痹。痹者，痛也，闭也。痹甚则痰塞以死，虽有数症之名，轻重之异，乃火之微甚故也。又，风寒包火者多，古方起手只甘桔荆芥开发升散，及其火势既盛，则清剂方施，热结下焦，而攻法始用，非得已也。按：清如蒡子、贝母、薄荷，及重再加玄参、前胡、银花、花粉、僵蚕之属，阴虚火炎，必用玄参，攻如大黄、芒硝之属。又，火有虚实，实火因过食煎炒，蕴毒积热所致，其症烦渴便闭，将发喉痹。先三日必胸膈不利，脉弦而数，宜先用重剂润下，去其积热，再用去风痰、解热毒之药，清其上焦。元气虚者，用蜜导法。虚火由饮酒、忿怒，房事过度，动胃肝肾火，火动痰上，壅于咽喉，唇舌干燥，便涩，心脉虚数，肾脉微弱，此水不胜火，宜滋阴降火。又有寒症，如非时暴寒，潜伏于少阴经，越旬日而始发，名曰伏气咽痛，即肾伤寒也，法当辛散。更有少阴中寒之重症，寒客下焦，逼其无根失守之火，发扬于上，遂致咽痛，宜理中四逆汤药料，景岳所谓火虚于下，而格阳于上者，宜熟地、牛膝、炙草、泽泻、肉桂、熟附子治之是也。按：《经》云：骤起非热，缓起非寒。大抵喉症顷刻而起，毫无别恙者，即是虚火阴寒之症。又寒症，脉沉缓弱小，喉内皮肉淡白，或头项如斗大，色白无光，或赤而色暗，大便或泻或溏，小便清白，口不碎不渴，身凉或畏寒，或手足微厥，火症反是。又，寒症，痛虽甚，至早稍轻，喉虽肿，舌必不干，痰虽多，必不黄而成块，可辨。喉症有数

理瀹骈文

名。喉蛾亦名喉痹，属风火，红肿而有脓头起，尖似乳，生喉间，一边为单蛾，两边为双蛾。左，肺病；右，胃病。关上者轻，关下者重。双蛾轻，单蛾重。又有连珠蛾，白星上下相连，乃酒色过度所致，朝发暮重，虚症也，难治。缠喉风；如咽喉肿痛，胀塞，发寒发热，外有红丝缠绕，且痒且麻，愈肿愈大者，此外缠喉风也，属风火。如恶寒恶热，内外无形，出气短促，胸前红肿，两足畏寒，乃肾经有热，水枯不能上润，名内缠喉风。无论内外缠，胸前有红丝，挑去为要，以皂角、桐油，搅喉出涎，无桐油以灯盏油代。如缠喉风骤然而起，舌白不肿，外无红丝缠绕，内痛不可忍，亦无形状者，更兼口不渴，大便溏，即是阴毒，切忌用凉。锁喉者，一云喉间无蛾，微有紫红色缠绕，一云喉旁两块，大如鸡卵，二说不同，大约亦即乳蛾、缠喉二症之轻者耳。用杜牛膝汁，和醋敷喉外，再搅喉中出涎，如两三日前气急短促，手足厥冷，忽然痰壅气闭，命悬顷刻，此名急锁喉风，亦名喉闭，宜用苏子、前胡等化痰降气，切忌牛黄吹药，入口不救。喉风有硬舌根而烂两旁者，名缠舌喉风，甘桔汤漱，冰片散吹。又有脚跟先一日红肿疼痛，而后移于喉者，名脚跟喉风，急宜化痰解毒。若移为心痛，不治。又有暴发暴肿、转肿转大，名飞疡，亦名走马喉痹，急以太乙紫金锭等涂颈，甚者刀点出血，盐汤洗，冰片散吹。又有喉间作痛，烂不收口者，名烂喉痧。土茯苓煎漱，紫苏、芦卜缨煎漱，上烂喉痧药。详见后。又，喉闭日久，频服清降药，致痰壅塞，声如拽锯，名肺绝喉痹，宜四君药料救之。凡喉症，先寒热后见形者重，先见形后寒热者轻，寒热多者其症必重，若一发寒热，夜间便起者凶。喉症多日轻夜重。喉症，耳聋耳痛，头痛，微发寒热者，轻；若传变于手臂、肩背痛者，吉；如头重难举，不知痛痒，或胸胁痛，寒热大作，无休歇者，凶；若传为心痛者，不治。又，喉症，声如雷鸣，或如拽锯，或喜坐低处，或痰多不能吐出，或全无痰者，或痰吐升斗者，皆难治。喉症忌发汗，以砭刺出血为汗，无论风火、时邪、喉蛾、喉缠，及生珠、生瘤，皆用三棱针刺少商穴出血，并刺委中穴，以泄毒气。喉闭刺十宣穴，皆是火郁发之之义。又急

中医临床实用经典丛书（大字版）

理瀹骈文

症并刺患处出血。惟阴虚之火及肾伤寒、帝钟风不可刺，内伤虚损咽痛、失音者，误针不救。又，关上血泡可针，关下不见者，令病人含水一口，以芦管尖刺鼻孔出血，或瓷锋刺鼻准尖出血。又，男从鼻梁寻至顶，女从脑后寻至顶，小儿看虎口，有血泡挑破之，单蛾单点，双蛾双点，忌见火，均可参。喉症宜吐痰，然虚寒亦能作痰，此痰乃精液，不可去，宜以法通喉。喉症便秘者，宜通大便，然四五日后不饮食、人虚者，亦慎下。凡时行喉症恶寒者，寒闭于外，热郁于内也。不可轻用胆矾酸物点者，恐阳郁不得伸也。不可骤用硝黄下者，恐阳陷入里也。凡喉症初起，忌寒凉，即阴虚用滋阴药，亦忌纯凉。盖上热未除，中寒复生，致毒乘胸高肿，上喘下泄，为难救也。喉症杀人最速，故详注之，然犹未备，是有专书宜究。又，喉症以吹药为主，然亦易误，故文中所载皆外治，而吹药只作带笔，识者察之，**乃有商陆掩顶**大凡胸膈有风热，则咽喉肿痛，商陆沉阴下行，用酒煎涂于顶上，或用商陆根炙热熨顶并颈，或用生姜将头顶发擦红即松，**巴麝窒鼻**开关破蛾，巴霜麝香为丸，棉裹塞鼻。又陆方：喉痹、乳蛾，巴霜、薄荷、细辛、冰片等份，裹塞鼻一时，头顶冰凉，喉即开，并治喉痹生疮溃烂，水浆不入者。愈后鼻疮并无害。巴仁、大蒜同捣，塞耳鼻，并治牙痛。孙真人红枣丹，治喉风、喉痹、双单乳蛾等症，用巴豆霜、杜蟾酥、当门麝、冰片各一钱，山豆根五分，硼砂、老姜粉各二分，以红枣去蒂装药塞鼻，即闭口目，避风，嚏出脓血后，银花、甘草煎浓汤漱之。治喉蛾，塞蛾一边。喉风，男左女右，周时方可拔出，早则误事。虚火症及阴毒皆忌，慎勿冒昧，**皂蒜封项**喉蛾、喉风，皂角、细辛、冰片，取嚏，乳蛾自破，再用皂角末醋调封项下，肿消蛾破，或加胆矾、僵蚕，并可吐痰，或用牙皂、草乌尖、蟾蜍点蛾亦破。大蒜捣擦颈，蛾自破，或用前牙痛大蒜敷经渠穴方亦佳。烂喉症，生细辛二钱，生附尖、生南星、生半夏各一钱，末，蒜泥一杯，将药十分之九拌匀，布摊，贴于喉外面，左右换贴，以痛为度，余药卷纸为筒，鼻嗅之。见杭州张氏刻送本。附治喉症方。实火症，大黄、芒硝、雄黄，末，以湿纸裹塞鼻。凡杜牛膝、山豆

理瀹骈文

根、黄柏末、牡蛎粉、绿豆粉均可，用鸡子清和蜜调涂项。又，喉症，开关生津，薄荷五钱，硼砂一钱半，雄黄三钱，儿茶二钱，冰片五分，以井水或蜜调涂颈上，如口舌疮、牙痛，亦可治。按：喉症，清火消痰，用青药，即薄荷六钱研，青黛六分，灯草灰七分，百草霜三分，冰片四分，甘草末一钱也。喉症，开关破肿，用黄药，即牙硝六钱，蒲黄四钱，雄黄三钱，硼砂二钱，牙皂炙二条，僵蚕炙二条，生矾一钱，朱砂少许也，破烂者勿用。又，喉风痰壅口噤者，用金锁匙，即硼砂五钱，牙硝钱半，雄黄二钱，僵蚕一钱，冰片五分也。加枯矾、劈砂，即红药方，破烂者勿用。凡喉蛾、缠喉、锁喉、喉闭、喉痛，以青药为主，黄药为使，轻症青多黄少，重症黄多青少。喉症凶极，以黄药为主，腐烂者，以紫药为主，再加清热解毒。便秘者用大黄、石膏，釜底抽薪法。如风寒闭者，勿用明矾。虚寒症，勿用青黛、牙硝，此其大略也。古方多用吹，然可以涂颈法代之，便秘者用敷胸及导法亦效。凡喉蛾壅塞，雄黄、烧酒和燕窝泥，临卧涂颈上，自破。喉风开关，蜈蚣焙、全蝎、僵蚕、胆矾、蝉蜕、山甲、蟾蜍、川乌尖、草乌尖、乳香末、葱韭汁，调敷喉外，或元明粉、韭汁，调敷喉外，破者勿用。实火喉痹，紫金锭涂颈，梅花点舌丹涂颈，并治喉烂者。虚火喉痹，远志肉末或白芥子末，醋涂颈，或用醋化牛胶，黄丹收，摊贴颈上，亦可加药，**乌星附子扎脚之法**古云：喉药忌全寒，宜炮姜、附子从治，或用党参、白术、羌活、荆芥、防风、薄荷、赤苓、桔梗、甘草、炮姜，无不愈者。一去薄荷，加玄参、升麻、附子，同。又，虚火上升，喉痛、喉闭、喉疮，有用玄参、白芍、熟地、当归、川芎、黄柏、知母、天花粉、桔梗、荆芥、甘草加竹沥者，二方俱以外涂为稳。再用生草乌、生南星，末，醋敷足心妙。又如喉痹、喉风，勺水不下，生附子、吴萸，醋敷足心。虚火，生附子一个，故纸五钱，敷足心，微火烘，即宽，更**烟吸蛇床**冬月喉痹肿痛，不能下药，蛇床子烧烟，置壶中，口鼻吸之，出涎为吉。又，肾伤寒及帝钟风肿者，亦用此熏，忌针刺。附方：喉痹欲死，干漆烧烟熏吸，或僵蚕、乳香烧烟熏鼻。喉蛾，家麻皮七节，烧

中医临床实用经典丛书（大字版）

理瀹骈文

烟吸。尸咽症，喉中痛痒，语声不出，乃尸虫蚀喉也。麻黄，以青布裹，烧烟于筒，熏之。喉症，有油胭脂、冰麝，研，擦耳背法。存参，**毋祇白散之糁**白散，一名尿白散，即人中白也。喉症烂者，人中白、冰片吹。又，人中白、薄荷、硼砂、铜绿各五钱，蒲黄炒、甘草炙各三钱，元明粉、黄柏炙、黄连炒、明雄、青黛各二钱，鸡肫皮煅、冰片各一钱，吹，治咽痛臭烂、牙疳口疮等毒。加牛黄、熊胆、珍珠各一钱，儿茶八分，麝一分，尤妙。又方，人中白煅、青果核煅、鸡哺退壳煅、儿茶、冰片各等份，研吹，通治喉痹、喉痈、喉癣、双单蛾、口疳等，见陆方。附方：喉闭喉缠，七宝散：山豆根、牙硝、胆矾、白矾、鸡肫皮、辰砂、冰片等份，吹，亦治悬痈下垂。又，七宝散：雄黄、硼砂、僵蚕、全蝎、明矾、胆矾、牙皂各一钱，治同。按：二方并用，力尤大。统治三十六般喉症，青果核灰、薄荷各二钱，明雄钱二分，冰片三分二厘，青黛四分，加儿茶、硼砂亦可。喉症，急切无药，白面和醋敷喉外。喉蛾，指甲灰吹。小舌落下，烧盐、枯矾，以箸头点之可消，皆简便方也。喉癣，体虚多郁所致，状如秋海棠，喉中不闭不肿，气出如常，微微痛痒，饮食不遂者是，此系虚火，淹缠难愈，忌刺畏补，久则失音成痨矣。用橄榄核灰、儿茶、哺退小鸡壳煅各三钱，加冰片吹，能定痛，此即前陆方去人中白。咽喉生疮，胃脘实热，熏炙上焦，发为白头赤根，或属虚火上行，无制则痛，或杨梅、天疱疮多服轻粉，毒气流注所致，当分别治。凡咽疮，忌生姜辛辣。喉疮并声哑，硼砂二钱，儿茶、青黛、滑石、寒水石各一钱，蒲黄、枯矾各六分，黄连、黄柏制各五分，加冰片吹，或用蜜调敷喉外，同。《医鉴》加牙硝六分，方外人传。按：喉哑，有肺热者，有寒包火者，宜酌治。《敬信录》载烂喉痧急救验方，牛黄、指甲灰，男女互用，各五厘，青黛六分，壁喜窠二十个，要墙头上者，焙黄，冰片二厘，药珠三分，象牙屑三分，焙黄，共研末，吹。又《医鉴》方，壁钱烧存，枯矾、发灰，同吹，较便。又，烂喉红枣散，红枣肉四两，烧枯铜绿二分，煅枯矾二分，犀黄、麝香、冰片各一分，吹。又方，白茄子梗煅一两，明矾三钱，冰片五分，吹。

理瀹骈文

妇人经水不调，壅塞经络，亦令喉肿，宜通经。又有梅核气，喉中如有物，吞不下，吐不出，气郁痰结也，妇人为多。紫苏、厚朴、半夏、赤苓、苍术、枳实、陈皮、南星、香附、砂仁、神曲、青皮、栀子、槟榔、益智仁、黄连、生姜各一钱，杏仁捣丸擦。西医肺病证论喉痛，用热茶一壶，口含壶口呼吸之，令热气熨腾于喉，使喉温润，外用布巾浸热，绞按喉上，或用热油，或荜茇油，醋水搓擦，贴白芥子末，或贴斑蝥、黄蜡、猪油膏，引病外出。又肺病炎症，蚂蟥置竹筒内，按患处吮血，更用斑蝥膏贴腿肚，或用白芥子末敷腿肚，引病下行。此皆法也，临症可酌用。中国体气情性与外国迥不相同，有宜彼而不宜此者，须知。**审阳经于颈项**前曰颈，后曰项，属太阳膀胱经。缺盆之中，任脉也，名天突。项中央督脉，名风府。任脉督脉皆奇经脉。项强身急，活鼠去脏贴，**觇秋气于肩背**《经》曰：西风生于秋，病在肺，俞在肩背，故秋气者，病在肩背。肩背病属肺分野。太阳经中寒湿，则肩背痛，不可回顾。又，背痛多作劳所致。方见后。

中府之地中府，肺穴，华盖自悬，上接喉咙，下覆诸脏。平为吸呼，逆则咳喘有痰无声曰嗽，属脾湿。有声无痰曰咳，属肺燥。喉中有声曰哮，气急为喘。不抬肩撷肚，呼吸不接续，名短气，非喘。咳嗽者有外感，有内伤，总由火克肺金。春是上升之气，夏是火，炎上最重，秋是湿热传肺，冬是风寒外束。肺不伤不咳，脾不伤不久咳，肾不伤，火不炽，咳不甚。新嗽，肺有实邪；久病，属虚属郁。伤风以有嗽为轻，邪在皮毛，未及脏腑也。痨病以有嗽为重，五脏受伤，上干于肺也。咳分十三经。春夏多虚，秋冬多实。又，早晨上半日多实火，午后黄昏多虚火，**冷吸款冬之花**凡久咳、冬咳，风入肺窍者，宜熏，用款冬花，末，烧烟，以筒吸之，或置瓶中吸。不论新久、昼夜、无时，款冬花同佛耳草、熟地，烧，吸，名三奇散。用熟地是一法，一无熟地，有雄黄、鹅管石。佛耳草，即杭之"棉细头"，作乌饭糕者，或用郁金。又，款冬、木鳖仁，或款冬、雄黄、艾叶各一两，共研末，黄蜡

中医临床实用经典丛书（大字版）

理瀹骈文

融，摊纸上，卷筒烧烟吸，并治水肿、喘促者。又，熏黄同蜡摊纸，如上烧吸，取吐，或鸡清刷纸，同。食白粥七日后，以羊肉羹补之。吐亦是治嗽一法，**热涂灯笼之草**灯笼草，一名酸浆。治热咳，水调涂喉外。如咽痛，用醋调涂。凡嗽药，皆可以此法摊，**擦发油宫粉于胸**治咳嗽不止，并胀满痰喘者，乱发，香油煎，入宫粉，和匀，擦胸口。凡劳嗽、火嗽、久嗽、干嗽、食积嗽、酒嗽，用青黛、瓜蒌、贝母，研末，和白蜜为丸擦，甚佳。干咳嗽，火郁也。姜汁和蜜擦背佳，即用逍遥散，继以滋阴药之意，**燥痒更吹硼石**肺燥喉痒者，用款冬花、硼砂、甘草、石膏煅，共末，吹喉内，或用蜜调药涂于喉外，**止嗽脐填粟壳**久嗽不止，罂粟壳末，或五倍末，掺膏贴，**咳用骨脂**咳从脐下起者，宜用破故纸末掺膏贴，纳气归肾自止。附方：风寒发散，并治诸般喘嗽，麻黄去根节、杏仁去皮尖、桂枝、苏叶、陈皮、薄荷、桑白皮、大腹皮、甘草、桔梗、款冬、荆芥炒、百部炒、白前炒、半夏、贝母、知母、南星各一两，柴胡、黄芩、枳壳、葶苈均炒，天冬、麦冬、旋覆花、马兜铃各五钱，五味子、乌梅、木香、皂角、干姜各四钱，川椒、轻粉各三钱，麻油熬，黄丹收，牛胶一两，搅匀，摊贴。此方亦可加入七宝五子膏用。虚嗽者，须用前肺部滋阴膏贴。西法，肺病轻者，用热油在缺盆穴搓擦，亦能止痒免咳。又，久咳者，常令身暖，四肢、胸前用布巾蘸热水洗。按：避冷风吹袭。凡治咳嗽哮喘，穴取天突、肺俞、膻中、气海等，膏药贴法照此；**哮喘者**哮有食哮、水哮、风痰哮、年久哮之别，古专主痰，后谓寒包热，治须表散，以行气化痰为主，忌寒药闭邪，热药升火。喘有气喘、痰喘、火喘、水气逆行乘肺喘、肺胀喘、食喘，忌敛涩、升补、燥湿、酸咸之品，宜散邪、清火、祛痰、润肺，若短气宜补气，**温以麻黄白果**寒哮用白果、麻黄，捣塞鼻。按：哮喘良方，用生麻黄、白苏子、紫菀各三钱，南星、半夏、桔梗、川贝、细辛、杏仁、甘草各五钱，生姜一两，如以麻油熬，黄丹收，阿胶一钱，搅良，**凉以荞面鸡清**治哮喘，痰稠便硬属实热者，二味为团，擦胸口，**摩芥芷轻粉于背治哮喘咳嗽及痰结胸**，白凤仙花根叶熬浓汁，擦背上。极热，再用白芥子三两，白芷、轻粉各三钱，蜜调作饼，贴背心第三骨节，虽热痛勿揭，正是拔动病根。不论寒热虚实，盐酱哮喘并治，数饼除根。又，痰实气喘者，用紫苏子、白芥子、萝卜子，炒熨亦良，**寒热且薄桃芫肺热喘急**，寒热往来，桃皮、芫花煎汤，擦胸口，数刻即止。并治水气乘肺而喘者。又，痛如打，芫花、黄菊、踯躅花，布包蒸熨，**定喘鼻塞巴霜**巴霜，姜汁为丸，橘皮裹塞。又，痰喘上气者，生南星或白芥子，姜汁调敷足心，**哮须红信冷哮**，宜用红砒少许，调入阿胶膏贴，或哮喘膏亦可。按：古方，治远年近日哮喘痰嗽，有用蝉蜕去足、轻粉、马兜铃各一两，生灵脂、生雄黄、杏仁、生砒各五钱，淡豆豉四十九粒，以生姜、葶苈自然汁，丸如黄豆大，亦可以姜汁化一丸，临卧擦胸。西法，喘者，用纸入硝水中浸湿，晒干，置盆内燃点，乘烟焰熏腾时，吸其养气入肺，或用醉仙桃叶晒干，置烟筒中吸之。又法，用热油搓擦胸膈。此与前治嗽之法相参。

　　呕吐辨有物有声呕属阳明气血俱病，声物俱出，生姜主之。吐属太阳血病，有物无声，橘红主之。哕属少阳气病，有声无物，半夏主之。三者皆脾虚病。或寒客胃，或伤食，或有痰。呕重吐轻。食久乃吐，手足冷，胃寒，宜丁香、砂仁。食已即吐，手足心热，胃热，宜黄连、栀子。又，渴而吐黄水者热，不渴而吐清水者寒。又，胁痛者停饮，腹胀者食积。恶心无声，物由痰凝胃脘，或湿热郁遏膈中。干呕只有声，或厥冷吐涎，乃胃家气血虚。干呕声轻，哕逆之声浊，恶，**或绞竹茹姜汁治呕吐**，面赤，手足心热者，以竹茹、生姜绞汁，棉浸擦胸口，**或捶酒药葱椒**凡呕吐、噎膈、反胃，各方可以通用。酒药、胡椒、葱白捶融，有热茶炒，无热酒炒，贴心窝。又有分经治法。见物即吐属胃经，米炒，加酒药贴。呕物不化属大肠经，酒药、茶叶、艾叶，茶炒，贴。呕吐清水属胆经，蜡树根、瓦上霜、路旁茅草、皂角灰，茶炒，贴。无前二味，以胆经药代之。欲呕而不呕属小肠经，燕子窝、樟

中医临床实用经典丛书（大字版）

理瀹骈文

树皮，捣，有热茶炒，无热酒炒，贴。如小便不利，枫树浆熬膏，糁皂角末，贴脐眼，再用灯火烧喉下三次。口吐白沫，欲呕而不出者，属膀胱经，蚓粪、胡椒、艾叶、皂角灰，研，清油炒贴。欲呕而不呕，面发红眼流泪，属三焦经，桑根皮、茶叶、四季葱，捣，炒贴。如二便不通，加皂角灰、黄糖水，调贴脐。不呕不泻，如干霍乱者，二酒糟、皂角灰同炒，贴。并刺中指出血。凡病皆须分经用药，录此以为规例，**利之以枫皂**见上，**镇以金石土朱**金沸草下气消痰，代赭石重镇虚逆，加土朱等份，醋调末，涂胸口，治呕吐，并治嗳气、痞气及哮呷有声者。

附方：阴症干呕，冷涎作吐，用吴萸、生姜、大枣，煎熨。胃寒吐水者，用前和胃膏；**噎膈分无水无火**膈症，食不能入，是无水也。食入反出，是无火也。治宜以安胃为本。按：噎塞脾虚病，反胃胃虚病，皆在膈间受病，故统名膈。上焦吐者气，食则暴吐，口渴，噎塞是也。中焦吐者积，食不良久吐出，或先痛而吐，病在中焦。下焦吐者寒，酸臭不化，或朝食暮吐，暮食朝吐，尿清便闭，即反胃病，皆气血虚，胃冷、胃槁而成。又有翻胃病，食入即翻而出，或痰或热，阻塞膈间，非如反胃，朝暮有定候也。一云反胃是肾虚，非胃寒。翻胃亦是肾虚，非胃热。亦通。又按：膈分气膈、食膈、酒膈、痰膈、虫膈，惟气膈及老人膈难治。又，粪如羊屎者，不治，大肠无血故也。口吐白沫者，亦不治，气血俱惫故也。血虚宜润，火衰宜补。有肝旺脾弱，似膈非膈者，平肝补脾，**或煮附子而搓**开膈神方，用牛口涎、狗涎、童便，煮大附子一个，先涂麝于掌，俟附子脐发时，取弄嗅之，并嗅其汤，亦能开关。以盐涂牛口，即有涎。吊狗一脚，亦有涎出，**或烹雄鸡而吸**雄鸡破洗，置大碗内，糊纸，饭上蒸熟，戳孔，以笔管插入含吸之，俟热气冲入，喉自开。按：附子补火，鸡温中，皆治胃冷。开膈膏：党参、白术、苍术、黄芪、茯苓、甘草、生地、熟地、当归、白芍、川芎、天冬、麦冬、黄连同吴萸炒、黄柏、知母、贝母、青皮、陈皮、半夏、胆星、乌药、香附、厚朴、枳实、桔梗、瓜蒌、连翘、红花、神曲、麦芽、山楂、槟榔、木通、苏子、草蔻仁、砂仁、木香、丁香、藿香、乳香、大黄、巴豆、黑丑、莪术、三棱、草乌、官桂、雄黄、明矾、郁金、牙皂各五钱，生姜二两，乌梅七个，凤仙子一钱，油丹熬贴。开关丹：胆星一个，瓦楞子钱半，生矾、枯矾、雄黄、牛黄、琥珀、乳香、没药、珍珠、白降丹各五分，白砒用人粪、黄泥固煅，取五分，麝香一分，以青鱼胆丸如芥子大，糁膏贴。此症非善调摄，难免复发，**导之以油蒌**膈症便闭者，可通大便，如大黄等可暂用以治标。《鉴本》方用栝楼根浸麻油导更稳。按：《经》曰：三阳结谓之膈。注云：小肠热结则血脉燥，大肠热结则不能便，膀胱热结则津液涸。三阳热结，脉必洪数有力，前后闭塞，下既不通，必反而上行，所以噎食不下，纵下复出，乃阳火上行而不下降也。据此则瓜蒌导法甚妙，非只稳也。附：通大便方。大黄、元明粉、生地、当归、枳实各一两，厚朴、陈皮、木香、槟榔、桃仁、红花各五钱，麻油熬，黄丹收，贴脐。气虚加党参五钱，**润以牛羊人乳**按：胃槁津枯者，宜用此润之，或加姜汁、韭汁、竹沥之类。嵩崖云：亦治标不治本之药，如以此蒸阿胶，调入养血膏贴，亦可。**呃非咳逆之谓**呃即呃忒也，有气逆、火郁、痰阻、食滞、血瘀、水气之分，皆属实。有中气大亏者，又有胃虚、阴火上冲者，皆属虚。呃在中焦，谷气不运，其声短小，得食即发。呃在下焦，真气不足，其声长大，不食亦然。凡呃，半时一声者虚。又，脾败而发，连声不止，收气不回者危。虚寒呃，麻黄，酒煎嗅，或烧麻黄烟嗅，或羌活、附子、茴香、木香、干姜、盐，布包烘热熨之。如阴火上冲者，用龟板、熟地各四两，黄柏、知母各二两，油丹熬，贴脐下，即介以潜阳法也。寻常气逆，取嚏即止，久病姜汁白蜜擦背，**嘈岂虚烦是云**嘈杂，躁扰不安，得食暂止，属痰火，宜清火化痰。由思虑伤心者，宜清火养血。与虚烦症不同。

郁为积聚之本五郁者，木达之，火发之，土夺之，金泄之，水折之是也。古方如小柴胡达木，升葛发火，三承气夺土。景嵩崖有辨，宜

中医临床实用经典丛书（大字版）

理瀹骈文

详看。六郁相因，以气为主。气郁胸满胁痛；湿郁周身关节走痛，首如物蒙，足重，遇阴寒便发；热郁目蒙，口干舌燥，小便赤浊；痰郁胸满，动则喘急，起卧怠惰；血郁四肢无力，能食，小便淋，大便红；食郁噫酸，恶食，黄疸，膨胀痞块；不言风寒者，郁则为热故也。郁为积聚、痃癖、癥瘕之本。积属五脏，阴也，有形，发痛有常处。肝积在左胁，名肥气，胁痛痎疟。心积起脐下，名伏梁，心烦。脾积在胃脘稍右，名痞气，黄疸，倦怠，饮食不为肌肤。肺积在右胁，名息贲，咳喘，肺痈。肾积起小腹，上至心，名奔豚，喘逆，骨痿，最难治。诸积禁吐下，徒损真气。聚属六腑，阳也，无形，发痛无常处。痞与癖，胸膈间病。痃积聚，肚腹内疾，多见男子。癥瘕，独见脐下，妇人常有。皆因痰饮、食积、死血而成，其实一也。在右食积，左血积，中痰饮。凡妇人有块，多属死血。大概治郁，忌酸敛泥滞，以开发志意、调气散结、和中健脾为主。积未成宜解郁；积初起属寒，宜辛温消导；久则为热，宜辛寒推荡。又，壮人无积，积皆因脾胃虚弱，气血两衰，四时有感而然，宜加补益，于攻伐中使气血旺，而积自除。又有肠覃、石瘕、血蛊及息积等病，详见医书。**解郁香附任摩**，升偕苍术苍术、香附，总解诸郁。或烧苍术闻，或生姜、白盐和醋炒香附熨，解六郁及嗳气吞酸、恶心嘈杂等症，平肝顺气，和中甚妙。苍术、香附二两，陈皮、川芎、栀子、神曲、枳实、青皮、半夏、麦冬、吴萸、黄连、赤苓、砂仁、木香、山楂、干姜、甘草、苏子、萝卜子、白芥子各一两，丹油熬，即越鞠加味。又，七情郁结，荣卫凝滞，周身牵引作痛，木鳖仁、白芥子、没药、木香、官桂共末，酒和飞面调搽，**攻积巴霜堪握**治积聚及老人虚寒便秘，巴霜、干姜、良姜、白芥子、硫黄、甘遂、槟榔等份，饭丸，清早花椒汤洗手，麻油涂掌心，握药一丸，少时即泻。欲止泻，冷水洗手。攻积丸，用川乌、吴萸、官桂、干姜各一两，黄连、橘红、槟榔、茯苓、枳实、菖蒲、桔梗、延胡、半夏各八钱，巴仁、皂角各五钱。二方均可熬膏贴，**利等大黄**凡积聚癥瘕诸症，大黄炒一两，风化石灰炒八两，先分炒，后合炒，入桂心末五钱，米醋熬，量虚实贴。

治积聚胀满、血蛊，大黄一两，朴硝三钱，大蒜一个，加麝贴，并治疟母，消即去之。治诸积，香附八两，半生半制，灵脂八两，半生半炒，黑丑、白丑各一两，半生半煅，麻油熬，黄丹收，广木香末一两，搅。一加川芎、大黄、当归各二两，皂角、木鳖、僵蚕、炮甲各一两。治积聚痞块，并一切外证，川乌、草乌、羌活、灵仙、防己、生南星、半夏、玄参、生地、首乌、川芎、当归、白芷、赤芍、黄芪、防风、丹皮、连翘、银花、栀子、秦艽、郁金、乌药、枳壳、青皮、红花、木香、木通、官桂、芦荟、蜂房、全蝎、山甲各五钱，头发一团，乌梢蛇用蛇蜕代，癞团用干蟾皮代各四钱，大黄一两，油熬，炒黄丹收，下蟾蜍三钱，制乳香、制没药各七钱，血竭、儿茶各五钱，樟脑二两，麝一钱，贴。附方：诸积及气血食三臌，白马粪同大蒜捣敷。治积块、龟鳖痕，白马尿同白僵蚕捣敷。数方皆效。**痞与臌胀不同**痞在心下，胀在腹中。痞但觉满闷，胀则外有胀急之形。痞轻胀重。治痞须分虚实，不宜专用利气药，致变成臌胀。臌胀，单腹大，外坚中空如鼓也。气虚不能制水故胀，其形与肤胀相似，惟腹有青筋为异。肤胀病根在肺，臌胀病根在脾。有寒胀、热胀、谷胀、水胀、气胀、血胀、蛊胀之分。寒胀腹满濡，时减，吐利厥冷，宜温之。热胀者，以阳并阴，则阳实阴虚，阳盛生外热，阴虚生内热，阴虚不能宣导，饮食如故，腹中胀满。谷胀者，失饥伤饱，痞闷停酸，朝则阴消阳长，谷气易行，故能食，暮则阴长阳消，谷气难化，故不能食。水胀者，脾土受湿，水积于肠胃而溢于皮肤，辘辘有声，怔忡喘息。气胀者，七情郁结，气道壅塞，上不得降，下不得升，身体肿大，四肢瘦削。血胀者，烦躁漱水，迷忘惊狂，痛闷呕逆，小便赤，大便黑，妇人多有之。蛊胀由脾胃湿热积滞，或内伤瘀血而成，另是一症。一云因其中有血或虫，故名蛊。臌脉必浮，蛊脉必实。实则按之随手凸起，虚则有凹不起。单腹胀俗名蜘蛛臌，多伤风与食，不治。寻常伤食，或气滞腹胀，消导行气。久病气虚腹胀宜补。凡臌胀病，多由怒气伤肝，渐蚀其脾，脾虚之极，真脏见也。脉喜浮大，忌虚小。若脐突出，肚见青筋，四肢黑，身热如火，或寒热如

中医临床实用经典丛书（大字版）

理瀹骈文

症，大便滑泄，皆难治。凡肿胀，朝宽暮急，为血虚；暮宽朝急，为气虚；朝暮俱急，气血两虚。又肿胀，从腹达于四肢者，吉，反是凶。又臌症，不比水肿，多土败木贼，宜调和气血，而兼利肝为主，**痞熨吴萸**一作阿魏**能化**吴萸酒炒，布包，走逐熨之。又方，水红花子干研一两，大黄、甘遂、甘草、阿魏各五钱，急性子、炮山甲各二钱，独蒜二两，硫黄一钱，麝三分，用猪脬装烧酒，入药在内，布包熨，痞自消。留末少许，洒膏上贴。再用纸卷筒药如爆竹，或点火隔纸五六层熨之。此杨氏验方也。阿魏为治痞要药。神仙化痞膏，用大黄、黄柏、当归、秦艽、三棱、醋莪术各三钱，全蝎梢、炮甲片各十四，木鳖仁七个，蜈蚣五条，用麻油二斤四两，浸熬，炒黄丹收，入乳香、没药各五钱，风化硝三钱，摊贴，先用姜擦过贴，贴后炒盐布包熨于膏上，或烘儿鞋，或热手熨皆可。一方无黄柏，有黄连、巴豆、芦荟、阿魏各三钱，冰片一钱。治积痞气块，身热口痹，三日热止，七日腹痛，十日便脓血，愈。加琥珀、麝香，并治马刀瘰疬。又方，大黄、黄柏、川乌、栀子、苏木各一两，草乌、生地、红花、巴仁、肉桂各五钱，黄连、黄芩、当归、赤芍、川芎各一钱，蛇蜕二条，蜈蚣六条，山甲二十片，桃、柳、枣枝各三尺，香油二斤熬，黄丹、铅粉各七两收，松香、陀僧、黄蜡各二两，搅，再入黄连末三钱，制乳香、制没药各一两，血竭五钱，轻粉、陈胆星、蚶子壳各三钱，麝一钱，和匀，狗皮膏摊，先以酒煮硝擦洗，贴后以火烤之，或烘儿鞋熨之，**丸点硇砂**治痞癖，蟾酥、黄蜡各二钱，巴霜一钱，羚羊角末、牛黄各五分，麝三分，硇砂、冰片各一分，丸如菜子大，粘在化痞膏贴，一周时，痞化脓血愈。按：《本事》硇砂丸，治一切积聚、痰饮，心胁引痛，硇砂、巴霜、三棱、干姜、白芷各五钱，木香、青皮、胡椒各二钱半，干漆炒、大黄各一两，槟榔、肉蔻仁各一个，醋熬，入硇砂成膏，细药搅，如上粘贴。又，膈噎、膨胀、久积、惊痰，大黄、牙皂、当归、巴仁、硇砂丸，并可参；**臌敷甘遂还消**治腹满，紧硬如石，或阴囊肿大，先用甘草口嚼，再以大戟、甘遂、芫花、海藻，醋熬膏敷。实臌，甘遂、巴霜、木香填脐。一切臌胀，肚饱

理瀹骈文

发虚，小便不通者，脐内先填麝香，再用甘遂、雄黄各一钱，田螺一个，捣敷。附方：臌满，苍术、白术、香附、当归、苏梗、黄连、栀子、枳实、山楂、木香、槟榔、赤苓、木通、泽泻、生姜，丹熬备贴。

按：舟车丸，治肿胀，形气俱实者，上下表里分消其水，黑丑四两，大黄三两，甘遂、大戟煨、芫花醋炒、青皮炒、橘红各一两，木香、槟榔各五钱，轻粉一钱，或照上用醋熬敷，或用油熬丹收，贴，并加敷药。虽虚弱人亦可试，乃通变之法也。十臌取水法，大戟膀胱水，甘遂肝水，麻黄肤水，乌梅腹水，胡芦巴胃水，葶苈心水，芫花通身水，黑丑肾兼遍身水，细辛气水，汉防己胃水，槟榔血水，海蛤肺水，陈皮牙水，桑皮肠水，加生姜、土狗，视症倍用君药，油丹熬，贴，外加敷药，亦通变之法，**散研琥珀**治五臌，琥珀散，大黄二两，巴豆五钱，牙皂一两五钱，枳壳、萝卜子炒各四两，琥珀一两，沉香五钱，姜皮捣汁，丸，临用研末，糁膏贴。附方：水臌，杜蒺藜煎洗，盖屋稻草煎洗，地骨皮煎洗，水气自下。气臌，面黑胁痛者，炒大麦芽熨。血臌，胁满，小腹胀，有血丝，酒煎荷叶洗。食臌，嗳气作酸，饱胀，炒萝卜子熨。妇人血蛊，刘寄奴或马鞭草煎洗。水臌灸法，水分穴，在脐上一寸，中脘穴，在脐上二寸，神阙穴，在脐之中央，以盐填满再灸，忌刺，刺之水尽则死，即当时不死，后亦复发不救，此亲见者。凡治胀，皆取三里穴，在足下三寸外旁，膏药照贴。**独圣**谓单用，则水蓼、凤仙、臭椿、商陆治肿胀行水。水蓼治疭癖积气，连花、茎、子、叶熬膏良。一方，水蓼花子，和飞面敷，或同大蒜捣贴。《鉴》本加当归、赤芍各一钱，没药五钱，阿魏、血竭、麝香各三钱，贴。又，水红花子二钱，大黄、朴硝、山栀、石灰各一钱，酒酵一块，同捣贴，汤壶熨，手帕勒之，三日揭起，肉黑如墨，是其验也。治痞，大红凤仙花、雄黄、独蒜，捣敷。或凤仙子、白芥子、马兰头根、麝香，同捣敷。或臭椿树根熬膏贴。商陆治肿胀，赤者伤人，只堪贴脐，入麝三分，捣贴，小便利自消。又方，赤商陆根捣碎，蒸热熨，再加葱白捣贴，并治水肿喘促者。按：疏凿饮子用商陆、羌活、秦艽、槟榔、腹皮、茯苓皮、椒目、

中医临床实用经典丛书（大字版）

理瀹骈文

木通、泽泻、赤豆、姜皮。可参；**双奇谓并用，则牛粪、猪肚牛粪**散、猪肚丸合方、**蛤蟆、鲫鱼**按：臌胀症，皆用雄猪肚装甘遂、大戟、芫花、紫背浮萍、丝瓜络为主药。气臌加蛤蟆、败鼓皮、乌药、槟榔、砂仁、沉香之属，血臌加蚂蟥、干漆、血竭、红花之属，水臌加土狗、鸡屎、牛粪之属。可参。又，十臌，雄猪肚、鸡肫皮、陈香丸、砂仁、沉香、生姜、大蒜，同捣饼贴，亦可加药。蛤蟆膏，干蟾皮，油熬，黄丹、轻粉收，槐枝搅。治食积痞块、痎疾、腿肿、湿气、疮毒。又，鲫鱼膏，鲫鱼一个三两，皮硝五分，杏仁、木鳖仁、甘遂、甘草各一钱，加葱蜜同捣，临用糁麝贴，功同甲苋。《鉴》方有蛤蟆鲫鱼膏，可参。

肿铺药饼而行肿，谓水肿，在四肢头面为水肿，在腹为水臌。视人之目窠上微壅，如蚕新卧起之状，其颈脉动，时咳，按其手足上，窅而不起者，风水肤胀也。鼻头色微黑者，有水气。一云通身浮肿，皮薄而光，手按成窟，举手即消者是也。阳水即风水，多外因涉水冒雨，或感风寒暑湿，其症先肿上体肩背手臂，热渴而二便秘。阴水即石水，多内因饮水及茶酒、饥饱，劳役房劳，其症先肿下体腰腹胫跗，身冷，大便利。阳水多实，阴水多虚。阳水在上，多喘；阴水在下，多满。阳水宜散宜攻，阴水宜温宜补。然阳中有阴，阴中有阳，宜辨。水肿多因肾水不能摄心火，心火不能养脾土，脾虚不能运化水谷，停于三焦，注于肌肉，渗于皮肤而发肿也。加喘者，肺为心火克也。久则肌肉溃烂，阴囊、足胫水出，唇黑，缺盆平，脐口肉硬，足背、手掌俱平，五脏败矣。治肿以健脾行湿为主。一云以辛散之，以苦泄之，以淡渗利之，使上下分消其湿，忌盐酱。治水肿及黄胖、九臌等，名铺脐药饼，巴霜四钱，轻粉二钱，生硫黄一钱，研调作饼，铺棉花于脐上，贴之，俟行三五度，去饼以温粥补之，久病隔日一取。治水肿消河饼，大田螺四个，大蒜五枚，车前子二钱，作饼敷脐取利。或地龙、甘遂、猪苓、针砂、葱涎，醋调，同。又，治男妇头面浮肿，肚腹胀满，上气喘急者，用黑丑、白丑煅、牙皂煅各二钱半，木香、沉香、乳香、没药各三钱，琥珀一钱。亦可以砂糖、飞面调贴，**兼煮赤豆渍膝**水肿从脾起，入腹能杀人，赤豆一升，煮烂取汁，温渍足膝，**必实其脾**阴水宜实脾温肾，用白术、厚朴、木瓜、大腹皮、草果、赤苓、附子各一两，木香、炮姜、甘草各五钱，再加独活、川椒、茴香、吴萸、官桂、肉蔻仁、紫苏、陈皮、泽泻各七钱，麻油熬，黄丹收，贴；**疸黄疸熏药筒而取**黄疸，始于目珠黄，渐及皮肤、爪甲，身体皆黄也，然不痛。若色黄身痛者，湿病非疸。一曰腹胀满，面姜黄，躁不得睡，属黄家。又，尿黄赤，安卧懒动，食已善饥。又，身黄，卧时身体青赤，憎寒壮热者，真黄疸也。色亮，口渴，身热，尿赤，名阳黄，属湿热。色暗体重，背寒肢冷，自汗，名阴黄，属寒湿。伤食名谷疸，伤酒名酒疸，黄汗染衣者名黄汗，皆阳黄类也。酒疸变为黑疸，难治。女劳疸亦名黑疸，额黑微汗，手足心热，膀胱急，尿利，过房寒热，脾肾俱病，阴黄类也。难治。亦有腹胀如水，大便黑者。胆汁黄，因惊伤胆得之。诸黄皆尿不利，惟瘀血黄，尿利。盖血结下焦，热但耗血，而不耗精液也。脱力黄者伤力所致。瘟黄杀人最速。凡时行感冒及伏暑未解，宿食未消，皆能发黄。黄汗者，身肿，发热，汗出而渴，汗出染衣如黄柏汁，以汗出时入水浴得之。黄肿非黄疸。黄疸眼黄不肿，黄肿色带白，眼如故。黄疸有湿热，黄肿湿热未甚，多虫与食积。治疸与湿热相似，然宜渗利中佐以甘温，勿纯寒再伤脾成臌。脱力黄等宜兼补。取黄法，先用瓜蒂散嚼鼻，再用湿面为饼，穿孔放脐上，以黄蜡卷纸为筒，长六寸，插孔内，以煤头点，烧至根剪断，另换，取尽黄水为度，效。亦治水肿。附方：黄肿，烧酒调白芥子末二钱，摊贴小腹上，起泡为度，忌吃糖盐，**并捣青鲫填脐**治疸，青背鲫鱼一尾，全用，加砂仁一两，洋糖一撮，捣烂入蚌壳内，覆脐上，一夜见效。或用鲫鱼背肉二块，加胡椒、麝香，同。附方：南星捣，置杯内，扣脐上，起泡挑去泄水。如湿热甚者，田螺敷脐引下。毛脚芹捣涂臂大肉上，**更平其胃**黄疸，用平胃散四两，醋调敷脐，睡须臾，战汗或泻黄水愈。一方，平胃散加香附、青矾、青皮、蓬

中医临床实用经典丛书（大字版）

理瀹骈文

术、黄连、苦参、白术。并治黄胖、黄肿。针砂与青矾同，针砂须忌盐，青矾可不忌也。又如热壅便秘者，用平胃加醋大黄二两，黄连、黄芩、甘草、茵陈各五钱，姜汁调末敷腹。寒湿者，用平胃加茵陈、附子、干姜各一两，白术、枳实、半夏、橘红、茯苓、泽泻、草蔻仁、赤小豆、吴萸、当归、木通各五钱，姜汁调敷。附方：酒疸，大黄、山栀、枳实、干葛、豆豉等敷。黑疸，明矾、滑石、大麦芽，研敷。河白，用栀子黄、鸡子清，正面调饼贴。疸癖，爱吃土炭、生米、茶叶者，用麦芽、使君子、槟榔、南星等，各加本物治之。前伤寒有方。**胸痛横连于胁**咽下膈上为胸。胸痛，古云属心。景云：多属肝，余经能令胸满、短气而不痛。肝胆脉布胁，胁之骨为肋。火上冲则胃脘痛，横行则胁肋痛。胁痛有风寒。又，左痛属瘀血，或怒气所伤，或跌闪所致；右痛属气滞、痰食。瘀痛无时不膨，或夜痛，或午后发。气痛时止而膨。嗳即宽，旋复痛。痰流肝经，咳嗽气急，走注有声。食积，右胁有一条扛起。又，虚甚成损，胁下悠悠常一点痛不止。古治痛多用通法，通则不痛也。然调和气血，上逆者下行，中结者旁达，虚者补，寒者温，皆是通法。必以下泄为通者，非也，**利胁先以琥珀之膏**胁痛，先贴琥珀膏，即大黄、皮硝同大蒜捣者，再以当归、草龙胆、栀子、黄连、川芎、青皮、木香、芦荟、麝香、姜汁调敷膏外。此膏或用油丹熬贴。又，白芥子水调敷，或吴萸醋调敷，或青皮醋炒熨，或韭菜连根醋炒熨，或枳壳、小茴、盐炒熨。疏肝法：柴胡、陈皮、青皮各一两，川芎、当归、白芍、枳壳、香附、瓜蒌、丹皮各五钱，同麸皮、醋炒熨。气加乌药、延胡索，血加官桂、红花，虚加杜仲、萸肉，跌打伤瘀血加大黄、炮山甲各五钱。按：此方药料全用，另加生地、灵脂各一两，油丹熬亦佳；**脘痛下挟其脐**脘，胃脘。当脐痛，李曰属肾，景曰亦属胃。凡心痛，皆胃脘痛。真心痛，手足青，过节不治。一云心痛在膈上胸内，寒痛手足反温，火痛手足反冷。胃痛在膈下两歧中。一云伤于七情作心痛，食积、痰饮、瘀血作胃脘痛。胃痛有寒有热，实热易治，虚寒难治，虽愈必发。虚寒者，口多清涎，得热饮痛稍缓；实热者，口渴

理瀹骈文

咽干，或多痰喘急。虚寒者肢冷面白，实热者肢虽冷面必赤。大抵胃脘下大腹痛者，多属食积外邪；绕脐痛者，属痰火积热；脐下痛者，属寒属痰及瘀与尿涩。按：腹痛挟热者缓，挟寒者急。寒痛，痛无增减，或兼吐利；热痛，时痛时止，腹满坚结。实痛，痛甚胀满，手不可近；虚痛，按之则止。食痛者，痛后即利，利后即减。死血痛者，痛有常处。湿痰痛者，脉滑，痰气阻碍不得升降，腹中引钓，胁下有水声，小便涩，饱则暂止。虫痛，五更心嘈，闻食而痛，恶心吐清水，上下攻刺，面白唇红，时作时止，或面色青、白、赤不定。木贼者，痛而泻，泻而痛不止者是也。又，腹痛欲呕吐者，上热下寒也。阳不降故上热而呕，阴不升故下寒而腹痛也。**温脐必以附子之散**腹痛脐湿，附子一个挖空，入甘遂末钱半，蛇床子一钱，火酒煮，烘干研，加麝香纳脐，名附子填脐散。此方去蛇床，加甘草，名接命丹，养丹田，助两肾，添精补髓。如前法制，单取附子同麝为丸纳脐。甘遂、甘草并用妙。温胃法：治脾胃虚寒、心腹疼痛或冷汗出者，并治霍乱等痛，附子、巴戟、炮姜、茴香炒各一两，官桂七钱，党参、白术、当归、吴萸、白芍炒、白茯苓、良姜、甘草炙各五钱，木香、丁香各四钱，沉香三钱，研，生姜汁调，加麝敷，或用油丹熬贴。附方：治胃热痛，大黄、元明粉、栀子、香附、郁金各一两，滑石二两，甘草、黄芩各五钱，末，姜汁调敷。九种心胃痛，并呕吐、噎膈、久痢、疝气等症，雄黄、朱砂、木香、沉香、丁香、麝香、桂皮、鸦片灰各等份，人乳和丸纳脐，用暖脐膏盖。暖脐膏有用生附子五钱，甘遂、甘草各三钱，葱汁熬膏和药，加蟾蜍、麝香、鸦片、丁香末摊者；有用柏子尖、松毛心五斤，附子八两，麻油熬，黄丹、铅粉收，加肉桂摊者。又方：受寒腹痛，炒盐、炒姜葱及热灰、滚水皆可熨。热腹痛，痧药嚏鼻。小腹痛，俗名阴寒，葱白连须七个，胡椒照病人年纪，每岁一粒，加枯矾少许，男孩乳丸纳脐，一炷香愈。虫腹痛，川楝肉酒浸，棉裹塞肛门。小儿用煨大蒜塞。腹脐冷痛，每旦以猩红、枯矾作纸捻，蘸油点烧熏脐，或贴暖脐膏后再熏，亦是一法。

中医临床实用经典丛书（大字版）

理瀹骈文

后宫之病肾为列女，在后宫，**熨脊**肾脉贯脊。又，肾脉缓甚为折脊。又，足太阳之脉病，腰脊强痛。凡背脊痛皆肾水衰耗，不能上润于脑，则河车之路干涩难行，故痛也。老人背脊伛偻，肾虚髓空也。臀尖痛者，阴虚而膀胱有火也。按：脊恶寒属阳虚者，生姜汁化牛胶，入附子、肉桂、花椒、乳香、没药收贴，烘鞋底熨之。脊痛由风寒湿者，用川乌头、附子、羌活、细辛、川芎、官桂、川椒各一两，醋拌湿布包，烘熨。又方：草乌、白附子、南星、肉桂、川芎、白芷、干姜共末，酒同面糊调敷脊上，以热碗覆之。或作饼贴，热物熨之。阴虚者，用四物同黄柏、知母、龟板研作饼贴，热物熨之**摩腰**《经》云：太阳所至为腰痛。又，腰为肾府，太阳腰痛外感六气，肾经腰痛内伤色欲。诸经皆贯肾而络于腰。腰痛有九，肾虚是本，风、寒、湿、热、痰饮、气滞、血瘀、闪挫是标。常痛者虚，有定者瘀，或左或右者风，或痛或止者湿热，往来走痛者痰积，遇寒发者寒湿，久坐者气滞。治老人腰痛、妇人白带，附子尖、乌头尖、南星、朱砂各二钱五分，雄黄、丁香各一钱五分，干姜一钱，樟脑、冰片、麝香各三分，蜜丸弹大，姜汁化开，热摩腰上，并贴。一加吴萸、肉桂。附方：腰痛无力，天麻、半夏、细辛蒸熨，或黑豆和盐炒熨。腰脊胀痛，白芥子、酒调敷。养元固本暖腰方：川椒、木香、故纸、大茴、升麻、川楝、肉桂各一两，附子、丁香各五钱，艾绒一两，和匀，缝暖腰贴肉着。通治腰痛，羌活、防风、灵仙、天麻、川芎、当归、延胡、牛膝、官桂、杜仲、续断、苁蓉、故纸、南星、黄柏、苍术、草薢、秦艽、小茴、乌药、红花、知母、香附、胡桃肉、骨碎补、木鳖仁、全蝎、龟板、木香、乳香、没药、自然铜、草乌、川楝子、生地、白芍、五倍子、灵脂各五钱，生姜一两，麻油熬，黄丹收。西医治肾病，有粟壳、野菊沸汤冲，布巾绞，按患处法，有鸦片酒或樟脑油、麻油擦痛处法，有鸦片丸纳肛门法，亦可参，**固之以芙蓉**即阿芙蓉、**金锁**芙蓉膏能止泻痢。固精保元，暖肾补腰膝，去寒湿、一切腹痛，痞疾、梦遗、五淋、滑淋、白浊、妇人赤白带下、经水不调，久贴能暖子宫，又治色欲过度阳痿。党参、黄芪、当归各五钱，甘

理瀹骈文

草、五味子、远志、苍术、白芷、白及、红花、紫梢花三钱，肉桂二钱，附子一钱，麻油二斤熬，黄丹收，鹿角胶一两，乳香、丁香各二钱，麝一钱，加芙蓉膏二钱，搅匀，阳痿加阳起石二钱和之，贴脐上及丹田。金锁固阳膏：葱子、韭子、附子、肉桂、丝瓜仁各三两，麻油熬，松香收，龙骨煅二钱，麝一分搅，狗皮摊。韭子、龙骨，治遗要药。按：金锁正元丹，治真气不足，吸吸短气，四肢倦怠，脚膝酸软，目暗耳鸣，遗精盗汗，一切虚损之症。用五倍二两，故纸、苁蓉、巴戟、胡芦巴、胡桃、茯苓各一两，龙骨煅八钱，朱砂一钱。亦有用木香、茴香、羊肾者。又，锁精丸用山药、杞子、五味、萸肉、锁阳、黄柏、知母、党参、黄芪、石莲、海蛤粉各一两，白术二两。亦有用菟丝子四两，牡蛎煅，金樱子蒸、茯苓酒蒸各一两者。遗症多由思想，或伤阴，或伤阳，或两伤，可酌熬膏。余见前"肾藏精"注，**散烧鲮鲤之甲**凡肩背、腰胁、手臂、腿膝、环跳贴骨等处疼痛，用沉香、木香、丁香、乳香、麝香、山甲，末，装核桃壳覆患处，飞面作圈护住，上用荷叶遮盖，以防火落，烧艾一二炷，觉热气入内即散，免耽延生变症；**下元之衰**阳虚也，**兜肚**治痃积、遗精、白浊、妇人经脉不调、赤白带下，白檀香、羚羊角各一两，沉香、零陵香、白芷、马兜铃、木鳖仁、甘松、升麻、血竭、丁皮各五钱，加麝香和艾绒作兜肚着。又方：大附子、大茴香、小茴香、公丁香、母丁香、木香、升麻、五味、甘遂、沉香、麝香，揉艾缝兜肚缚丹田**膝蔽**治元虚膝痛等，生草乌、川乌、黄芪、杜仲、仙茅、金毛狗脊、锁阳、川芎、当归、白芷、苍术、防己、牛膝、甘松、五加皮、木香、松香、细辛、肉桂各二钱，艾二两，作蔽膝缚。一用菊花、陈艾，一用草乌、防风、细辛、陈艾，作蔽膝缚，同。凡虚寒体，服风、燥、热药，多防涸阴，如作兜肚、蔽膝用，最善，**暖之以硫黄、玉抱**硫黄补火。治男子精寒、痿弱、白浊、遗精，女子子宫虚冷，赤白带下，亦治寒泻。倭硫黄六钱，母丁香五钱，麝一钱，独蒜丸如豆大，朱砂衣，每用一丸纳脐眼上，贴红缎膏。红缎膏，

中医临床实用经典丛书（大字版）

理瀹骈文

川椒三两，韭子、蛇床子、附子、肉桂各一两，独蒜一斤，真香油二斤浸药熬，黄丹收。或硫黄、丁香、胡椒、杏仁、麝，枣肉丸，或用胡椒、硫黄、黄蜡丸，纳脐上，贴红缎膏同。玉抱肚法，治积冷腹痛，用针砂四两炒出烟，入白矾五钱，硇砂、粉霜各五分，新水拌匀微湿，裹以皮纸贴，安怀中候热发，置脐内，或放气海、关元穴，大补元气。置于他冷处，亦汗出立瘥。此药燥则不热，再以新水拌再热，可用十余次。如药力尽，晒干再入矾即如旧。或只用针砂、明矾二味，亦效。亦见治痢，**补糁麋鹿之茸**旧有参茸膏。按：香茸丸滋补精血，治下焦阳竭，腹脐疠痛，目盲梦遗，食少肌瘦。鹿茸、麋茸各二两浸捣，苁蓉、五味、茯苓、山药、龙骨、沉香各一两，熟地三两，加麝，丸，每用一丸研糁膏贴。**大便之结**气秘欲下不下，虽努力不畅，名阳结，能食，以调气为主，结属粪结。血不足，肠燥肛裂，名阴结，不能食，以活血为主。亦有似秘非秘者，年高血少，病后血气未复，或脱血津涸，皆宜大补气血。大约此病只宜生津润燥，忌破气损液。大便秘结不通皆肾病，然秘结不过艰于下利而不通，或胸腹胀满，气闷欲绝，危症也，**蜜导为最**见前，**大黄、皂角掩其脐**取通，加黑丑、朴硝为四生，**朴硝热**热秘，皮硝二钱，水化开，皂角五分，敷脐。或加香油入猪胆内，用竹管插入，扎紧，挤汁入肛门，亦可加药，**附子寒**冷秘，附子、苦丁香五钱，炮川乌、香白芷、牙皂各三钱，胡椒一钱，麝少许，同大蒜捣敷脐，再以药装竹管中，吹入肛门，即通。前有二乌通阳方，**芪归补**气虚加芪，血虚加归。或用苁蓉炒，**蟾粉大实**大满如结胸者，用蟾蜍、巴霜、轻粉、醋丸，纳脐，膏掩**鼠芸**阴证便秘，雄鼠屎、白胶香和挺，塞肛门可消息；**小便之闭**肺气为水之化源，气行则水行。又，肾气足则化。以吐法通小便，如上窍开而下窍利。有有余者，膀胱有水，热结气闭；有不足者，五内枯燥，膀胱无水。当分气血，以渴不渴辨之。渴而不通，上焦气分热，宜清肺；不渴者，下焦血分热，宜滋肾。凡呕吐、肿胀症，小便不通危，**葱熨为先**试法：冷秘，葱熨即通；热秘，旋通旋秘，莴苣菜捣敷脐，**车前、滑石围其腹**见前水泻，**肉桂寒**见前，同车前用。附方：良姜、苏叶、葱、凤仙煎洗，**栀子热**热闭，大蒜一颗，栀子二十一枚，加盐捣敷脐，并敷阴囊。一用桃枝、柳枝、木通、花椒、明矾各一两，葱白、灯心各一把，煎汤围被熏洗，再炒盐熨其脐下，亦可加栀子等味。附方：猪胆笼阴首，妇人以胆汁滴阴中。又，气闭，臭梧桐子、皂角四五两，煎沸，加麝冲入瓷瓶内，将阳头插入熏之。血闭，韭白浓煎洗脐下，或桃仁或麻根捣摊绢上，贴小腹连阴际，或生地汁调黄柏末敷，**柴麻提**气陷宜提，老人、产妇，党参、当归、川芎、柴胡、升麻熬膏，贴肛门，**螺冰**田螺、冰片敷脐，或用田螺、葱白、轻粉、麝敷脐下，熨斗熨之，立救一命。或冰、麝、半夏填脐，加田螺、葱白作饼盖扎，下用皂角烧烟熏。或用田螺十余个，放水中澄清，取泥入腻粉涂脐立通。并治热淋**鲫麝**鲫鱼全个捣敷，或加蜜、麝香敷，碗覆之。或用蚯泥和蜜，或用蜗牛和麝**当变通**诸药不效，葱装麝插脐中，填盐令满，艾灸。**关格**关者不尿，寒在下；格者吐逆，热在上**有冷热之熨**葱白一斤切细，入麝五分拌匀，分二包，先以一包置脐，热熨斗熨之，半时换一包，以冷水熨斗熨之，尿通为度。不应，老姜、木通煎汤饮，探吐。或身无汗，葱汤入浴盆，坐没脐，被围汗出，欲尿即尿于汤内。大小便不通，亦谓阴阳关格，瓜蒂、芥子令吐泻。垂死者，但治下焦，以硝、黄、枳、朴通之。煨蒜塞肛或蜜导，忌淡渗利小便药，**中通先皂麝之填**关格乃痰格中焦，上下皆病也。先用皂角、冰、麝纳脐通窍，再消息去寒降火。若头汗出，则阳绝不治。如脉沉细，手足厥冷者，用人参、附子、麝香纳脐。中虚者，用黄芪、白术、升麻、柴胡、木香、槟榔，末，布包放脐上，熨斗熨之，即升降法也。前伤寒有寒热不调灸法，可参。

更闻**脬转**皆忍小便所致。凉药疏利小肠热，仍通泄大肠，大便大下，脬自归正，小便自顺。甘遂末敷，口含甘草。又，寒水石二两，滑石、发灰、车前子、木通、冬葵子各一两，葱白五钱，捣汁调药敷于脐

中医临床实用经典丛书（大字版）

理瀹骈文

下。女子转脬，用猪尿脬吹胀装竹管扎紧，挤气入户，大尿而愈。孕妇胎压脬不尿，吊起一脚睡即尿。蒲黄缚腰，见前，**亦有肠交**即交肠症，方俟补。**控睪羍**，即肾丸也**敷萸茴橘荔**疝者，睪丸连小腹急痛是也。或无形无声，或有形如瓜，有声如蛙，俗名小肠气，又名肾与膀胱气。一云均属肝病，人身自两肋、小腹至阴囊、睪丸皆肝位，与小肠、膀胱无涉，子母相关，病所由致则有之。如丸升上入腹者，难治。七疝者：寒疝，囊冷硬如石；气疝，由号哭忿怒所致，气郁而胀；血疝，俗名便痛；水疝，囊如水晶，阴汗或痒，搔出黄水；筋疝，茎胀筋缩出白，得之房术；狐疝，夜消昼长；癫疝，即大卵，得之胎中。治法：初起郁热在经，郁久后感寒气外束，不得疏散，因而作痛，勿专执寒治，亦忌补。七疝及瘕聚、带下属寒者，吴萸、小茴、橘核、荔枝核、川楝子、地肤子、青皮、元胡、灵脂、香附、黑丑、没药、丁香、木香、全蝎、苍术各一钱，研，酒敷。附方：疝初起，姜、葱、蒜捣敷，麸皮炒热烘于药外。寒湿痛者，艾叶、川椒、紫苏，炒热袋装，夹囊下，勿泄气。又胡芦巴一两，铁锅炒黑研，酒调敷。治气胞、木肾、水胞、偏坠，用灶心土炒热，加川椒、茴香、艾叶末拌匀，放盆内隔裤坐之，令冷血、冷气、冷水化为汗出愈。又偏坠，肥姜切片铺板上，堆艾一尖烧之，将完乘热带火连姜、艾捣烂，摊菜叶上向囊下托之，初时其冷如水，少顷滚热，寒湿从汗出愈。简便方：水疝，连须葱白同灶心土敷，可收水。血疝，马鞭草洗并捣涂，亦治木肾不痛者。又胡椒、菜叶搓揉，可散血。狐疝，煅牡蛎、干姜末水敷。癫疝，薏仁一两，陈壁土五钱，炒黄，水煮，研膏敷。按：木香丸治气滞、寒滞及癫疝之属，乌药、香附、小茴、荔枝核、煨陈皮、泽泻、木香、丁香、沉香各等份，皂角减半煨，酒丸弹大，可磨敷。外肾着惊缩上者，蓖麻敷足心，止即去之。又萵苣子一盅，潮脑三钱，麝一分，同萵苣菜捣膏贴脐下。穿心疝，以手掐大敦穴，一炷香即止，不止，灸之。按：志和曰：凡遗尿、癃闭、阴痿、胞痹、精滑、白淫，皆男子之疝也；血淍不月、足躄、咽干、癃闭、小腹有块、前阴突出、后阴痔核，皆女子之疝也，但女子不名疝而

理瀹骈文

名瘕。知此，则治诸病皆可以治疝法通之矣，**郁宜栀子**古方同乌、附用。小便涩者，川楝合五苓用。治郁热，吴萸、枳壳、山楂、荔枝核、黑山栀，末，酒调敷，**或涂以芙蓉黄柏**偏坠，用茴香、荔枝核，不效者热证也，醋磨木鳖仁，调芙蓉叶、黄柏涂，**包之以蛙皮**治疝，开元固气丸用此。附方：疝初起，寒热疼痛，恐成囊痈，鲜地骨皮、生姜各四两，捣烂包囊上，痒即消。阴肿如斗，雄、矾、甘草煎洗；**脱肛搽胆乳茶冰**肺热脱肛，猪胆汁同儿茶、人乳、冰片搽，热汁自下而肛收也。

附方：生地龙、朴硝，清油调涂，先以荆芥穗、葱白煎洗。或冷水调黄连末敷，**温用蛇床**蛇床子，温阴之药，同甘草研末掺，或煎熏，并治崩带、脱肛。又，同菟丝子和如泥涂，日五，并治阳衰不起。再加吴萸煎熏，并治产后玉门不闭症效，**或掺以熟地乌梅**阴虚脱肛，熟地、枯矾、乌梅炭掺膏贴。附方：菟丝子末，鸡清涂；或用蚌灰，蜜调涂；或用鳖甲头烧灰，加枯矾、赤石脂、诃子肉、灶心土、五倍子末掺，**升之以蝉蜕**气坠者，用蝉蜕焙黄为末，研，菜油调敷，自收。或用升麻、防风末掺。气虚加参、芪末。**既传附子、灵脂补气蒸脐之秘**太乙真人熏脐法，通治劳伤、失血，及阴虚遗精、白浊、阳痿、精神倦怠、痰火、妇人赤白带、子宫冷诸症。麝香、龙骨、虎骨、蛇骨、附子、木香、丁香、乳香、没药、雄黄、朱砂、灵脂、夜明砂、胡椒、小茴、青盐、两头尖等份，以麝填脐眼，荞面圈脐外，填药盖槐皮，艾灸之，汗出病已。慎风寒，戒油腻、生冷、酒色等。如畏灸者，可加艾和药，装袋铺腹上，熨斗熨之，逼药气入肚，但令温暖即止，亦效。下同。原评曰：麝香引透诸药。丁香坚守其胃，启饮食之进。青盐入肾，以实其子，使肺无漏泄。夜明砂以补其血，散内伤之有余。乳香、没药、木香、小茴，升降其气，不致咳嗽。龙骨、虎骨、蛇骨、朱砂、雄黄，以削病根。两头尖巡视经络，有推前拽后之功。附子、胡椒补元气，使血行血室，气归气宅，痰散为金波。灵脂连操其肺，削有余补不足。用槐皮之浆，闭押诸药之性，使无走窜之患。艾灸有拔毒起死回生之功。凡诸药不效，可用此法。《济众》熏脐法：川乌、乳香、没药、雄鼠屎、续断各二钱，麝一分，食饱后灸如前法，勿令痛，反泄真气，每年中秋行一次，隔两日一灸，灸至脐内作声、大便下涎物为止，只服米汤，食白粥，黄酒助力。温脐种子方：灵脂、白芷、青盐各二钱，麝一分，灸如前法，温暖即止，过则生热，妇人尤宜。气虚体倦，肚腹畏寒，用五灵脂、夜明砂、枯矾、麝香灸，同。每于二分、二至前一日，温水洗脐眼，纳麝少许，用面圈围脐，填药灸之，灸后以荞面为饼盖药，俟冷取下，忌茶。按：太乙，《鉴》名"延寿丹"，有人参、白附，无两头尖。妇人无子，冰片代麝，**复著凤仙鸽粪杀痨虫灸脊之奇**治痨虫，凤仙根蘸潮脑擦背，或加姜、桂同捣擦。治痨病人未全虚者，水灸法：用白鸽粪、净灵脂、白芥末各五钱，生甘草二钱，末，加大蒜五钱同捣，入醋化麝一分，摊脊上，皮纸盖一炷香，七日一灸。浙杭有沈姓医治痨，用白凤仙、猪脊筋同药末摊贴脊背者，其用脊筋法可取。又方：白鸽粪三五合炒焦布包，从尾闾起擦，上至大椎，又从大椎起擦，下至尾闾，如此数十遍，日夜数十次，虫尽死。先用湿纸搭脊梁，看一点先干处是虫所在，竭力擦之。有乳香熏手背，验虫有无法，不甚验，故不录。传尸痨，熬商陆根，囊盛熨。或佩麝香、安息香，再用甘松、玄参、炭屑，加白蜜和丸，常烧可以辟虫免传染。凡虫证，眼眶鼻下青黑，面色萎黄，脸上有几条血丝如蟹爪分明，或面上白斑，唇红，能食，心嘈，时痛时止，痛则咬心，口吐涎沫、清水，梦中啮齿，腹中或有块。凡辨痨虫，虫头赤，食人肉，可治；虫头白，或嘴白，或肚白，食人髓，皆难治。黑者已入肾脏，亦难治。杀虫膏：桃枝、李枝、梅枝、桑枝、石榴皮，并取东向者各七茎，青蒿一小握，苦楝根七寸，生蓝叶七片，葱白连根洗七个，黑丑头末半生半炒一两，大黄五钱，槟榔八钱，醋炒三棱、煨蓬术、雷丸、芜荑、使君子、木香、甘遂、皂角、灵脂、雄黄各三钱，明矾、轻粉、朱砂各一钱，麻油熬，黄丹收，麝香搅。一加贯众、厚朴、干漆、炒白僵蚕各三钱，紫金锭二钱，尤佳。凡痨瘵，皆虫食肺系，咯血、声嘶，最难治。

妇　科

妇科解郁为先女属阴，遇气多郁，通经是主妇人经血有常期，愆乎常则病矣。方书以趱前为热，退后为寒，亦未尽然。要之，以色红为正，其变为紫黑者热也，黄如米泔者湿也，浅淡红白者虚也，或成块而紫黑色黯者寒凝也，成块而紫黑色明者热结也。将行而腹痛拒按者，气滞血凝也；既行而腹痛喜按者，气虚血少也。经前发热者为血热，经后发热者为血虚。腹胀者为气滞，腹痛者为血滞。泄泻者是脾虚，溏泻者是寒湿。凡逆行上溢而吐衄，错行下流而暴崩，皆属血热妄行，而亦有络脉伤损、瘀积、肝旺所致。若经水过多，色淡为虚，色深为热。或兼赤白带而下者，臭者为湿热，腥者为寒湿。治法不外四物、逍遥散及五苓散药料加减。带下是湿热为病，赤属血，白属气，主治燥湿为先。又，肥人白带是湿痰，瘦人是热。久带下阳气虚极，下流白滑，多悲不乐，宜温。崩漏者非时血下，淋漓不止为漏下，忽然暴下为崩中。又，悲哀太甚则胞络绝，而阳气内鼓动，发则心下崩而数溲血也。经闭有三，上焦心火，中焦胃弱津枯，下焦胞脉热结，血海干枯。闭久，则血渗脾经，发为水肿。室女忧思过度则伤心，而血逆竭，故月水先闭。且心病不能养脾，故不嗜食；脾虚则金亏，故发嗽。气滞熨以木香同生地捣饼贴，熨斗熨之，并治肿核。又，木香、乌药、香附、枳壳、青皮、陈皮、川芎、厚朴、苍术各三钱，官桂、甘草各一钱，生姜酒炒，布包烘熨，血瘀浴以益母通经，益母草煎洗小腹。调经膏：鲜益母草四两，党参、当归、香附制、丹参、熟地、白术、灵脂炒、生地各二两，陈皮、青皮、乌药、柴胡、丹皮、地骨皮、川芎、酒芍、半夏、麦冬、黄芩、杜仲、续断、延胡、红花、川楝、苍术各一两，没药、远志肉、枳壳炒、吴萸、黄连、厚朴、茴香、木通、木香、官桂、甘草各五钱，炮姜三钱，雄乌骨鸡一只，竹刀破腹去毛杂，或用全付骨亦可，麻

中医临床实用经典丛书（大字版）

理瀹骈文

油熬，黄丹收，牛胶二两蒸化搅匀，贴脐下。经闭，蚕沙酒炒熨。崩带，蚕沙、灶心土、牛胶，酒敷。**种玉有丁公仙枕之装**丁公仙枕，用槐木为枕，如天盖地式，钻孔一百二十，装川椒、桔梗、荆实子、柏子仁、姜黄、吴萸、白术、薄荷、官桂、川芎、益智仁、枳实、当归、川乌、千年健、五加皮、藜芦、羌活、防风、辛夷、白芷、附子、白芍、藁本、苁蓉、细辛、牙皂、芜荑、甘草、荆芥、菊花、杜仲、乌药、半夏等份各一两，咀片研末，绢袋盛，装枕睡，能除百病，寿高多子。《宝鉴》有仙枕方，稍异，**调月有济阴蜜丸之纳**《济阴纲目》云："凡下焦虚冷腹痛，崩漏淋漓、带下，用吴萸、杜仲、蛇床子、五味、丁皮各一两，木香、丁香五钱，绢包煎汤熏洗后，再用药纳下部。带下，延胡五钱，厚朴三钱，当归、茴香、防己、肉桂、赤豆、龙骨、川乌、丁香、木香、良姜、木通、全蝎、枯矾各一钱，蜜丸，棉裹纳之。又方：为上药力小，再加三钱，内加行性热药羌活、柴胡二钱，大蒜一钱，破故纸与蒜同焙一钱，山柰子、川乌头、大椒各五分，甘松三分，升麻、枯白矾二分，全蝎三个，麝香少许，为末，如上纳法。一用枯矾、蛇床子，一用吴萸、川椒，一用远志、干姜、吴萸、蛇床子，一用五味，皆如前纳法，兼暖子宫。凡下部有病，药难达到，此法甚捷，而不伤脏气，此即《济阴纲目》中论也。乃知今人专讲内服，亦非古人所取。又《寿世编》云：古方勿妄用。有产病用《外台秘要》坐导方，其后反得恶露之疾。此非法之不善，乃药之不当也。然亦不可不慎。**佩雄精而宜子**孕妇佩雄精于左臂，宜子，取阳精全于地产也。此类古方，虽未必验，当知其理，**束大布以安胎**妇人胎之所居曰子宫，亦曰胞门，亦曰丹田，在脐下三寸。任脉、冲脉皆起于胞中，上循腹里，为经络之海。又，冲为血海，任主胞胎。女子二七天癸至，任脉通，太冲脉盛，月事以时下，故有子。胞亦名血室，血涩不行，则成瘕作痛，胞寒则无子。凡胎动，多在当脐。孕妇以阔布束腰，免胎堕，临产解之，儿易转身，良法也。安胎主膏：党参、酒当归各二两，熟地三两，酒条芩、怀药、白术各两半，酒川芎、酒芍、陈皮、苏梗、香附、杜仲、续断、贝母各五钱，麻油熬，黄丹收。一加黄芪、生地各一两。下血者，加桑寄生、阿胶各五钱。又如子肿，加姜皮、茯苓皮、大腹皮、陈皮、栀子末调；子喘，加马兜铃、桔梗、贝母；子痫，加防风、独活、羚角屑。又止呕定痛，加砂仁少许。又肝脾血热，小便带血，加柴胡、黑山栀。又胎动不安，古方一月用乌雌鸡，十月用猪腰入药。**保儿预贴丹田**堕胎，乃血气虚损，不能荣养而自堕。有因劳怒伤情，内火便动，亦能堕胎。又，妇人有孕则碍脾，运化迟而生湿，湿生热也。又，妇人受胎，经三月而堕者，虽气血不足，乃中冲脉有伤。中冲即阳明胃脉，供养胎孕。至此时必须谨节饮食，绝色欲，戒恼怒方免。专保小产方：生地八两，当归、炒黄芩、益母草各一两，白术、续断各六钱，酒芍、黄芪各五钱，甘草三钱，麻油二斤熬，白蜡一两，黄丹十四两收，龙骨煅一两搅匀，红缎摊贴丹田，十四日一换，将产一月一换。一方无白术，加苁蓉。又方：保小产，先一月贴腰眼，七日一换，过三月，半月一换，十月满为止。如治淋、带、血枯、经闭，贴丹田。如治肾虚腰痛，贴命门及痛处。诸疮久烂贴之，亦可收口。用党参、当归、生地、杜仲、续断、桑寄生、生地、地榆、砂仁、阿胶各一两，熟地二两，蚕沙炒一两半，麻油斤半，黄丹十二两，黄蜡二两收，下紫石英煅、赤石脂煅、龙骨煅各七钱，搅匀。一方无赤石脂。如无真桑寄生，可不用，或倍续断，**救母姑涂右足**孕妇有病，其胎已伤不能保者，留之则害其母，用附子一个研，醋调涂母右足，去之。非万不得已，切勿乱用。

临产遵六字真言一卧，二忍痛，三慢临盆。余详《达生编》《胎产全书》，催生滋四物大剂生不必催，催生更不可乱服药。沥浆生，用熟地、当归、川芎、酒芍煎汤，令药气满房，口鼻吸受以滋益之。此方《洗冤录》以治跌压死者，一方用黄芪、当归煎熏，同。一用麻油和蜜摩脐，皆稳而效。附方。按：妇人郁极伤损肝脾，湿热下注，阴痛，四物汤料加乳香捣饼纳阴中。又，产后子宫不收，阴门突出，四物汤煎

中医临床实用经典丛书（大字版）

理瀹骈文

热，入龙骨少许，以麻油和汤熏洗。此皆内府方也。即四物推之，凡四君、八味、十全大补，无不可外治矣。**龟壳散能开交骨**即龟板二两，川芎、当归各一两，发灰五钱也。加蝉蜕七个，蛇蜕一条烧灰，以葱汁、麻油调敷腹，闭目静卧，一时即生。盖开目则气行阳，闭目则气行阴也。或加车前子一两敷，**乌鸡汤足出死胎**胎死，母舌必黑。又，指甲青黑，腹胀闷，口臭。又，面赤舌青，母活子死；面青舌赤，子活母死。死胎不下，乌骨鸡去尾，煎汤摩脐下妙。治难产及死胎，用龟壳散敷，最妙。或用立圣丹：寒水石四两，以二两生用，二两煅赤，同研末，加朱砂五钱，再研如桃红色，每用三分，井水调如薄糊，摊纸贴脐心。死胎，平胃散加朴硝五钱，桂心三钱，麝一分敷。此方虽较内服有差，然产后人虚，硝、麝尚嫌其峻，须审视明白再用。又，死胎方：黄牛牯屎不拘多少，涂母腹，立出。**胞衣不下，豆醋浓摩**黑豆四五合，醋三大碗，煎数滚，布蘸温熨脐腹，并厚敷，胞自下。盖豆滑而醋敛也，验。又方：用石灰一大块，置净盆中，以沸汤泼之，扶产妇蹲其上熏之，即下。此方太峻，有葱白浓煎汤熏洗法，至稳。或川芎、当归煎洗。或黑豆二两，熟地、赤芍、当归、甘草、炮姜、肉桂各一两，附子五钱，酒煎洗。危者，附子五钱，丹皮、干漆、大黄各一两，醋熬贴。如误用"济坤丹"等下胞衣，必致产后百病皆作；**子肠不收，芪水温浸盘肠生**，临产小肠先出，不可用醋喷妇面，恐惊则神散。宜先以产妇发梢或纸捻入鼻取嚏，再放肠漆器中，黄芪煎汤温浸之，自收。急抹桐油以防风袭，或鲫鱼焙涂，或用参、芪、苓、术、归、陈、柴、升，倍升麻，浓煎温浸，亦佳。凡产妇脱肛及下茄帕等症，俱是气虚下陷，宜用此法。又，治脱肛，用参、芪、苓、术、归、升，加熟地、萸肉、菟丝饼、肉桂、附子、黑豆、煨姜可参，或熬膏备用。又，子肠不收，葱汤或枳壳汤浸，或炼麻油倾盆中坐浸。**晕塞半夏**临产时忽晕绝者，乃气闷乱不清所致，以生半夏饭丸，裹塞鼻即醒。此扁鹊法。若产后血晕，有去血过多者，宜补血；有恶血上冲而晕者，宜破血行血为妙。又，先

理瀹骈文

用炭盆泼醋，使闻其气，则精神敛而不散，且酸能益血也。或用秤锤烧红置醋盆中，同。如血上冲，用醋煎韭菜熏鼻熨胸。肝风动发厥，亦用葱或韭菜熏熨，并合脐，**闷蒸红花**一妇血闷而死，医用红花煎盆汤熏，自醒。或红花同醋煎熏鼻。**扎绯腺以止衄**产妇口鼻黑色起，鼻衄，为胃绝肺败，难治。一方用红线三根，本妇发三根，扎中指中一节，乃手少阴心位也。附方：产后热入血室，发热烦躁，昼轻夜重，谵语如见鬼神，或往来寒热，小柴胡加灵脂，佐以黄连少许、赤苓等，清心凉血。产后血崩，如色紫，胀痛者，是败血，勿以崩论；若鲜红者，是心、肝、脾受伤，当以崩论。治产后血崩不止，如块如片，宜大补脾胃，升提气血。用当归二两，黑荆穗、党参、白术、熟地、黄芪、川芎、白芷、蒲黄炒、灵脂炒各一两，柴胡、升麻、陈皮各五钱，乌梅、炮姜各三钱，麻油熬，黄丹收，或加麦冬、五味、羌活、防风、黄连用吴萸水炒、黄柏炒黑各二钱，再加伏龙肝、蚕沙炒、阿胶、香附、艾叶各一两，兼白带者加苍术、半夏各一两，熬贴心口、脐下。凡老少血崩皆可用，与前血症门十灰散参。若小腹满痛，是肝脏已坏，难治。白带，热盐炒艾熨脐。又，醋灸鸡冠花、酒炒红花、荷叶灰、白术、茯苓、陈壁土、车前子各一钱，末，酒或米汤调敷脐，可利湿热，**点朱灯而镇谵**产后胡言乱语，乃气血虚而神不定也，四根灯草加朱砂点四焰灯照之。按：产妇谵语、怔忡、惊悸，宜川芎、当归、黄芪、党参、白术、熟地、茯神、枣仁、柏子仁各一两，半夏、陈皮、麦冬、甘草各五钱，油熬丹收，糁朱砂末，贴心口，可安神。恶露未净，加桃仁、红花、炮姜各二钱，熬贴，以免败血冲心，尤稳。勿误作邪祟治，反扰其神。又，如有块痛者，另用药治块处。此膏即用芪、参、术、地补药贴亦无碍。膏药异于汤药以此。**风惊煮其发，鼻嗅荆防**产后惊风，整葱四两，生姜二两，河水烧滚，将产妇发煮至白沫起，汗愈。此又是一种汗法，奇妙。前有姜葱膏可贴。凡产后惊中诸风，当归八钱，黑荆穗五钱，防风三钱，川芎四钱，发灰一钱，炮姜五分，黑豆一撮，葱白三个，煎熏口鼻。如用麻油熬，黄丹收，牛胶搅，贴心口、背脊、肚脐亦可。产后中

中医临床实用经典丛书（大字版）

理瀹骈文

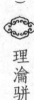

风，黑荆穗、童便煎熏口鼻。产户受风，葱白、紫苏煎熏，羌活、防风煎熏。乌金膏：红花二两，熟地、赤芍、莪术煨、全当归、蒲黄炒、陈黑豆、干姜、官桂各一两，麻油熬，黄丹收，治产后败血为患诸症。又方：当归二两，川芎一两，桃仁、姜炭、甘草、红花、延胡、官桂、灵脂、香附各五钱，麻油熬，黄丹收，治产后诸病，消积行瘀，甚妙。较回生丹稳。宝金膏：当归四两，党参、香附、川芎、延胡索、苏木、白术、蒲黄、桃仁、醋大黄、红花、熟地、茯苓、乌药、川乌各一两，牛膝、地榆炭、山萸肉、金毛狗脊、苍术、何首乌、酒芍、灵脂炒、醋三棱、羌活、橘红、木香、良姜、青皮、木瓜、乳香、没药、草乌、大茴、血竭、桔梗、防风、天麻、黑荆穗、香白芷、细辛各五钱，黑豆、艾叶、牛胶各一两五钱，麻油熬，丹收；或加厚朴、枳壳、黄芪、半夏、炮姜炭、吴萸各五钱，发团八钱，生姜、葱白、韭白各二两，同熬，槐枝搅，通治产后一切诸症。或贴心口，或贴脐下，寒证掺肉桂末贴。凡产后百病，以此膏为主，随症加药。按：千金不易方治产后百病，用当归三钱，川芎、生地、泽兰、益母草、醋香附、醋延胡各钱半。风，加防风、天麻；血崩，加灵脂炒、荆穗炒；三四朝发热，加炮姜、芪、参；咳，加杏仁、桑皮、桔梗；胀，加苍白术、茯苓、厚朴、陈皮、砂仁、枳壳。即药例。此方治十三症，兹不备载；**寒痛护其心，肢揉姜附**产妇宜以棉护心。又，产妇劳倦伤脾，足冷递而厥气上行，宜用炮姜、附子布包烘热，熨四肢冷处。按：《胎产全书》有加味理中方治胃痛，用淡附子三钱，白术炒、茯苓二钱，炮姜、肉桂各一钱，醋炒延胡、制乳香各一钱五分，甘草七分，豆蔻五分，党参七钱或一两。如气痛，加丁香、广木香、郁金炒、良姜炒各等份；血痛，加灵脂醋炒钱半，炮姜、蒲黄炒各七分，归身炒二钱；寒痛，加吴茱萸一钱，小茴盐水炒钱半，胡芦巴盐水炒二钱，桂、附倍用；食痛，加焦神曲钱半，山楂用糖水炒、鸡肫皮焙各二钱，广皮一钱，母丁香七分；虫痛，加川椒四十粒，乌梅三个，吴茱萸用黄连水炒八分，榧子肉三钱，痰痛，加制半夏、牡蛎粉各二钱，肉果仁煨、橘红、沉香各一钱；积痞痛，加母丁香八分，陈香橼、佛手柑各一钱；冷积重者，加巴霜。虚痛分阴阳。阴虚，加熟地用姜汁、益智仁、砂仁炒五钱，杞子酒炒、阿胶用蒲黄炒、山萸肉酒炒各二钱，炮姜五分；阳虚，原方加附子。实痛，去参、术，加枳壳、草蔻仁各一钱，桂枝醋炒八分；甚者，大黄用韭汁制三钱，去肉桂。产后宜温，而温中进食尤急。此方可熬膏贴，其加法即可为糁药之例。通之可治百病。丹溪治产泻虚脱，用参、术、苓、附，加五味、枯矾，可推。**郁冒嚏仓公之散**产后亡血，昏迷不醒，名郁冒，即血厥，瓜蒂、藜芦、雄黄、明矾末，嚏鼻取嚏，此仓公散也，**逆乱涂二气之丹**按：产后呕逆者，古云用香砂六君药料治之，加制吴萸、柿蒂为引，不效加黄连、肉桂，再不效用二气丹：水银、硫黄各三钱，结成砂同研，米糊为丸。以柿蒂、丁香汤调。用水银得硫自化，呃逆、霍乱俱治。如敷胸甚妙。附方：产妇咳逆，官桂末以姜汁调涂脊，即肺俞也。涂脊一条，并治疟。败血入肺，面黑、咳嗽、喘急，苏木煎汤熨胸背。如气短发喘者，醋煎生化汤熏鼻。若闻食即吐，胃气绝者，难治。又方：用续气养荣汤料，当归四钱，川芎、党参各二钱，黄芪、熟地、枣仁炒、山药各一钱，炙草、炮姜各五分，陈皮三分。此方补气血，而兼能消痰导滞，安神清热。如熬膏备用，甚宜。足冷，加附子三分；汗多，加麻黄根一钱；渴，加麦冬、五味；便闭，加麻仁、苁蓉，即是药例。又，痰加制半夏，伤食加山楂、砂仁，瘀加肉桂、红花，咳加杏仁，可临症时酌用。兹不具载，能者自知。**芎归任熏**凡产后怪症，皆是败血为患，通以川芎、当归治之，最稳。如乳悬症，用芎、归煎汤，熏口鼻并患乳，久之血散自愈，可以为证。又，芎、归加天麻、羌活、熟地，治中风；又，芎、归加赤芍、三棱、莪术，治血瘕，皆醋调敷，**蓖香择贴**产后下物如茄、如钵、如怕、如肉线，有用蓖麻肉同乳香一半研膏贴顶心，收即去之者，非万不得已勿用。肉线，有生姜一斤，麻油二斤，炒干，盘起肉线，绢盛乘热熏，法甚佳，可推。**三消调醋之丸**治妇人死血、食结、痰结三等块痛，黄连用吴萸、益智仁、萝卜子拌炒，加川芎、桃仁、黑山栀、六

中医临床实用经典丛书（大字版）

理瀹骈文

神曲、三棱、莪术、山楂、香附、白术、当归、陈皮，姜汁丸，醋调敷，**五香铺蒜之饼**产后流注，及阴毒、肿毒、风毒，用丁香、木香、沉香、肉桂各等份，麝香减半，加白芷、苏叶、姜黄、血竭研末，以米汤调作饼，先铺蒜泥，再放饼灸，或熨斗熨。**肠分内外**产妇患痈疽，皆由气衰血阻。外肠痈难治，内肠痈尤险，稍有不善，必至穿肠烂肚，无可救矣。肠痈肿痛，当脐必硬，宜用灸法，兼用补托。外肠痈治后，其毒内消，往往有寒毒如鸡肠者从脐出，牢不可断。如肚腹胀痛者，内肠痈也，溃后必从大肠内泻脓血。灸法：用生附子一片放患处，以葱、姜、蒜捣糊放附片上，溏鸡矢亦好，艾灸之能散，更妙。如烂，用山上白色陈牛粪研，麻油调搽，切忌凉药敷，致毒内攻，祸不旋踵。按：灸法亦宜慎用。**乳辨壮衰**产后乳病，或虚或瘀，须分别治。按：妇人乳病与男子异，女损肝胃，男损肝肾。此症过四十外经断者，难治。儿吹气而得者，名乳吹。在胎中者名内吹，既产者名外吹。如红肿者痈，白色者疽。先核，渐漫肿如盘，未溃先腐，徽斑紫黑，失治则串及胸肋胁下，流臭水败浆成损，名乳劳。又：由忧思抑郁，脾气消阻，肝气横逆所致，不痛不痒，如棋子大一核，数年后方破者，名乳岩，滴尽气血而死，难治。乳初作痛，生半夏、葱白塞不患一边鼻，并治乳核，或加巴豆、细辛，横扎鼻上嗅之；或巴豆、冰片饭丸，雄黄衣，贴眉心，并效。乳痈初起，葱白炒敷，再用砂罐盛炭火逼汗，见前注。一用牛胶、醋化涂。或用柴胡、连翘、当归、枳壳、皂角煎汁，入醋化牛胶涂。或用当归、瓜蒌、甘草、泽兰、青皮、乳香、没药、白芷、贝母，醋、水熬，入牛胶成膏，涂。并治乳劳、乳核。陆方加白及，可束根。一用香肥皂、红糖捣敷。又，鲫鱼一个，山药如鱼长一段，加糖捣敷。单山药亦可敷，消即去之，恐肉腐。乳核初起可散，久则成岩矣，用葱和蜜同远志末敷，忌入口。或乌头、桂心、甘草，酒调敷。或煅蚶子壳，醋涂。《鉴》方治乳核，用南星、半夏、僵蚕、白芷、草乌、皂角末，葱和蜜捣敷，忌入口。又，治乳核，用木香、生地捣饼敷，熨斗熨之。前有五香饼可参。《心悟》治乳核，用香附、麝香末、蒲公英煎酒调涂。乳痛、结核刺痛及溃后不敛，丹参、炒白芷、赤芍各五钱，猪油熬，

理瀹骈文

黄蜡收，涂。乳痈，众疗不愈，但坚，紫色青者，柳根刮去皮，捣烂炖热，盛练囊中，熨乳上一宿即愈。此毛养生方也。乳癖，田鸡皮入半夏三钱，麝香五厘，捣饼敷，帛缚，约三时解去。乳劳烂见心者，取猫腹下毛烧存，入轻粉少许，清油调涂。乳头破裂，或小儿吹乳，血干自裂破，多痛，丁香末敷，如燥，津唾调敷。乳头生疮，汁出，痛不可忍，生鹿角三分，甘草一分，共末，以鸡蛋黄入药搅匀，置铜器中炙温敷，日二次愈。乳不通，麦芽煎洗，木梳梳乳千遍。治乳吹膏药：川乌、草乌、南星、白芷各一两，生地、当归、白芍各二两，麻油熬，铅粉收。此方去腐生新，拔毒长肉，无不效。乳疽敷药，初起可消，已溃可束住，不致日开日大，党参、黄芪、熟地、川芎、当归、青皮各二两，白术、苍术、苏叶、柴胡、白芍、白芷、香附、灵脂、乌药、远志、陈皮、木香、半夏、僵蚕、草乌、南星、官桂、木鳖仁、五倍、白及、白蔹、乳香、没药、神曲各一两，羌活、防风、厚朴、枳壳、桔梗、甘草各五钱，共末，牛胶五两，醋加生姜汁化开和锭，人乳磨敷，或油丹熬贴。阳和汤料作饼敷，犀黄丸涂。凡乳症须早治，传尽乳房，再传次乳，则患深矣。灸法：用碗一个，以灯草四根，十字排碗内，头各露寸许，再用纸条一寸五分阔，用水湿了，盖碗内灯草上，其纸与碗口齐，碗覆患上，留灯草头在外，艾一大团放碗底灸之，艾尽再添，俟碗内流水气，内痛觉止方住。不应，次日再灸一次，自消。

日逆日横日侧，俱是产难手足出为逆，忌针刺，将真灶心土搽母脐中。如足出者，用中指点锅底煤于儿足心，画一叉。如手出者，放盐于儿手心即顺，俗名"讨盐生"。或用蛇蜕灰少加麝香，酒调匀，涂儿手足心同。横侧生者，轻手扶正之，切勿惊慌，乱用蛮法。附方：坐产太早，下部受冻，血冷凝滞，产户不开者，紫苏煎汤熏之。或胞破已久，水竭血干者，葱汤浓煎洗，自下；有热有嗽有汗谓发热、咳嗽、盗汗也，悉为蓐劳按：产后蓐劳，皆阴虚生内热所致。热郁积久，变成虚怯，宜清热止嗽，润肺泻火，滋补真阴。但过用清热泻火药，亦恐重伤脾胃，故前人有宜参"助真阳以生真阴""引火归元"之法。前有滋阴

中医临床实用经典丛书（大字版）

理瀹骈文

膏。**疯废**即产痈也，过六十日难治。此亦血亏，忌用风燥药，**非虎骨、鹿茸可疗**用胶亦可。或同参、归、芪、地等补药熬敷。附方：产后恶露不净，发热烦躁，或大小腹有块痛者，贴宝金膏后再用当归、川芎、肉桂、炙草各五钱，蒲黄、没药、乳香、灵脂各二钱半，赤芍一钱，血竭五分另研，热酒调敷膏外。或用炒吴萸熨。产后脱肛等症，皆气血虚。脱肛，用荆芥末、鳖头灰，蜜调涂肛上，以陈年草鞋一只，烘热缓托上，数次可愈。或五倍末掺，或黑豆、绿豆、赤豆，末，少加枯矾，蜜调涂。并治痔。子宫脱者，五味子泡洗。阴户不闭，或真阴大虚致脱者，大鳖甲一个，破去肠杂，连头煮烂，绸帕蘸汁滴之，其头连骨煅，研掺。伤冷者，用硫黄四两，吴萸、菟丝子各一两半，蛇床子一两，研，每用五钱，煎汤温洗。无硫黄，用川椒。或煎香油坐其中，皂角末取嚏，自收。或油纸捻点火吹灭熏鼻。阴脱如脱肛者，硫黄、乌贼骨各五钱，五倍二钱半敷。升补法，见"子肠不收"注。妇人淋症，填盐于脐，切葱一把扎好放盐上，熨斗熨之。淋血者，照血淋治。阴翻，泽兰煎洗。阴突，蛇床子、乌梅熏，或鲫鱼生煎油涂。阴挺，雄黄、轻粉各一钱，冰片二分，葱管、藜芦二钱煅研，先用川芎、当归、白芷、甘草、龙胆草五钱煎洗，再上药。阴痒，湿热下注生虫，明矾纳之。又，蛇床子一两，苦参五钱，川椒、艾叶各三钱，葱白五个，煎熏并洗。猪肝香油炙香贴，鸡亦可，皆引虫。或用塘栖痧药，能杀虫，甚效。阴旁肿痛，手足不能屈伸，四季葱入乳香末捣饼，置于阴两旁，自愈。阴门生疮，生甘草、银花、玄参、土茯苓、苍术、白芷、茶叶、桑叶、苦参、葱白、蒜梗、槐枝、花椒等份，煎洗，再用三仙丹底一钱，黄连、大黄、无名异各一钱，象贝、炉甘石、黄柏各二钱，轻粉升过、樟脑各五分，猪胆汁、麻油调搽。子宫大痛不可忍，五倍、明矾煎洗并敷。妇人隐疾，每多讳言，录此令识字者可自治也；**干痨**妇女经闭，久则成干痨，即干血痨也，**萹蓄、胡椒能愈**干血痨，萹蓄二钱，地黄一钱半，胡椒一钱，巴豆仁四分，研，绸裹，用线带住纳阴内三寸许，病浅者，臭秽尽出，见鲜血即下；深者，五六日亦下。忌房事、面食、鱼腥。此方见《几希录》。或先将药作饼贴。仲景、海藏均有纳法。

◦◦ 儿　科 ◦◦

儿病胎毒居多凡儿病大半胎毒，小半伤食，外感风寒十分之一。大率脾虚肝盛，肾水弱，心火旺，肺金受制。治胎毒，雄黄、黄丹、乳香、没药、白芷、王不留行，末，猪胆汁涂。小儿胎毒、胎疮，头上红赤痛痒，遍身无皮，白附子、蛇床子、黄丹各五钱，羌活、独活、白鲜皮、滑石、雄黄、枯矾、胭脂灰各三钱五分，麻油调搽，凡痒疮皆治。小儿生三日身上红肿，谓之油风，烂草鞋灰，菜油敷。胎疮，生槐枝六两，麻油二两熬，铅粉收，轻粉一钱，熟石膏三钱，和匀涂。治胎毒重舌、马牙、牙根肿胀，并治脐风、鹅口及口舌生疮，桑树日出时用刀斫二三下，少顷其浆自出，和蜜涂之，立愈。金墨亦妙。又，重舌、鹅口，白及磨乳涂足心。重舌、木舌，竹沥调发灰涂舌上。小儿头面肥疮、秃疮、黄水疮、一切恶疮，松香用葱汁煮过一两，川椒、轻粉各二钱，飞黄丹、枯矾各六钱，香油调涂甚佳。小儿一切热疮，鸡黄五个，发一团，同熬，少顷液出，取涂，或入苦参末涂之。一方单用发熬液，亦佳。口角烂疮，发灰、猪油涂。竹衣乖并无皮肤、脓血淋漓、赤剥杨梅、一切胎毒，炉甘石用黄连水、童便制过一两，黄柏用胆汁涂炙、甘蔗皮烧、儿茶、赤石脂各五钱，绿豆粉炒七分，冰片五分，麻油煎鸡蛋取油调涂。并治妇人阴蚀，为丈夫梅疮所过者，毒重加犀黄、珍珠涂。胎赤，生地、甘草、连翘、花粉、水抹浮萍捣烂取汁，调赭石、朴硝敷。小儿丹毒，亦胎毒也，然大人亦有之。其症红肿痛痒，遍身皆有，游走无定，或初起白斑，渐透黄亮，搔破出水湿烂者，为水丹，又名风丹，多生腿膝，属脾肺有热而夹湿也。又，色赤而干，发热作痒，形如云片者，为赤游丹，属血分有火而受风也。又，遍起白疱，无热无痛，为冷瘼，即冷丹，由火毒未发，肌肤外受寒郁而致也。又有腰间红肿一

中医临床实用经典丛书（大字版）

理瀹骈文

道，名缠腰丹，亦名缠蛇疮。又有鸡冠、茱萸等名甚多，总由心火三焦风邪蕴结而成。自胸腹起于四肢者顺，反是逆。治宜凉血清肝、消风养血为主。火丹，大黄、黄柏、柏叶、蚓粪各五钱，赤豆、轻粉各三钱，鸡清和水调敷。如雄黄、青黛、石膏、滑石、龙胆草、黑山栀、木鳖仁、枯矾、水龙骨、铁锈、马兰头汁、青苔、松毛、瓦花、芸薹菜、马齿菜、南瓜水、皮硝任用。按：飞灶丹，从头顶肿起，渐发红肿，头项俱浮，眼睛红色，用葱捣汁涂，须令病者倒卧，将汁自下润至巅顶，其毒从顶上百会穴出，否则毒侵喉矣。凡丹毒宜用砭者，亦如此。鬼脸，火丹满面，频出脓血，发痒难禁者，炉甘石煅，入黄连汁淬三次，陈胆星、轻粉各一钱，熟石膏二钱，宫粉七分，冰片二分掺。丹从脐起，槟榔末醋涂，蚓粪用白糖捣敷，或用墨汁涂。缠腰丹，遍身起疱如蛇缠，有赤白缠，白及、雄黄、水龙骨研，无根水或麻油敷，先用灯火向两头烧五次。兜粪杓上竹箍烧灰研，香油或麻油调敷，粪桶箍亦可，即血疱皆治。或蛇蜕烧灰，以童便和毛厕板浮泥调敷。或蚕沙、雄黄，麻油涂。或蚕豆壳烧存，麻油涂，并治天疱。白蛇缠，柿漆水敷四围，朱笔点之。或杉木皮一块烧存，入冰片敷。或白螺蛳壳七个，杏仁七枚，轻粉三分，研敷。此方加雄黄，并治下疳。丹毒入里，腹胀欲死，于毒气所走处，砭去恶血，以伏龙肝、鸡子清涂，**乳伤尤甚**乳食过饱，生冷不节，脾虚则泻，胃虚则吐，久则成为慢惊与疳。**须识阴虚之体，并知娇脏之情。咂呼初以通秘**儿初生二便不通，用咂吸法。大人漱口，咂呼儿前后心、两足心、手心、脐下，红赤为度。附方：小便不通，遍身肿满，苏叶煎熏。囊肿光亮，疼痛，蝉蜕洗，苏叶敷，或苏叶、香油敷。虽皮破子出亦效。又，阴缩入腹者寒也，硫黄、吴萸，末，研大蒜涂于脐下，蛇床子炒，布包熨。大便不通，用葱、豉、姜、盐敷脐法，**擦捏并可松肌**无论风寒、外感及痘疹，皆可用。大人以指蘸温水，擦儿两鼻孔，上推二十四下，印堂分开二十四下，食指、中指下擦各三十六下，擦上十二下，掌上运八卦周旋擦一百二十下；于虎口及手足接骨

理瀹骈文

处，其穴有窝，于各穴窝用力各捏一下，脐下丹田、背后两饭匙骨下及背脊骨节间各捏一下，任其啼叫，汗出肌松自愈，避风为要。此亦推拿之一端，但得其意，勿用重力。**脐风烧其脐轮**脐风，脐内入风也，最为恶候。其状啼哭不乳，眉心、眼角必有黄色，乳内必有小核。先挤去乳内核，脐有青筋，以灯心于青筋头上烧之，筋缩为度。又方：灯火烧囟门一下，人中一下，承浆在下唇垂下处正中一下，两手大拇指外侧少商穴各一下，脐轮绕脐烧六下，如⊙式，脐带未落，于带口烧一燋，既落，于落处烧一燋，共十三下，效。又脐风：生地、生葱、萝卜子、田螺肉等份捣烂，搭脐四周一指厚抱住，一时，泄屁愈。附方：脐肿，荆芥洗，葱叶贴。肚脐突肿神方：赤豆、淡豆豉、南星、白蔹，以芭蕉根汁调，或鸡子清、或醋调，敷脐旁四旁，尿利愈。又，脐中出汁，赤肿者，用赤石脂煅敷，或艾灰敷，**口撮抹其口角**口撮症，大便必热，宜大黄。撮口者，初生面目黄赤，气喘口撮如囊而不乳也。看齿龈有小疱，以指蘸温水擦破之。一用白僵蚕炒研，蜜调敷唇口。或用南星、冰片研，姜汁调擦牙龈，口自开。或用蝉蜕、僵蚕，姜汁炒研，朱砂、麝各五分，蜜敷唇上，并抹口角。附方：小儿口病，鸡蛋白、生香附、生半夏作饼贴足心。前"口舌门"可参看。**涂鸡矢以止夜啼**有四症：寒则腹痛、面青，热则心躁、面赤、口疮、重舌则不能吮乳，犯客忤或触生人气皆啼。热者，男用雄鸡粪，女用雌鸡粪涂脐。并治两腮肿硬，名痄腮，亦名螳螂子。朱砂方见前。小儿镇心、解热、退惊、安神、除烦躁、止啼，用羌活、防风、天麻、薄荷、黄连、甘草、全蝎、僵蚕、陈胆星各三钱，犀角片一钱，油熬丹收，以朱砂一钱，牛黄五分，冰、麝少许，搅匀，摊贴胸、脐。受寒曲腰而啼者，腹痛也，葱、盐炒，布包熨。按：心主惊，肝主风，脾主困，肺主喘，肾主虚，小儿五脏虚实所主，宜观医书，**洗蛇蜕以去胎垢**身如蛇皮鳞甲名胎垢，蛇蜕煎洗，僵蚕亦可。两大腿近小腹处生疮，皮脱开，名胎剥，黄柏末、胆汁敷。**葱汁麻油疏表**月内伤风鼻塞、发搐，姜、葱擂细，大人掌上搓热贴囟门。

中医临床实用经典丛书（大字版）

理瀹骈文

又，儿发热，用葱白捣汁，加麻油和匀，指蘸擦儿心口、头项、脊背诸处，疏通腠理，不伤正气，名疏表法。按：小儿贪睡，口中气热，呵欠烦闷者，伤风。头目痛，畏人畏寒者，伤寒，山根必青，**雄黄鸡白清里**若风寒邪已入里，或有停滞郁热，口渴、胸满、便秘，为内热，以鸡清入麻油加雄黄末调匀，用妇人发团蘸擦儿之胃口，寒天烘暖用，能滋阴退热，拔毒凉肌。倘身无热，惟啼哭焦躁者，去鸡子清，专以麻油乱发拍之，仍敷胃口，即时安卧，名清里法。**菖蒲开闭**风痰闭塞，昏沉不醒，用生菖蒲、生艾叶、生姜、葱白捣汁，麻油、醋同煎，炒热布包，从头、项、胸、背四处乘热往下熨之，痰自豁然。凡闭症皆效，名开闭法，**薄荷同之**小儿风热要药。按：薄荷一两，大黄、当归、赤芍、甘草五钱，僵蚕炒一钱，麻油熬，黄丹加六一散收，通治小儿五脏蓄热。敷胸亦治丹疹；**绿豆解烦，芙蓉共之**凡热证及麻毒等，面赤、口渴、五心烦热，用水粉、鸡清调涂胃口及两手心，更以酒曲研烂，热酒和为二饼，贴两足心，名解烦法。水粉即铅粉，或用宫粉，或用绿豆粉同。又，热证皆可用鸡子清调绿豆粉敷，如喉闭敷颈上，吐蛔敷脐上，泻血敷脐下，吐者涂两足心，泻者涂囟门，皆法也。鸡蛋煮熟，取芙蓉叶捣烂，包蛋再煎为饼，喉症，一贴顶门，一贴肚脐，急惊贴脐，亦治马牙、重舌、蛇舌、吐舌诸症。

　　搓煨姜而通脉厥冷者，用煨姜捣汁，和麻油涂儿手足心，往下搓挪以通经络，名通脉法，**封酒萸而纳气**虚脱症，吴萸五分，酒和饼封脐，名纳气法。亦可酌加药。**痰喘醋矾包于脚心**痰喘症，生矾、米粉，醋和饼，包足心一宿，痰自下。或咳嗽、发喘、鼻扇、肺胀，明矾一钱，白蜜调擦胸。按：痰乃风苗，火静则伏脾，火动则壅肺，痰火交作则咳嗽、喘急，宜泻肺。又，治小儿肺胀、胸满、喘粗、气急，两胁扇动，两鼻窍张，痰涎壅塞，闷乱喘喝，死在朝夕。白丑、黑丑各半生半炒，各取头末五钱，大黄一两，槟榔二钱半，木香一钱半，末，入轻粉一字和匀，蜜水调饼贴脐内，微利为度，即一捻金也。又，治寒邪入肺，寒郁为热，痰喘上气，肺胀䎃䐔，若不速治即不救：朱砂二钱半，甘遂一钱半，轻粉五分，为末，每取一字，以温浆水少许，上滴香油一点，抄药在油花上，待药沉到底，去浆水取药用，名马脾风散，亦如上法敷脐，**痰结姜附贴于胃口**胸有寒痰，浓厚青色，不时昏绝者，生姜一两，附子一个，炒熨胸背，更捏作饼贴。痰结胸，白芥同粽子捣贴胸口。**疳装羊脬挂于胸**疳，血干也。积滞久则生热，热久生虫，大都脾胃伤津液亡之所作也。有五疳，属五脏，肝疳、脾疳、肺疳、心疳、肾疳也。肾疳，即走马疳，肾虚受邪，疳奔上焦，初作口臭，次传齿黑、龈烂、出血，甚则齿脱最险。外有蛔疳、脊疳、脑疳、干疳、疳渴、疳泻、疳痢、肿胀疳、无辜疳、丁奚疳、哺露疳，皆危。其症头皮光急，毛发焦稀，腮缩鼻干，口淡唇白，两眼昏烂，揉鼻揉目，脊耸体重，斗甲咬牙，焦渴自汗，漩白泻酸，肚胀肠鸣，结癖潮热，或身多疮疥，酷嗜瓜果酸咸炭米泥土，多饮水者是也。详见医书。治疳积，羊脬吹起，阴干，入汾酒二两，挂儿胸口间，消即去之。凡小儿肚大、青筋、身热、肉瘦、牙疳、口臭、腹痛、虫积，党参、白术、当归、生地、胡连、枳实、青黛、芦荟、青皮、陈皮、三棱、莪术、胆星、大黄、巴豆、黑丑、白丑、苦楝根、木香、槟榔、木鳖、全蝎、胆草、山楂、神曲、灵脂、僵蚕、明雄、炮甲、蟾皮、皂角、柴胡、地骨皮、黑山栀、轻粉、玄参、羚角各一两，麻油熬、黄丹收，朱砂二钱，石膏、滑石各四两搅。脑疳，头皮光急，头发作穗，或有头疮肿至囟，囟肿则多损眼，项软倒，肥而不瘦，附子、生南星，末，姜汁调贴患处。又，脑疳，满头饼疮，脑热如火，囟肿囟高，遍身多汗者，宜龙胆草、薄荷、发灰、猪胆汁敷，或鲫鱼胆滴鼻。诸般疳疮，干蟾皮灰三钱，黄连二钱，青黛一钱，加麝敷，名玉蟾散，须先洗。洗疳疮药，甘草、黄柏、马鞭草、连根葱、荆芥穗，煎汤洗，诃子烧灰，入轻粉、麝少许掺之。走马疳见前。治小儿面耳疳疮、下疳诸般恶症，牛粪尖经霜者佳，瓦上炒灰，加冰片一分，硼砂二钱，人中白煅、皮硝、雄黄各一钱，明矾五分，吹。如牙疳，只用牛粪灰，冰片掺即愈。小儿口患不能吮乳，及乳

中医临床实用经典丛书（大字版）

理瀹骈文

草、牙疳等，白僵蚕去丝嘴，同人中白、冰片擦。又，口疳，甘蔗皮灰吹。小儿患疳有天柱骨倒者，一可用五加皮末，酒调敷项骨上，干易，效，**或煅蟾与研蚕见上，痞癖皆涂苋甲**痞在中脘，癖在两胁，皆积也。鳖甲四两，苋菜八两，捣敷。前有鳖甲膏；**惊匀蜂蜜擦于背**急惊有八候：两手伸缩，十指开合，势如相扑，头偏不正，身仰向后，臂如开弓，目直似怒，睛露不活，此实热证，宜清凉，忌辛燥攻击、风药助心火。又有欲出痘疹而惊搐、身热者，勿误用药，致毒内攻。治急惊，用蜂蜜放掌上，开水和匀，擦儿背心，钳出黑毛愈。附方：以布衬儿腹，抱乌毛鸡于上蹲吸，或以鸡尾对儿脐，无风鸡必远去，有风鸡必贴急。慢惊亦可用。又治急惊，代赭石一两研末，醋敷足心，小腿上有红斑，效。老蚓当中切断，跳一段治急惊，不跳一段治慢惊，同麝捣敷脐，然治急惊为效。按：急惊由内有实热，外挟风邪，心家受热而积惊，肝家生风而发搐，肝风心火二脏交争，血乱气并，痰涎塞壅，外以百脉凝滞，关窍不通，风气蓄盛而无所泄，故暴烈也。治法：通关、截风、定搐、去痰，其热尚作则下之，泄后急须和胃镇心。开关，用皂角、半夏嚸鼻，名嚏惊散。噤口，用南星、皂角、僵蚕、蜈蚣、麝香研末，生姜蘸擦牙。利痰，用前青金锭入木香汁，和蜜擦胸。定惊膏治肝风惊搐，并胎风，兼清心法：羌活、防风、川芎、当归、龙胆草、栀子、蝎梢、生甘草、薄荷、竹叶，加黄连、麦冬、胆南星、赤苓、朱砂、雄黄、木通、生地，丸，临用生姜汁化开擦胸。此方治热。小儿急惊风锭子：麻黄四两，甘草二两，蝉蜕、僵蚕、全蝎各二十一个，陈胆星一两，白附子、防风、川乌、天麻、川芎、白芷、党参、南薄荷、白术、木香各五钱，干姜四钱，煎膏，蜂蜜二两，牛黄、冰片、轻粉各三钱，麝一钱，朱砂、雄黄各八钱，和捏为锭。临用淡姜汤同白蜜磨擦胸背。麻黄、麝香同用，发散而不引邪，妙。并治风痫、破伤风，诸风皆良。又，急惊秘方：治咳嗽、惊痫、发搐、发热、齁喘、痰涎上壅、痰厥跌倒，胆星、全蝎各一两，牛子五钱，朱砂四钱，巴仁三钱，糁薄荷膏贴心口。加大黄一两五钱，黑丑七钱五分，胆星、半夏、枳实各五

理瀹骈文

钱，牙皂三钱，油丹熬贴，亦良。薄荷可用二两，入膏同熬，此方合用，行而不泄。按：小儿急惊，险症，**或抱鸡与截蚓**见上，**吊痫并嗜飞龙**天吊与痫病，皆惊风症。但天吊，头目仰视，痫则仆地作声，醒时吐涎沫，惊风皆无此。治天吊有九龙控涎散，治痫有三痫丹，皆用蜈蚣，或加全蝎等味。治小儿天吊，目久不下，眼见白睛，及角弓反张，声不出者，大蜈蚣一条，去头、足，酥炙，用竹刀剖开，记定左右，各入麝半分，研末包定，每用左边者塞左鼻，右边者塞右鼻，以眼下为度。附方：雄黄五钱，砂仁六分，栀子五枚炒，冰片五厘，鸡子清调敷肚之四围，如碗口大，留出脐眼，入麝少许，棉纸盖，软帛扎，一周时洗去，治急惊等症。乌纱惊风，遍身皆乌者，用黄土一碗捣末，入酒醋一杯，炒热布包熨，引下至足刺破之。又，生人惊，亦能抽搐，勿作风治，鸡子清调灶心土敷顶门及心口。

　　硝枣皮硝软坚，以枣和之，**于攻加补治痞积伤食生虫**，用皮硝三钱，红枣七个，再加葱白七个，苦杏仁、生栀子各七个，酒糟一两，白灰面三钱，捣匀贴脐眼、命门，三日后肉见青黑即效，**体瘦甚则芪苓当仿肥儿**痞病，虚中有积，肿胀、泄泻，及疹后将成痞者，勿专讲消导，黄芪、茯苓、白术、炙甘草、制厚朴、槟榔、山楂、麦芽、神曲、陈皮、益智仁、木香、砂仁、山药、莪术、使君子、川楝肉、胡黄连、芜荑各五钱，麻油熬，丹收，朱砂一钱，搅贴。古有肥儿丸；**椒栀胡**椒、栀子，并能达下，**以热佐寒治惊风**，杏仁、桃仁、糯米、胡椒、栀子各七个捣烂，鸡蛋清和飞面敷脚板心，男左女右，过夜脚板黑，愈。或用胡椒、栀子、葱白各七，飞面、鸡清和摊布上，贴心窝，周时除下，有青黑色效。此又一法，**脾虚极则术附宜从福幼**庄在田著《福幼篇》，治慢惊风。慢惊多因吐泻，或久病得之。其症身冷，面青或白，不甚搐搦，目微微上视，口鼻中气塞，大小便清白，昏睡露睛，筋脉拘挛，由脾虚中气不足，故寒痰壅盛而风动筋急也。此阴证也，宜辛温药温中补脾，或可冲开，诸症自除。盖治本即以治标也，忌蜈蚣、全蝎、

中医临床实用经典丛书（大字版）　理瀹骈文

朱砂之属，宜用参、术、姜、草，或胡椒、肉桂、炮姜、丁香、灶心土治之。又，理中地黄加味法，用熟地五钱，当归、枸杞子、熟枣仁、故纸、炙黄芪、党参各二钱，白术三钱，炮姜、萸肉、炙甘草各一钱，加生姜三片，红枣三枚，胡桃三个，灶心土二两，附子五分。如咳嗽不止，加蒨壳、金樱子各一钱；大热不退，加白芍一钱；泄泻不止，加丁香六分。此在田方也。又，温中补脾法，用制真白术钱二分，人参、炙黄芪八分，制半夏七分，白蔻仁炒、茯苓、干姜炒、砂仁炒各五分，陈皮、肉桂、酒芍、炙草各四分。虚寒甚者，加熟附子五分，老姜一片，大枣一枚。此聂清江方也。治慢惊之法大略可见矣。下痘症中有人参等纳脐及附子等敷脐之法，皆照慢惊治者，可以推用。按：慢惊泻青者，乃夹惊，木克土见本质也。搐搦者非风，胃气欲绝也。烦渴者，津液内竭也。眼合者，脾困气乏神迷也。虚痰上攻，呼吸粗大，阴盛强阳，覆灯将绝也。治慢脾风，黄芪炙、党参、附子炮各一两，白术二两，肉蔻仁煨、白芍酒炒，甘草炙各五钱，丁香三钱，炮姜炭二钱，油熬丹收，糁肉桂末贴脐上，再以黄米煎汤调灶心土敷膏外。**枕以蝉蜕**小儿胎疟，蝉蜕作枕，**席以鸡窝**惊啼，一切以鸡窝草衬于席下。**点之以蟆胆**舌不能言，热也，以蟆胆点之。并治喉嘶声哑。病后舌不能言，南星末、猪胆汁调点，**浴之以蜂房**发热手搐，蜂房煎浴，或用燕窠泥亦可。**摆以鲫鱼**内热，以小鲫鱼尾置儿口中，频摆动之，**坐以螺蛳**肺热脱肛，铺活螺蛳，令儿坐之。**雀血能涂雀目**即鸡朦，详见眼门，**龟尿足擦龟胸**如龟背，用龟尿调首乌末敷背。**解颅有封囟散**小儿囟缝不合，名解颅，属肾虚不生髓。用柏子仁、防风、南星四两，末，每用一钱，猪胆汁调，绢摊，大小看囟剪贴。此方凉。又方：干姜四两，细辛二分，肉桂五分，研末，姜汁调敷囟门，小儿面赤即愈。此方温。又方：南星、白蔹，醋敷，或蟹灰、白及敷。泻痢日久，脾气虚寒，囟空髓陷，附子、川乌五钱，雄黄二钱，葱根叶同敷膏，每早以少许空心贴陷处。囟门肿大，黄柏末敷足心，陷，用半夏涂足心，**断乳有画眉丹**小儿断乳，用山栀一个，

理瀹骈文

199

雄黄、雌黄、辰砂、麝香各二分，轻粉一分，研，麻油调搽两眉毛上。如未应，加黄丹三分，勿令儿知，且忌生人。若夏月勿用。此方奇验，莫测其理。外治方多有如此者，内科则未闻有断乳之法也。

∽·痘　疹·∾

痘出于命痘为胎毒，藏于命门，感天地邪阳之气而发，肇于肾，由肾而脾，而肝，而心，而肺，次第及于皮肤。初热三日，类伤寒初证。自初热至报痘，类伤寒六经证。六日以后，谓之杂证。报痘次至收靥，谓之常证，**麻出于肺**麻为肺病，麻疹疹癗，南北称名不同，实则一也。**阴阳攸分**痘为阴毒，麻为阳毒，**前后弥慎**麻前恐其不出，痘后虑其不敛。是有专科，**姑明我法**麻疹详见《宝鉴》及《会通》诸书，兹但录其外治之法。**痘为第一关**痘为小儿第一关头。痘以气为形，以血为色。其形尖圆，起发疮皮厚硬者吉，平塌伏陷者凶。其色光明润泽，根窠红活者吉，惨暗昏黑者凶。自唇四围、人中上下起发，次及颐颡、眼眶、太阳、太阴、正额及于胸背、四肢者吉，倒从下起者逆。起胀、灌浆、结靥亦然，所谓序也。顶额阳位、耳后肾位，及前后心、手足心均宜稀少。凡发热出痘，头面有一片色如胭脂者，胸背有成块红者，皆逆。遍身如蚕种，摸不碍手者凶。痘发于肌肉，阳明胃气主之，故始终以能食为宝。痘症有声音、咽喉痛、腰腹痛、惊搐、呕吐、泄泻、痰喘、烦渴、腹胀、自汗、痒痛、斑烂、寒战、咬牙、失血、尿涩、便秘、倒靥、黑陷、护眼、灭瘢，凡二十一条，及痘后杂症，俱详《宝鉴》，**症计十二日**以报点日算起，三日点出至足心为齐。毒尚在内，若热不退，多喷嚏者，犹防增出。痘至三日后，毒浮于表，当潮起胀，头面、腮颊俱肿，点皆红绽，以一线圈红，紧附痘根者吉；平铺散漫，地界不分，及热不退而干枯紫黑者险。痘至七八日贯浆，根之红者，渐提于顶为白，毒已化脓也。身带微热蒸浆最佳，浆不满足，气血虚也。诸

中医临床实用经典丛书（大字版）

理瀹骈文

痘有浆，而天庭、地角不起者逆。自头至足各有一二颗黑陷者，为九焦痘，不治。凡空浆、漏浆、疔疮、瘖疮、灰白、塌陷、血靥、倒靥诸症，均于此时见之。痘至十日后，血化毒解，白者变黄，眼开肿消，是为收靥之候。险症，不能辨色。摸其皮面高处，微有硬意，重按之肉内甚软，即是收靥。正期从上靥至下为顺，若从阴囊、脚下起者逆。通身靥而有一二颗不靥，又似靥非靥，热不退，或有杂症者，犹防有变。治法：一二三日宜解表，表疏则痘易出，或用紫苏、荆芥、防风、牛子、薄荷、连翘、山楂、甘草之类。阳明实热，邪盛者，宜升、葛，虚者宜柴、归。忌寒凉冰伏，其出亦忌参、芪，闭其腠理，并助热，令胸饱气闷。四五六日以凉血解毒为主，免致毒盛不能尽出，反内入脏腑。然四日五日已热退者，不必药。至第六日上午，大热不退，便秘，可用大黄"釜底抽薪"之法，次用芩、连、紫草、红花继之，勿杂入暖药，只须留三分余火，为灌浆起势地步。若火尽退去，恐开灰白下陷之门。如虚寒体，切勿用大黄妄下。痘无里证，始终皆忌下。七八九日温补气血，气血流行，而成浆自易。忌杂入寒凉药，致成泄泻，并茯苓等渗利药，致浆不足。十与十一二日以收敛为主，大和气血，补脾利水，自然结靥。海藏云：痘疹脓而不焦，此失清凉之气也。如五谷得阳气而成熟，非凉风一至，则不能实也。须察证候而清凉之，则痂矣。董氏亦云：收结时解毒为主，勿帮热助浆，痘回至颈。黄芪内托，大忌。虚者，人参、黄连同用，所谓引以清凉，助以结痂是也。又《摄生编》谓：痘全赖毒火以见苗、出齐、长浆、足浆，此毒不可解。《遂生编》谓：痘始终当以补气血、扶阳气为第一义，用药以温补少加发散为首务。然编中亦有用大黄、石膏治实火之方，窃谓不必先执一见，当视小儿体气强弱、受毒轻重，随其时日，审症用药为得其宜。古云：虚寒用异功散，实热用凉膈散，起死回生，可以为法。**未发观耳筋**耳后筋纹，水红色为上，杏红次之，大红者多火。紫筋重，兼青带黑属肾，尤重。又，条条直上者轻，分枝缠绕、多而向下者，虽红亦重，横过发际者不治。又，耳上属心，热者轻，凉者重。耳下属肾，凉者轻，热者重。肾经痘忌下

理瀹骈文

苗。又，小儿面薄耳绵，声音涩滞，系脾经痘，不宜下苗，**将发辨指梢**小儿五指梢及中指冷是痘疹，中指热是风寒。又，耳冷、指冷、脚冷、尻冷，眼如含水，懒于言笑，是其候也。又，看心胸有细点如粟起，则真将发痘也。又，小儿痘症，热动五脏。呵欠烦闷，肝也；时发惊悸，心也；或呕吐、翻胃、恶心，或泻，手足时凉，脾也；面颊腮赤，嗽嚏，肺也；或腰痛，喜寐，肾也。但显一二症者，痘稀；五脏症尽显，为险。凡痘之险症，初出圆晕，干红，少润也；将长光泽，顶陷不起也；继出虽起，惨色不明也；浆行色灰，不荣也；浆足光润，不消也；浆老湿烂，不敛也；结痂而胃弱，内虚也；痂落而口渴，不食也；痂后生痛，毒也，或溃而敛，迟也。**画八卦之宫**痘看卦宫，于印堂、下颏、两颧、两额、两腮见本色，相生者吉，**点三才之穴**感风起或肺热喘嗽、呛喉咬牙，浮萍敷足涌泉。泄泻、寒战、痒塌，鸡清敷胸璇玑。黑陷、发疔、牙疳、尿多，紫草敷顶百会。**烧炉香以辟秽**犯房事、经水、生产秽气者，以大枣烧烟解之，加茵陈同烧，亦免黑陷作痒。一用茶叶、红枣、乳香、荞面四味和匀烧，更良。凡犯秽不起及痘痒，一切皆宜。苍术恐燥血，起胀时忌，酒与醋均不可用，**燃油纸以照影**神火照法见前。后亦有神灯照法。照法：红纸捻蘸麻油点烧，如欲观其右，灯移于左，欲观其左，灯移于右。麻疹则浮于外，而肉内无根，如红云一般谓之朵。痘疮则肉内有根而极深，谓之粒。麻宜成朵，痘宜成粒，反是逆。又看痘法：凡痘形色虽险，若灯光影与痘根圆晕相为周旋，根窠红活，浆影深厚，则皆可活。若根窠不红不起，血死不活，浆无影者，虽轻难治。故白日亦宜照之，手眼神巧在此。又初热时，用灯照心窝或遍身皮肉，有成块红者难治。**心经之痘，桃葱灯草搭其囟**心经发痘，忽然抽搐与急惊同，用桃皮、葱子、灯心捣敷囟门及肚脐、手足心。又于手足心合骨处，灯火烧一下，以散风痰。或用葱敷顶亦可，勿轻用惊风药。古云："有钱难买痘前惊。"盖惊则心经之痘可出也。按：桃葱发散，灯心清热，痘前用药之法仿此。其敷囟门及肚

中医临床实用经典丛书（大字版）

理瀹骈文

脐、手足心法，乃外治之部位也。痘科古无用膏药者，惟观音膏治痧痘闭症，贴胸即出，宜摊；**肾经之痘，椒姜豆豉罨其胸**痘出，胸、腰痛者，豆豉三两，胡椒一钱，擂烂，将生姜四两，共捣敷胸、腰二处，亦是发散法。附方：肾经出痘，尾脊骨痛者，芙蓉根、马鞭草擂烂炒敷。又，肾经痘，遍身痛者，黑豆一升煮烂，擂敷腰上即止。黑豆能解肾毒也。命门出痘，锁眉刺心，烦闷不安，大热不退，生艾叶一两，黑豆一撮，白芥子一钱，醋熬一滚，擂烂作饼，敷心前，数换，心安热退。按：痘以四经俱有，而肾经独无为上。若一出即变黑者，肾症也，保元加紫草、红花救之。如遍身俱陷，而尾脊骨一团饱满润泽者，肾精足也，以法托之则遍身可起。

　　实热者，舌黑口臭而秘结虚热者，不臭，不秘结可辨，**敷以蝎防，必用大黄石黛**太阳证，舌心黑，口气臭，大小便闭，痘色红紫者，用防风、全蝎、大黄、石膏、青黛敷脐。附：庄在田白虎地黄汤治小儿出痘，发热不退，口渴喜冷，痘疮黑陷，小便赤臊，大便秘结，口鼻气热等症，用石膏、当归各三钱，生地、木通各二钱，枳壳、泽泻、甘草各一钱，大黄一钱半，以行为度，灯心作引。热退身凉即宜平补，用荆防地黄汤调理之，即熟地四钱，山药二钱，荆芥、丹皮、防风、云苓、山萸、生甘草各一钱，加生姜二钱，黄酒一杯也，补血散毒。血虚者，初出时即用之，痘易灌浆。气虚顶陷者，与补中益气相间用。按：痘症小便不通，细茶嚼烂，纸包敷脐。或樟树皮、葱、姜、艾共捣，炒热敷小腹上，女子放阴上，即通。一元散亦妙。大便不通，胆蜜导之；**虚寒者，眼白肢冷而吐泻**粪黄臭秽、小便赤涩者，为热泄，毒气奔越也，痘必红紫，宜五苓散药料。若粪青白滑利者，虚寒也，痘必淡白，宜木香、砂仁、肉蔻、诃子、龙骨、枯矾、赤脂等药料，不可不审，**覆以鸡酒，尤须附子姜香**小儿体性怯弱，或吐泻后，元气愈亏，不能胜毒，汗出肢冷，似睡非睡，眼中露白，症似慢惊，用附子、干姜各四钱，丁香、陈淡豆豉各三钱，小雄鸡一只，共捣烂，再用烧酒略炒，温敷脐上及两足心数次，如泄泻加灶心土三钱，痘自出。附方：上身痘巳起胀，下身痘尚未出，或出而下陷不起，用热烧酒帕蘸熨之自出。或再用烧酒喷雄鸡敷脐眼，一炷香再换，数换自起。又，肾经痘，初起腰痛，身如被杖，背不能伸，或连尾脊骨痛者，亦用烧酒喷鸡敷腰上，限一炷香，鸡青臭再换，痘自出。又，后生辈或失阳之症方：发痘欲出不出，狂言乱语，此痘毒不出，郁火攻心，既不敢用清凉之药以解毒，又恐骤用补剂以助火，最难措手，用烧酒喷鸡数于脐上，痘自出，语亦止。此从外托内神方也，贫家尤宜。又，厥阴痘出一半，忽然厥冷，目闭、面青、唇白者，用烧酒喷鸡敷脐。如不喷烧酒，或涂雄黄、麻油于鸡内，亦妙。雄黄，肝经药也。此又是一治法，可类推。凡热证方形，虚证又起，元亏毒重，及欲补而不敢补者，均用此鸡酒方，或加以药尤妙。按：痘，身凉不温，色白不红，及根无红，盘顶含黑水者，乃阳虚也，宜大补元煎。庄在田大补元煎治痘症误服凉药，呕吐泄泻，痘不起发，危在旦夕，用熟地五钱，党参、白术各三钱，山药、杜仲、枣仁、杞子、故纸、炙草、肉桂各二钱，黄肉、附子各一钱，加生姜三大片，好核桃仁三个。如泄泻不止，酌用附子，更加龙骨、粟壳各一钱。倘泄泻全止，减去附子。若附子太多，则小便恐闭。若痘后调理，此方须减去附子，只用肉桂数分，计日可以复元。又六味回阳饮，治小儿气血本虚。痘疮白塌，或误服凉药，呕吐泄泻，危似慢惊者，速用此方。如有转头，即加入大补元煎内，名返魂丹，用党参、当归各三钱，肉桂二钱，附子、炮姜、炙草各一钱，加胡椒细末三分，灶心土三钱，或减去附子。二方可参。按：痘症不外虚、寒、实、热四字。《观广编》所载外治方与庄在田《遂生编》相较，则知内外用药一理，而外治为尤稳，疑难之症，可免失手。**或则郁甘寒水杏蚓瓜蒌**痘出脾经，本顺症也。若秽冲不起，狂乱痒塌，抓破出血，声哑气急者，用甘草一两，寒水石、郁金各五钱，煮干，为末，入麝香、蜂蜜调敷胸前。按：痘科小无比散，治焦黑、潮热、烦躁，用石膏、寒水石、郁金、甘草，加滑石六两，亦有再加紫草、红花、生地，磨犀角用者，可参。肝家痘，便血、

中医临床实用经典丛书（大字版）

理瀹骈文

眼红，丹砂满面，紫黑不起，白颈老蚯七条焙，瓜蒌仁三十粒去油，杏仁十五粒去皮尖，共末，陈茶调匀，作饼贴脐，数换，诸症悉退。按：热毒盛极，有用生大黄、麻黄、升麻、川芎、乌药、神曲、白颈蚯者；黑陷发擿，目直喘急，有用地龙一两，蝉蜕五钱，乳香汤调者，皆可参。胃经痘，喉闭失声，不思饮食，上吐蛔虫，下泻恶血，即用前绿豆粉、鸡子清敷法。喉闭敷颈，吐蛔敷脐上，泻血敷脐下，良方也。按：焦干黑陷、身热如火者，可用犀角、羚角，井水磨涂心口，**或则乳没人参芍归生地**肾经出痘，腰腹绞痛、吐泻、冷汗者，阴盛阳衰也。人参、乳香、没药各一钱，研末，水丸纳脐，艾叶炒热铺于丸上。用人参外治，可破习见。按：萧山魏直著《痘科险症》，源出东垣慢惊土旺木衰之义，用人参、炙黄芪各二钱，炙甘草一钱，生姜三大片，名保元汤。气虚及陷者主之，与庄在田用补中益气同。如气虚而血弱，浆不满者，加川芎一钱，官桂五分，糯米一团。如血盛者，去川芎，加白芍。此方用糯米解毒助浆甚效，可捣饼贴。保元有加连翘、荆芥、防风、牛子、红花、黄芩、赤芍用者，补气活血，散火解毒，亦可取法。痘科皆以保元为主汤，其加减方甚多，兹不备载。又，庄氏大温中饮，用保元汤药料，党参三钱，黄芪、甘草各二钱，生姜三片，加熟地五钱，白术三钱，山药、柴胡各二钱，麻黄、肉桂、炮姜各一钱，灶心土煎水入黄酒，和补气血，散寒邪，提痘浆，散痘毒。凡呕吐、泄泻、顶陷、空壳、痘色不红、将塌陷者，与大补元煎间用，汗多去麻黄。《汇精》十二味异功散，治元气虚寒，痘疹色白，寒战咬牙、泄泻、喘嗽等症，党参、丁香、木香、肉蔻仁、陈皮、厚朴各二钱半，白术、茯苓、官桂各二钱，当归三钱半，制附子、制半夏各钱半，姜一片，枣二枚。陈氏云：阳明主肌肉，胃气充足则肌肉温暖光泽，起胀而无痒塌之患，此方主之。数方均可敷贴，亦从用参而推广者。又，时值疟疾而复出痘，口吐白沫，咳嗽失声，生姜切片，包大附子煨，再取生姜汁和当归、白芍、生地，共擂烂敷脐，白沫自止。按，痘疹气血不足者，可以此方加减用之，如九味异功煎用参、归、芪、附、熟地、干姜、桂、丁、甘

理瀹骈文

草，六物煎用参、芍、芎、归、甘草、熟地或生地是也。二方亦有加减法，可仿用，兹不备载。**热初当散其热**初发热未曾见点，可以表汗，以葱白煎汤熏之，并治麻疹。又，发热三日未见形迹，宜以生酒涂身上，时看之，状如蚤痕者是斑也。按：表汗有加味败毒散，用柴胡、前胡、羌活、独活、防风、荆芥、薄荷、枳壳、桔梗、川芎、天麻、地骨皮各五分，加紫草、蝉蜕、紫苏、麻黄，同葱白煎者，可以参熏。痘症发热，胡言乱语，以冷水拍其手足心，更用吴萸末热醋调敷两足心，引热下行。如点稠密者，以水调吴萸末敷足心，一时许，小儿觉足心热即去之。又，痘毒狂热，由脚麻至小腹而死，或由头麻至心口而死，一日死几次者，亦用醋调吴萸敷足心。又，发热不退者，生萝卜捣和铅粉敷足心。热极者，燕窝泥捣以鸡子清调敷脐，热退去之，不可过分，**标内须透其标**董氏标内擦法，用芝麻油每夜卧时，以手中三指沾油擦儿头、额、顶、背、腰、两手腕、两足腕，然后睡，即可使轻。此亦畅达流通，升脱凝滞之义也。附方：痘出不快，烦渴闷乱，卧睡不安，咳嗽者，艾叶一碗，胡椒三十颗，擂烂，调水取汁熬膏敷脐，诸症悉退，凡透标之药仿此敷。

　　隐浴水杨蝉蜕之煎隐者，陆续不出，隐于皮肤、肌肉为出不快，非风寒壅遏，即是气血不振，日久变为紫黑矣。通治风寒气血，杨柳五斤，春冬用枝，夏秋用叶，长流水煎浓汁，乘热浴洗良久，以油纸捻照之，累累然有起势，陷处有圆晕红丝，此浆影也。浆必满足，如不满，又如前浴。弱者只浴头面、手足，勿浴背。如照无起势，则必添汤久浴，使透彻肌肉，疏通内外，令毒气随暖气而发。此药能升提，开豁万窍，有起死回生之功。凡当出不出，当胀不胀，当贯不贯，当靥不靥，均为陷伏倒靥，并用水杨煎浴，亦治痒。附方：水杨柳即水黄荆子也，根、叶、子皆可煎汤，以绸帕蘸其热气，头面上轻轻按摩数次，使皮面松爽，痘易出。又，黑痘，用忍冬藤汤煎浴，亦名水杨汤。又有用水杨柳、槐枝、桃枝、紫背浮萍煎浴者，有用银花、红花、紫草煎洗者。痘

中医临床实用经典丛书（大字版）

理瀹骈文

疹出不透或腹痛，用蝉蜕、甘草煎汤浴。按：痘出不快，或陷伏倒靥，一切恶候，用党参、黄芪、川芎、甘草、紫草茸、木通、木香各等份，蝉蜕减半，入糯米煎汤，浴之甚良。附方：痘不起胀，或陷伏，宜用黍穰煮汤，或芸薹煎汤，或兔皮毛煎汤，或腊猪肉煮汤，或马肉煮汤，皆可浴。**闭熏荔枝猫爪之烟**闭者，风寒内闭，真痘不出也。或如麻子一片。痒甚者，乃风毒，非真痘。猫爪、荔枝烧烟熏之，则真痘出而痒自止矣。**夹而出也，涂麻黄于胸背**痘有从斑出者，不可作斑治。贯脓时，虽斑亦化。真斑症，只在六日中。凡夹斑、夹疹、夹丹而出者，此血太过也，麻黄、雄黄涂于青布上，贴胸背二处。一用土朱、紫草敷，见上。紫草，化斑之要药也。如红斑变黑必死。附方：小肠经出痘，遍身发斑，片红片紫，如云如霞，无真痘出，不省人事者，用芙蓉花、川椒、胡椒，共末，纸卷为条，蘸麻油，用灯盏盛之，照于被内，覆盖一时，其斑自退，而痘出矣。按：红斑、紫斑稠密者，宜用生地、黄连、黄芩、防风、荆芥、连翘、栀子、红花、赤芍等，以化其毒。重者，加玄参、茜草、石膏、犀角。又，夹湿疮而出脓水流注者，滑石末敷之，以防泄气，或绿豆粉敷。如有夹，凡疮及头上腊梨者，皆湿疮类也。腊梨可以棉纸糊之，痘落痂而此亦落，最是妙法；**杂而涌也，揩朱砂于首尾**杂痘一齐涌出，用朱砂一两，同油白蜡、生姜汁、雄黄熬，从头至尾，遍身一揩，杂痘尽出，正痘即现。或用柳叶、艾叶及前杨枝等浴法。按：解毒奇方：未出者、不出已见苗者、出亦稀若陷没者，立时即起，用川芎、当归、升麻、生甘草各六两，先熬去渣，将朱砂一两，绢袋装之，悬空，入药水收干听用。此制朱砂法，甚良，可参。又，化毒黄蜡丸，用朱砂五两为君，生地、当归各一两，人参、犀角各五钱，川连、黄柏、荆穗、葛根、生甘草各四钱，白术八钱，牛蒡子、连翘各七钱，升麻二钱，牛黄一钱五分，上切片，将朱砂打如绿豆大，绢袋装，缝，以水十碗，酒二碗，同药入砂锅内，文武火煮之，只剩一碗汁为度，滤净，拌朱砂，晒干为末，以猪心血调糊为丸，每丸重五分。凡痘初出，即用薄荷汤调一丸用，痘即减少，轻快神效。原云：此方用朱砂，仍用补气、和血、解毒、快斑、托元、清心诸药佐之。朱砂镇心安神，解周身之毒，其功甚大。一加紫草茸一两，尤妙。并治痘瘟、痘疔、倒靥、倒发、始终痘痛，毒甚危急之症。一用朱砂、牛黄，加冰片、麝香，用猪尾血丸，亦可参。**剖白鸽覆其胸，斯粒自起**无白鸽，用前雄鸡方，同。皆补正拔毒之法。治麻亦用白鸽；**包老蟆对其口，斯浆自生**痘不起浆，癞团包其身爪，以口对儿口，离三寸许，吸其毒。

大而虚软，盗气之贼血泡，银朱同木鳖子摩贼痘，颗粒独大，按之虚软，根脚不肿，先起先灌，盗正痘之气血者也。过三日或变成水疱、血疱，甚则紫疱、黑疱，宜银针挑破，涂油胭脂。贼痘微有浆色，水疱则全是水，亦宜挑破，或涂油胭脂，或以芫荽酒调宫粉涂之，迟则痒塌。又有血疱，乃血热毒炽，不能运化成浆也。热甚则紫，微热则赤，宜凉血解毒，用生地、赤芍、丹皮、黄芩、白芷、红花、牛子、紫草之类。凡白疱、血疱，木鳖子磨银朱涂之，自消。按：发疱者，肺火。发而皮毛受伤，并其肤间津液，遂发而为疱也。白而空者，气虚。清水者，肺实。红紫者，血热也。皆内毒未出而贼邪先为之病，宜内托以行血气，则正痘自长。疱随发随收，皮脱见肉，不治。庄在田曰：遍身血疱者，非血热，乃气少不能统血，故血妄行，宜大补元煎使阳气充满，血疱变白而成功矣。勿误用寒凉，致成血陷。此亦不可不察；**胀而干硬，闭毒之苗舌疔，铜绿和人中白擦**痘中有紫黑、干硬，暴胀独大，脚无红晕，或疼或不疼，名痘疔，乃害痘之祸苗也，能闭诸毒。未齐有疔，则痘不出；既齐有疔，则不起脓；行浆有疔，则必倒陷。宜银针挑破，吸尽恶血，以拔疔散敷之，即明雄黄二钱，棉胭脂五钱，浸汁也，一加紫草。又，京城油胭脂涂，甚妙。如挑不动，捏之有核，则疔已成，须划开四边，钳出其疔，否则深陷，穿筋透髓而烂见骨，可畏也。又，外无痘而内有核作痛者，亦痘疔，灯火烧之。凡疔，以铜钱眼合疔上再烧，则准。又有似瘰疬发无定处者，以手撮起，红线缚定，艾烧。治疔四圣膏：珍珠、豌豆、发灰、冰片等份，油胭脂和膏，挑后填

中医临床实用经典丛书（大字版）

理瀹骈文

之即红活。《会通》加雄黄、紫草茸，去胭脂，亦治黑痘。又，脚心痘为注疔痘，亦剔破，涂四圣膏。又，拔疔丹：珍珠一钱，牛黄、巴霜、铁将军各五分，蟾酥三分，麝二分，油调涂。凡天庭有黑点，心窝、舌上必有疔；地角有黑点，阴处必有疔；两颧有黑点，两腋必有疔；准头有黑点，四肢必有疔。即显可以知隐。舌有痘疔：铜绿、人中白，加雄黄、银朱、朱砂，研擦。油胭脂亦妙。按：《入门》云：头面上忽生三五个，或只一个，高大紫黑，俨似疔痘者，名曰飞痘。此最轻，或只此一痘，再不生痘。此亦不可不知。

　　痒则点以荆芥痒者，气虚而血不荣肌也。凡初起发时，有白浆痘，其后必成灰白、痒塌。如见有数点，即挑去，急补气血。痘宜痛不宜痒。痒用荆芥穗末，卷纸捻烧之，擦去灰，快手指定痒痘，一点即止。或用荆芥、茶叶卷纸捻烧照，亦止。否则防塌矣。附方：用川椒、艾叶、红枣肉、芫荽、茵陈、乳香、白芷梢、陈香橼、安息香，末，作纸捻熏照。虽痒塌之痘，火到痒除。无安息亦可。此神灯照法也。或用盐和百草霜炒烧烟熏。或蜜水拭。或滑石敷。抓破者，松毛研敷，**陷则拭以升麻**五陷：白陷者，毫无红色；灰陷者，由白而变灰，血不足也；黑陷者，由紫而变黑，血太过也；血陷者，由血泡无浆而变为陷也。化毒宜用升麻、紫草、甘草、糯米。黑陷不起，升麻煎浓汤，入胭脂十余张，浸揉取红汁，加明雄末钱许，即用胭脂棉蘸汤拭疮上，活血散毒甚妙。附方：珍珠、琥珀、明雄、漂朱砂、香附、穿山甲、雄鼠粪各一钱，蟾蜍三分，人乳浸研，共为丸。如毒盛者，用一丸入前汤拭。又，黑陷，心烦、气喘、妄语、见鬼者，用不落水猪心血和冰片。闷痘，水安息贴脐。倒陷干收，柴、归、檀、降、葱、酒煎蒸。**空仓合填紫草**空仓痘，空壳无浆，毒火炽而血枯也。银针挑破，用胭脂膏加紫草末填之，自成脓可结痂**漏孔且塞松花**漏孔者，浆成而漏，元气亏而肌肉不固也。疮上必有小孔，宜补气健脾固表。松花研末塞之，外治圣药。按：治糊涂一片、浆不满足，名漏浆散，用人参、菟丝子、楂肉、黄芪、归身、桑皮、川芎、白芷之类。贯浆时成片作烂，脓水不干者，宜用败草散，即墙头上陈稻草烧灰敷之。此漏浆痘也。**靥未结而势烂，牛粪之散收之**痘破烂不靥，陈干牛粪烧存，取白色者敷，名白龙散，或铺床上令儿卧之。附方：川连、黄柏、地骨皮、五倍子、甘草，共末搽之。此方《会通》名生肌散。又，痘破烂，身无完肤，茶叶去梗，滚水一炸即捞起，湿铺床上，盖草纸，令儿卧之，一夜脓干。或芭蕉叶亦可。痘疮斑烂烦痛，或臭烂深坑不收口，用芒硝为末，调猪胆汁涂之。多年墙屋上败稻草烧灰掺。新瓦舂粉掺，如干痂堆积，内有喑脓，用鸡蛋清调敷。痘后翻疮肿烂，象牙末、珍珠末各三钱，炒僵蚕、儿茶各二钱，调胭脂膏敷。又，痘疤横烂，并治下疳：一切墙上白螺壳煅研一两，橄榄核煅研，石膏各二钱，每药二钱，加冰片一分，麻油调涂。

按：痘毒出盛表虚难靥，以致肌肉坏烂，名曰斑烂。如遍身臭烂如饼搭，目中无神者死，靥落白色无血者死；**痂已落而痕干，蜂蜜之油润之**如痂落干燥，用白蜜半盅，入香油少许，白蜡三钱化开润之。干硬而痛者，猪油润之。或面店灼油馓子油亦可。灭瘢散：羊骨髓、轻粉炼涂，蚬水洗，陀僧搽。**咳嗽**方见前注**呕哕**痘初热、吐泻无妨，出后忌。呕哕者，毒内攻之兆也。呕吐，男左女右，白芥子调酒敷足心，觉足心热去之。脚心有痘，勿用此方。并治痘出色不红润，毒盛壅塞者。附方：贯脓时咳逆，胃气上越也，真净黄土，鼻边嗅之。自汗多则难贯脓收靥，黄连、贝母、牡蛎各五钱，糯米粉一升扑之，**衄吐便溺**痘未出齐，鼻血无害，但不宜甚耳，发灰吹之，或韭菜汁滴之。凡血症皆可用。又痘时衄血、吐血，柏树上桑寄生同黑栀子擂敷脐。如无寄生，单用黑山栀亦可。或酌用他血药代之。起胀时便血，血既下漏，安能起胀？用地榆、生大黄、红花根，调匀敷尾脊骨，三炷香一换，换三次即止。如夹斑疹，用前斑疹方。尿血不治。膀胱根于肾，此经见血，肾水被火耗绝，且血与尿不同，血冻而尿不冻也。凡血见黑不治，眼、耳血不治。**眼应早护**免痘入眼，牛蒡子捣烂敷囟门，痘不入眼。出痘眼目红

中医临床实用经典丛书（大字版）

理瀹骈文

肿，鸡蛋清涂黄纸贴之。或银花嚼敷，或黄豆嚼敷，或黄柏浸湿铺眼胞，或胭脂汁，人乳点。眼中出痘，象牙磨水点，痘自退，可免瞎。或加雄黄、明矾，或用麦冬贴足心，痘自落。又，蜒蚰虫放眼皮上周围游走，吐出涎水，其痘自散，屡试如神。喉中有痘亦可用。眼有脓血，兔子粪，油调搽。护眼膏：黄柏、红花、绿豆、甘草为末，胭脂水调敷眼之左右，痘不入眼。初起发热，风火透于皮肤，眼闭不开，内结痘疮者，用益母草、白菊花、夏枯草、防风、荆芥穗、白芷、甘草七味煎汤熏洗，日三次。更用鳝鱼血点之，不生萝卜花。痘后余毒郁结，赤肿胬翳，亦用此洗，切忌点药，**鼻亦兼吹**舌与鼻孔生痘，黄丹、老土砖共为末吹。或青布烧灰吹，或硼砂、檀香烧枯研吹，或皂角末吹，再用黄蜡塞鼻。附：舌痘方：人中白焙、儿茶、硼砂末糁，或金墨涂，或黄柏、黄连、玄参、苦参末，蜜调涂，或鸭粪烧研，鸭毛蘸糁。凡糁须先茶洗之。**游之以蜒**喉中有痘，用前蜒蚰方。喉痛，壁蟢窠盐炒吹。痘锁喉项者，主饮食不进，或喉烂，或声哑者，恐毒结于喉，宜用山豆根、玄参、桔梗、甘草、生地、川芎、归尾、木通润之。前喉症又有胭脂擦耳背法，可以参，**嘎之以鸭**肾嘴有痘，公鸭嘎气即消。附方：出痘肾肿，桑皮、细茶、生姜共捣，清油拌炒包之。若肾红肿，青黛敷之。如风肿者，槐花叶同盐炒敷。女子阴内有痘，雄黄末清油调匀，以鸭毛蘸擦之。**纳楝根而蛔下**吐蛔者，以苦楝根纳肛门，或同花椒、乌梅肉同捣，塞自下，**铺柳叶而蛆化**痘烂生蛆，铺柳叶卧。庄云：此阳气不足之故，大补气血，则脓干而蛆自化矣。亦是一理。或用盐醋汤喷之。痘后虫蚀痂疮，脓水不绝，出蛾蚕茧填生矾末，烧令汁尽成灰，为末掺之。**喉哑者抹以油**痘后声哑，葱、姜清油炒热，遍身抹之，再用灯火喉下一点，胸膛一点，两乳下一点，**腹胀者敷以饼**痘后肚腹肿胀，灯花数十朵，入盐炒过，加铅粉调饼贴脐上。一用黄柏、苦参为末，清油熬膏贴之。一方桐子叶泡软，用清油、雄黄涂叶上贴之。又，感湿足肿者，以水洗之更肿，用苍术、檀香烧熏，以被蒙盖，令出湿气，其肿自

理瀹骈文

退。肿属虚弱而气不行者，以肉桂、烧酒磨搽即愈。**杂症尽退**详痘科书，**余毒更清**疏则无毒，密则有毒，宜凉解，免害眼。痘毒攻脾则泄泻、浮肿，攻肝则眼生翳膜，攻肾则耳痛脓出，攻肺则咳嗽痰盛。痘后余毒，用桔梗一两，连翘、玄参各六钱，生地、赤苓、牛子炒各五钱，焰硝、犀角、甘草各一钱，雄黄、青黛各二钱，末，薄荷汤丸，蜜调饼敷胸。痘后余毒，乃起胀时，暗藏骨节间，药所不到，一交收靥则毒见矣。两膝及手足骨节不宜见，恐是对毒。热甚作渴者重，不热不渴者轻。董氏三豆浆，敷痘毒圣药，赤豆、黑豆、绿豆，研烂，加醋入锅炒热，作饼贴，半日冷换。如口内生嚼贴，不加醋更妙。《汇通》去黑豆，加豌豆、黄豆各等份，蜜水敷，可内消。或用公鸡屎贴，即愈。混沌如金散：鸡蛋一个，打破，分蛋白、蛋黄为二处，以筛净细黄土，先将蛋黄和作一团，再将蛋白摊作一饼，仍包成蛋式，入灶内煨，候烟尽为度，勿焦，共研细末。如毒初起，以鸡清或醋和敷，即消。溃者干糁，虚人亦妙。痘毒硬肿，马齿苋、白蜜和猪油热，入赤豆、绿豆，调敷。如痘后疔，亦用马齿苋捣烂敷，不数日拔出如大螺壳。切勿挖割误事。又，解痘毒，生螃蟹和飞面捣敷。余毒不收，蚕茧填白矾煅灰，加象皮敷。驱毒散即移毒散，见下。痘后齿痒，乃余毒流于胃经，不治防成牙疳，以连翘、牛子、慈菇、生地、银花、甘草、红花、石膏，煎水频漱。又，痘后牙龈、口舌破烂出血，或成走马疳者，人中白一钱，铜绿一分半，麝一分，末，浓茶洗后敷。或雄黄、牛粪尖烧存，加冰片吹，立愈。余见前。痘风疮逢春即发，黄芩、黄柏、大黄、黄丹、轻粉，共末，猪油调敷。痘毒仙方，大蚌一只，取肉，黄泥封，煅至红色，取肉研末，油敷，立愈。又，羖羊粪炙，麻油调敷，神。痘后回毒膏，麻油四两，木鳖仁一个，煎枯，入壮发三两，熬化，黄丹二两收，贴，一个即消。并治一切热毒。

　　麻与痘同，亦与痘异麻疹者，痘之同类而异名者也。因时行气候、暄热传染而成。先动于阳，复归于阴。睹其将出未出之际，必咳嗽、喷嚏、鼻涕，故曰肺病。始以发散，出尽为贵，终以寒凉，清火为

中医临床实用经典丛书（大字版）

理瀹骈文

事。虽标已三日，而下身无麻，气喘烦躁，发闷不安者，尚宜重加发散。用麻黄、升麻、羌活、川芎之类，麻出而气自平矣。大抵欲出已出之际，虽寒勿用桂枝，虽虚勿用参、术，虽呕而有痰，勿用半夏、南星。此症多泄泻，阳明之毒亦从下解，切忌止涩，但用升麻、黄连、甘草、葛根自止。麻后痢亦同。麻始终惟用清凉，多以芩、连、地、芍收功。古云：麻疹无补法。发热三日始出，一日出三遍，三日出九遍，至六日出尽。及出至足，头面将收，热亦渐退。至八九日收齐，热乃退尽。大热未退，不可与食，始终避风为要。麻重者，遍身绷胀，眼亦封闭。其色赤白微黄不同，仍要红活，最怕黑陷。麻不出而喘者死。**破其筋瘰**闷疹，挑破头上红筋、红瘰，**开其毛窍**麻疹宜常以葱白汤抹之，使毛窍中常微汗润泽，则易透。**芫荽之酒试喷**芫荽是透疹圣药，水酒各半煎喷身上，勿喷头面。亦忌夜喷，以疹日出而夜敛也。并治痘，惟起胀后勿用，**河柳之汤足浴**发疹者，用西河柳煎浴。小儿不任升、葛发散者，尤妙。或用紫苏同。按：初发热，可用西河柳同连翘、干葛、防风、薄荷、前胡、桔梗、牛子、蝉蜕、甘草、淡竹叶。麻随出随没，可用西河柳同麻黄、荆芥、防风、牛子、薄荷、连翘、甘草、淡竹叶、角刺。麻已出复回，头面稀少，发热神昏，至五六日不可再大表，须解毒内消，可用西河柳，陈者更妙，同荆芥、防风、桑皮、牛子、黄芩、黄连、浙贝、地骨皮、甘草。麻子已退，音哑发疮，肺火未清，可用西河柳同麻黄、天花粉、桔梗、杏仁、瓜蒌、桑皮、黄芩、百部。麻后胃火不清，可用西河柳同玄参、桔梗、石斛、熟石膏、黄连、黄柏、牛子、荆芥、生地、花粉、甘草、连翘等。**熏仰天之皮，涂护火之草**陆方：麻症用仰天皮，即阴湿地下苔藓，嫩柳皮各半斤，星星草四两，蝉蜕二百个，水十碗，煎三沸去滓，乘热气熏洗遍体，黑疹变为鲜色，十有九生之妙。秽触不出，用沉香、檀香、木香烧烟熏之。治瘾疹久不瘥，或先心腹痛、痰哮、麻痹及筋脉不仁，用护火草、盐生姜连皮，研涂甚处，余处自消。无护火草亦可。按：瘾疹者，疹出多痒，色红赤，隐于皮肤，乃心火灼肺，外受风湿而成。附方：瘩瘰，用桃叶浸盐卤擦。痧后患牙疳及痢疾痨症者，随症施治。**痘者豆也**见医书。又，痘为豌豆疮，**故治之以豆**三豆方见前。按：赤豆、黑豆、绿豆为疫痘圣药。凡皮肉红肿而痘不肿者，用三豆醋调扫，神效。又，痘毒等，即用豆渣扫患处亦良；**麻者麻也**疹如粟米，麻如麻子，**故治之以麻**麻发不透，气喘欲死，芝麻五合，滚水泡之，乘热熏头面，起死回生。附方：羊毛疹，眼目黄色，指甲多紫色，用烧酒抟黄土，慢揉擦心口。**皆大人之常有**女子出痘，天癸忽至，月月红连枝叶煎汤，抹周身。孕妇出痘，腹痛胎动，用益母草、莲蓬壳，俱烧存性，艾叶共末，醋调敷脐，连换三次，胎自安。或胎欲下及死胎不下，蜣螂连所推泥，一并焙，末，加灵仙研，酒调敷脐下，并治经闭不通。按：罩胎饮，用人参、当归、白术、川芎、条芩、防风、陈皮、荆芥、生甘草、紫草茸、赤芍、柴胡、白芷、干葛、砂仁、糯米、阿胶熬。此方可敷脐。大热加郁金、荷蒂、野麻根、甜瓜蒂一枝。后生出痘见前，**非小儿之独然**附：治痘神方，不论初起、灌浆、收靥，皆用之：党参二两，白芍一两，玄参、白术各八钱，茯苓五钱，陈皮、生甘草、神曲各三钱，柴胡、楂肉各三钱，蝉蜕一钱，黄连五分，水丸用。又，治疹方，不论初出及已出透，皆可用：熟石膏二两，干葛、归身、桑皮各一两，地骨皮、荆穗各八钱，枳壳炒六钱，牛子炒、陈皮、川贝、赤芍、薄荷各五钱，生甘草四钱，红花三钱，桔梗一钱，水丸用。一方去桑皮，加前胡一两，黄芩、防风各八钱，连翘五钱，同。二方可以预合备济，故存之，或煎浴、或调敷，俱可，临症斟酌。**当作伤寒并视，勿与诸疮共论**按：古云：痘疹传变与伤寒同，大症也，亦险症也。自有种痘之法，而险者悉化为平。然当疫痘盛行，不能预种，往往有不免者，且有一家数日而死数儿者，是可怜也。余既辑伤寒外治方，故于此症亦博采之，并与内治诸方相证明，以为痘科之一助，而即为伤寒篇之终云。**至于溃痈拔疔，续筋接骨，亦见全文，姑从省笔**按：心、肝、肺、脾、肾、胃、大小肠、三

中医临床实用经典丛书（大字版）

理瀹骈文

焦，皆有生痛之症，名为内痈。初起嚼黄豆试之，不腥者是。用五神膏，即杏仁一两，玄参五钱，蛇蜕、蜂房、乱发各二钱半，油丹熬者。或加大黄、皂刺贴脐取泻。肠痈，六一散敷。缩脚肠痈，梅花点舌丹敷。脐痈，平胃散加黄连敷。胃痈，吐尽脓血自愈，不必治。肝痈，照肠痈治。痈疽名，详见外科书。凡毒小而有头者，疖也。大而无头者，痈也。欲验头，以湿纸覆之，先干处是头。或蛇皮贴之，即有头出。痈与疽别，阴滞于阳发痈，大而高起，属六腑，阳也，易治。阳滞于阴发疽，平而内发，属五脏，阴也，难治。痈则红肿热痛，疽皆皮色不变，然亦有肿痛坚柔之分。如其初起，疼痛者可消，若重按不痛而坚者，毒根深固，不易消也。阴疽详王全生。诸痈初起，以疏托解毒为主，忌热药。既溃，以补托元气为主，忌冷药。诸疽初起，毒陷阴分，宜阳和开其腠理。既溃，阴血干枯，宜温补厚其脓浆。然通腠与滋补当兼用之。若半阴半阳证，宜托里以转阳，用药清不伤胃，温不助邪可也。冲和、清凉、阳和诸膏，已见。凡外证试肿法，以手按之，肿而痛者为实邪，漫肿不痛者为虚邪。又，肿而赤者为热，肿而不赤为留气、停痰。又，实痛者热，若虚而痒者寒也。试脓法，手掩肿，热软而即复者，有脓。不热，强而不复者，无脓。按之坚硬者未脓，半软半硬者已脓也。小按即痛，脓浅；重按方痛，脓深。又，深按之而速起者，内是稀黄水；深按之而缓起者，内是坏污脓。按之实而痛甚者，内必是血；按之虚而不痛者，内必是气。薄皮剥起者，脓浅；皮色不变，不高阜者，其脓必稠。大抵痈疽疮疡，先宜出黄白稠脓，次宜出桃花脓，再宜流淡红水。胖人宜脓多，瘦人宜脓少。若胖人脓少是肉不腐，瘦人脓多是肉败坏，皆非吉也。又，气实者，多稠黄脓；气虚者，多稀白脓；半虚半实者，多稠白脓。又有脓出如粉浆、如污水者，谓之败浆，难治。脓出而身犹大热者，亦难治。附载诸法以备用。护心法：雄黄、明矾、朱砂、琥珀、远志、乳香、甘草、绿豆粉，同癞团捣敷胸。止痛法：槐白皮煎膏敷，或加当归、乳香。对口，痛不可忍，百药不效，吴萸、雄黄、油熬涂。止痛札药，如鱼肚痈等，蓖麻肉捣敷，布扎，止即去之，迟恐有后患。收烂法：发背溃烂不堪，只隔一膜者，鲫鱼破腹去杂，以山羊屎入鱼腹，炙研，加麝一钱，干糁效，并治诸烂及反花疮，名山莲散。又，鸡肶皮同棉花焙末搽。胁疽见脏者，山豆根水调涂，入麻根末尤佳。脱腐法：凡腐肉黑暗、死肌坚硬、臭秽难闻者，生枯白矾各三钱，雄黄一钱，乳香、没药各二钱，糁，腐肉自脱离。如恐痛，先以黄丹二两，石膏八两，共研，围护好肉再糁。作捻，亦可去管。化管法：三仙丹加朱砂三钱，硼砂一钱，纸捻打入管，名五虎丹。或加蟾酥，即金蟾化管丸之意。凡鹅毛管、鹿角屑或蓑衣虫，或大蒜梗，煅灰糁，皆能化管。鳖甲末炒，麻油敛，功稍迟。京城硇砂膏亦可贴。如止久漏，用蜂房、山甲、龙骨、麝香。取多骨法：凡疮口日久不敛，内有多骨也，陀僧末日糁，能推骨出。蜣螂同干姜炙研吹，治骨槽风及多骨疽，能推骨出。按：无蜣螂，或用蝉蜕亦可出。又，乌鸡骨、人言，盐泥固济，煅研纳之。或去人言，加砧板、锅盖上垢屑，烧灰搽。又，蛤蟆、发团、猪油熬膏，先用桑根皮、黑豆煎洗，龙骨末擦疮四畔，令易收敛，然后贴之。软肛法：凡毒开刀后翻花起肛，用癞团破腹刺孔覆之，可软。牛蒡子草、紫花地丁捣烂涂肛内，亦软。收胬法：因挤脓太过，胬肉不收者，枯熟地一两，乌梅炭三钱，糁贴自收。痈疽胬肉，生附子、浓醋煎洗，丁香敷。拔毒根法：乌梅一钱，轻粉五分，加津唾研膏贴。或单用乌梅烧灰敷，根落止。疔根，用银簪刺破，将水中铁钉上锈，或加青盐、牡蛎研涂孔内，膏盖。并收红丝入心腹。塞漏孔法：漂黄丹、枯矾、赤脂、冰片，末，塞，或搓纸捻插入。又，涩药插窍，用童便、煅炉甘石、牡蛎、龙骨、陀僧。二方亦可并用。搜脓法：广木香末、真轻粉各二钱，飞丹、枯矾各五钱，雄猪胆汁拌匀，晒干研末，瓷瓶收存听用。解毒去腐正为生肌之本，若骤用龙骨、血竭，恐增腐烂也。疔是火毒，凡有疮起疱，或痛，或痒，或麻木，或寒热，或先痒后痛，或先寒后热、热定则寒，或始末只痒，皆是疔之候也。有朝发夕死，有随发随死，有迟久终死者，其症至恶，宜留心照看。凡疮肿，以针刺之不痛无血者，是疔。如形长者，名刀镰疔，不可针。又，嚼生黄豆无腥者，是疔。又，

中医临床实用经典丛书（大字版）

理瀹骈文

明疗易见，暗疗难防。取甑中气垢少许，含口中，觉一处痛甚，即知疗所在。疗有五色，分属五脏。项以下者，三阴受毒，宜灸，忌风药散。红丝宜割断。内疗与外疗同。寒热头痛体痛，但疮形不见，过数日，胸背、腹胁、头面、手足间有一处甚肿，即内疗所发处。又，腹痛甚者，亦是内疗。圈疗法：初起水疮不知弄破，其毒牵引经络，随脉肿去，憎寒壮热，久则恶心，不治杀人。槐子炒黄，平对陈石灰末，鸡子清调，圈至破处，令毒仍从旧口出。点疗法：土炒山甲一钱，银朱五分，麝三厘，点疗化水，毒不入心。又，朱砂、雄黄、火硝、硇砂、青盐、硼砂、胆矾等份，点，同，名七圣散，或加蟾肝丸。起疗法：疗疮危急欲死，蝉蜕、僵蚕，末，酸醋涂四畔，留口，根出稍长拔之，涂药。急救走黄法：白梅干肉、荔枝肉，加银朱少许，共捣烂，溏鸡矢拌匀，留头敷效。无白梅，用乌梅肉，此味能拔疗根。简便方：用巴豆或蓖麻饭丸，或香肥皂、银朱、白蜡捣丸纳之，膏盖。瘰疬等，俱见篇中。接骨续筋见下。

　　凡若此者，睹症识名，观方悟法。伤寒杂病，自昔为昭仲景；带下小儿，随俗为变扁鹊。有膏有药，或贴或敷。外治均通内治，古人不欺今人，是堪悉数，岂曰无稽？以上征引古方，首举伤寒者，伤寒外治别于诸医家书。一篇所重在此。递及中风以至六淫为一段，脏腑医之本，特为一段，身体承脏腑合为一段，五官应五脏，故亦列之于内也。妇科、儿科各为一段，痘疹承儿科，列之末段，以与伤寒首尾相应。疡伤不别为段落者，二科向皆外治，于此篇意非所重，且伤寒、痘症均载遗毒，风气亦兼破伤，筋骨后文更有诸方，故此作省笔焉。共分六段，每段各录数症，每症各采数方，数方各具一法。虚实寒热，分别叙次，稍加论断，并于载对中寓伸缩变化，以为一段之小结。构合六段则为一大结构，字句皆令承接，先后详略均有意在。彼此要可以互相参证。虽曰六段，不过一段也。此非抄方，乃论外治用药之道，不能凭虚掉笔，特借古方以为鉴，使人知此说之确有依据而可行耳。引方以实吾说，故不觉其汗漫也。至于择不精而语不详，则限于天资才力，无如何也。方之佳者，不论内外证，杂取数条，补于注内，以备参考。症琐碎者，亦如之。不入于文者，以行文亦宜有律也。此以上征引古方之大意也。以下则言今推之以为膏，而有制药、施治之法也。

⌒∘ 膏药制法 ∘⌒

夫说酢梅而涎出，想悬崖而足酸，情之造于虚者，其境不能穷也《寿世新编》引释家语云：情想所结，自无之有，故病境无穷尽也；而用鸡头以已瘘，取斫木以愈龋，理之征于实者，其类有可推也《淮南子》：狸头愈鼠，鸡头已瘘，虻散积血，斫木愈龋。此类之推者也。爰广医不著书之例，别开药能疗病之端，一变汤头以为膏子，匪医而医，不药之药，以膏为主，以药为辅膏与药是一是二？向只外科加药，内科未明对症发药之理，呆膏活病，宜乎其不应也。今特分而析之：以熬而摊贴者为膏，膏一成不易；研而糁于膏中、敷于膏外者为药，药随时消息，示人以呆方活用之法也。诸科皆然，工拙仍在乎人功力之浅深耳。考《神农本草》之经，究《雷公炮炙》之论。造化无言而精英自献，古今未道而秘要堪搜摘《外台秘要》字。天取其气，如春风散之吹喉闭也春风散，治缠喉风、喉闭及乳蛾、重舌、木舌等神方。黄连、薄荷、僵蚕、明矾、火硝各五钱，用猪胆五六个装药，青纸包好，于蜡月初一日，在净室内掘一小坑，方一尺，以竹纸横悬此胆在内，盖以木板，用土填实。至立春日气至取出风干，去胆皮、青纸，研细密收，加冰片吹，即葭灰候气之法也。名春风散者，以得春风温和之气也。此法古人亦常用，不独喉症为然，博览者自知。按：日晒夜露，亦是取气之法。又有用朝阳东壁土者，亦取其得气之早，且有生气也。最奇者，太阳、太阴二丸，用水和面于日月蚀时，对日月搓丸，以丸之中心亦阙为验。此非通于天地万物之理者，乌能知之？西医有收电气法治风痛者，亦外治也。足知精于外治，可夺造化；地取其理，如急流沙之敷催生也《食物本草》：催生用急流沙

中医临床实用经典丛书（大字版）

理瀹骈文

数升，炒热铺于腹上，先下垫葱白再敷。按：用急流沙者，取其速也。又如顺流水顺而下流，取治下焦腰膝、通利二便。逆流水逆而倒上，取治痰饮、发吐、头风、咽喉之类。亦有用地浆、灶心土、灶脚泥敷者。**人取其神，如雄黄朱砂之缚于童女也**古方治虚劳咳嗽、吐血、蒸热者，但脉息有神，无不效验。用雄黄、朱砂各一两，绵纸包固，或单用朱砂亦可，缚于乡村壮实童女脐上，周时取下，缚于自己脐上，渴饮人乳，渴止去药。此亦以人补人之法。然神存于无形，与邪术迥别。又有以朱砂令壮实妇人怀之，然后合药者。又有以药丸佩于身上，时时摩之，云得人神气者；**物取其性，如蓖麻乳香之通乎内外也**物性皆载《本草》，此为膏药而言，所取微有不同。盖膏药第一欲其能达患处耳。古言蓖麻能拔病气出外，乳香能引药气入内，木鳖仁能追病源，金凤草能透骨节，皆膏药中必需之药。此即内科之用引也。举此亦可以知余矣。**配五神于午日，以择吉也**见前截疟方。又，如合蟾蜍丸、造六神曲之类皆是；**献北斗于先夜，以镇邪也**亦见前截方。**采于四时，而芳香之气始备**十叶散，用蓉叶、荷叶、蕉叶、菊叶、银花叶、苏叶、柳叶、槐叶、冬桑叶、天名精叶，风干研吹，治喉症。亦敷一切火毒。分四时采取。又，百草膏，随时取田野、山间不拘何草，芳香者为佳，麻油熬，黄丹收，可贴百病。又，水臌肿胀者，取山野百草辛香者，煎浓汤二三锅，大盆盛之，单被遮盖，避风熏洗。亦可熬膏贴；**合以五行，而中和之体乃成**冲和膏配五行见前。又，大金丹专治疫疠、心疼、一切热毒、不服水土等，即三黄解毒法，可丸服，可磨敷，可熬膏贴。甲己年甘草为君，属土；乙庚年黄芩为君，属金；丙辛年黄柏为君，属水；丁壬年栀子为君，属木；戊癸年黄连为君，属火。每用二两，值年倍之，加大黄三两，麻油熬，黄丹收，入雄黄、朱砂各五钱和匀，临用糁药末贴。一方加紫苏、香附各一两。五行汤治赤眼，用黄柏末湿纸包，泥裹火煨，棉包浸水盖内，饭锅上蒸熟，热洗。此合五行，又是一法。按：医虽小道，其本出于圣帝、贤臣之所为。汉唐以来，阐述者皆当代之名儒硕学，固不得仅目为贼工之事也。观其所制外治之方，往往视内治尤奇而辟。凡造化盈亏之理，男女感应之情，与夫格物致知之功，俱见于是。盖治在外，则无所窒碍，故得以肆其才也。外治为能尽医之变者，此也。自后人视此道为营生之具，但取常用之汤头以为酬应，而外治一法遂废而不讲矣。或用之不得其道，概以为无验而置之矣。此段为上智者说法，陈义稍高，亦以古今人未必不相及也，然而以为迂远者多矣。

ꞏ 膏药施治 ꞏ

药物既俱，疗治斯起以上制药，以下施治。于是稽六经之属伤寒中风杂症，皆有六经见症，外科亦然。古云：不明经络，开口动手便错，宜加稽古之功。伤寒中风分经见前。《痧症指微》云：痧症各有十二经所属，不可不知。腰背、头项连及风府，胀痛难忍，属足太阳膀胱经。两目红赤如桃，唇干鼻燥，腹中绞痛，属足阳明胃经。胁肋肿胀，痛连两耳，属足少阳胆经。腹胀板痛，四肢无力，不能屈伸，泄泻不已，属足太阴脾经。痛连腰，以及外肾，小腹胀硬，属足少阴肾经。心腹吊痛，身重难移，作肿作胀，属足厥阴肝经。半身疼痛，麻木不仁，左足不能屈伸，属手太阳小肠经。半身肿痛，俯仰俱废，右足不能屈伸，属手阳明大肠经。咳嗽声哑，气逆发呛，属手太阴肺经。病重昏沉，或狂言乱语，不省人事，属手少阴心经。或醒或昧，或独语一二句，属手厥阴心包络经。胸腹热胀，揭去衣被，干燥无极，属手少阳三焦经。痧症分经，医书鲜见，故特详之。余不备载。外科须观《鉴本》。治痈疽法：阳明多气多血，太阳、厥阴多血少气，少阳、少阴、太阴多气少血。多者破之、行之，少者托之、滋之，宜视气血多少以为消补而已。辟瘟囊方：用羌活太阳、大黄阳明、柴胡少阳、苍术太阴、细辛少阴、吴萸厥阴，共研细末，绛囊盛之，佩于当胸。即羌活汤治四时伤寒药备六经法也。又，治衄：火在胃，水纸搭鼻衡，阳明脉侠鼻也。火在

中医临床实用经典丛书（大字版）

理瀹骈文

膀胱，凉水拊颈后，太阳脉经头项也。火在包络，色线扎中指，中指属包络也。此分经治法也。二方一合一分，凡外治按经用药之道，仿此推。又按：四时伤寒：麻黄去节四两太阳，柴胡一两少阳，升麻一两阳明，加党参、当归各一两，赤芍、甘草各四两，朱砂、雄黄各一两五钱，春夏加石膏、枳实，秋冬加桂枝、细辛各五钱，石膏或重用亦可。此方油熬丹收贴，亦能发汗。伤寒汗后变为杂症，亦可用。干霍乱并妙，亦以汗解，**征五气之应**天以五气食人，入鼻，五脏蕴其精气，面形五色。五气，即风、寒、暑、湿、燥也，详《鉴本》。又，五脏之气见前，当识脏腑注，并与中庭各部注参看。此句言相其面，以下分苗窍、舌齿、周身相之，即四诊中之望也；**审其苗窍**五脏病不可见，验之苗窍。见前脏腑注。又，夏禹铸有审小儿苗窍法。舌为心苗，红紫心热也，肿痛心火盛，淡白虚也。鼻准与牙床乃脾之窍，鼻红燥脾热也，惨黄脾败也。牙床红肿热也，破烂胃火也。唇乃脾之窍，红紫热也，淡白虚也，黑者脾将绝也。口右扯肝风也，左扯脾之痰也。鼻为肺窍，干燥热也，流清涕寒也。耳与齿乃肾之窍，耳鸣气不和也，耳流脓肾热也，齿如黄豆，肾气绝也。目乃肝之窍，勇视而睛转者风也，直视而睛不转者肝气将绝也。以目分言之，又属五脏之窍。黑珠属肝，纯见黄色凶证也。白珠属肺，色青肝风伤肺也；淡黄色，脾有积滞也；老黄色，乃脾受湿也。瞳神属肾，无光彩又兼发黄，肾气虚也。目外角属大肠，破烂肺有风也。目内角属小肠，破烂心有热也。上胞属脾，肿则脾伤也。下胞属胃，青色胃有风也。睡而露睛者，脾虚极也。唇红而吐，胃热也；唇惨白而吐，胃虚也；唇色平常而吐，作伤胃论。小便短黄涩痛，心热也；清长而利，心虚也。大肠秘结，肺有火也。肺无热而便秘，血枯也，不可攻下。脱肛，肺虚也。口苦，胆火也。闻声作惊，肝虚也。又面有五色：红为心热，青属肝多腹痛，黄为伤脾，白为肺病中寒也，黑而无润也，肾气败也。按：此不独小儿为然。《秘录》：看小儿山根上有青筋直现者肝热，横现者亦肝热。但直者，风上行；横者，风下行。有红筋直现者心热，斜现者亦心热。有黄筋现于山根，或皮色黄，不论横

理瀹骈文

221

直，皆属脾胃吐泻诸症。又，在鼻上、眼之中间中正睛明穴辨之，色紫心肺俱热也，白者肺有痰也，黑者风甚或肾寒也，**觇其舌齿**凡舌鲜红滑湿为吉，燥涩为凶。青黑而紫者为阴寒，赤而紫者为阳热。纯黑有二症：火极似水者热极，水来乘火者寒极。初起表证虽发热，津液如常，口不燥渴。若舌苔粗白，渐厚而腻，是寒邪入胃，挟浊饮而欲化火也。此时已不辨滋味矣，宜半夏、藿香。迨厚腻而转黄色，邪已化火也，用半夏、黄芩。若热甚失治则变黑，胃火甚也，用半夏、石膏。若黑而燥裂，则去半夏，用石膏、知母、花粉之属以润之。至厚苔渐退而舌底红色者，火灼水亏也，用生地、沙参、麦冬以养之。此表邪之传里者也。其有脾胃虚寒者，则舌白无苔而润，甚者连唇口面色俱萎白。此或泄泻，或受湿，脾无火力，速宜党参、焦术、木香、茯苓、炙草、干姜、大枣以振之。虚甚欲脱者，加附子、肉桂。若脾热者，舌中苔黄而薄，宜黄芩。心热者，舌尖必赤，甚者起芒刺，宜黄连、麦冬、竹心。肝热者，舌边赤或芒刺，宜柴胡、黑山栀。其舌中苔厚而黄者，胃微热也，用石膏、知母、花粉、麦冬之属。若舌中苔厚而黑燥者，胃大热也，必用石膏、知母。如连牙床、唇口俱黑，则胃将蒸烂矣，非石膏、大黄、生地、二冬、人中黄之属不救。此伤寒及时疫发斑症中多有之。再有舌黑而润泽也，肾虚也，宜熟地、山萸、丹皮、泽泻之类。若满舌红紫色而无苔者，此名绛舌，亦是肾虚，宜二地、二冬等。更有病后绛舌，如镜发亮而光，或舌底嗌干，而不饮冷，此肾水亏极，宜大熟地重药等救其津液，方不枯涸。叶天士温热症有相舌、相齿法，今录相齿。齿为肾余，龈为胃络。热邪不燥胃津，必耗肾液，且二经之血，必走其地。病深动血，结瓣于上。阳血者，色必紫，紫如干漆；阴血者，色必黄，黄如酱瓣。阳血宜安胃，阴血宜救肾。齿光燥如石，胃热甚；枯骨色，肾液枯。若上半截润，水不上承心，火炎也。咬牙者胃热，气走其络也。若脉症衰，胃虚无谷以养荣也。齿缝流清血，痛者胃火冲激，不痛者龙火内燔。齿垢如灰糕者，胃津亡，浊湿用事也，多死。齿焦无垢者，亦死。有垢，肾热胃劫也，当清胃救肾为要；**相其形**蒋士吉《说约》有

中医临床实用经典丛书（大字版）

理瀹骈文

"相形"篇。五行人详《鉴本》。《经》曰：头者清明之府，头倾视深，精神将夺矣。背者胸之府，背曲肩随，府将坏矣。股者肾之府，转摇不能，肾将惫矣。膝者筋之府，屈伸不能，行则偻俯，筋将惫矣。骨者髓之府，不能久立，行则振掉，骨将惫矣。凡病人身轻自能动者，易治；身重不能转侧者，难治。又，凡病观其形，肉脱知脾败于内，必死，**聆其声五音**，按五脏见前"天地万物之所以属"注。《经》曰：视喘息，听音声，而知所苦。病人语声啾啾然，细而长者，头中病；嘻嘻然不彻者，心膈间病；寂寂然善惊呼者，骨节间病。出言壮厉，先轻后重者，外感邪实也；语言懒惰，先重后轻者，内伤元虚也。肺邪入心，为谵言妄语。又，或自言平生常事，或开目言人所未见事，或独语，或睡中喃喃，或呻吟不已，甚则狂言骂詈，皆胃热乘心也。郑声者，语不接续，虚也。心下汩汩有声，先渴后呕，停水也。喉中辘辘有声，痰也。肠如雷鸣，气不和，湿也。喜与笑皆心火也。鸦声，气将绝；直声，气将败也。杂病发喘，痨瘵声哑，久病发呃，危。邪入于阴，搏则为喑，有喉有舌声嘶者，喉破也。大惊不语者，败血顽痰塞心也。小儿惊风，口不能言，心热也；**究其受病之何因**凡至病家，问其病起何日？日少为新病，实证居多，日多为久病，虚证、寒证居多也。又，问曾食何物、伤何物？即以何物治。又，饮冰水者多阴寒，食烧炙者多热毒也。曾有怒、劳、房欲等事？怒则伤肝，劳则内伤元气，房劳则伤肾也。又，问初起何症？如初起头疼发热是外感，初起心腹疼痛、泻痢等症，是内伤也。又，问后变何病？如痢变泻、变疟为轻，疟变痢、变泻为重。先喘后胀者，病在肺；先胀后喘者，病在脾。先渴后呕者，为停水。妇人先经水断而后浮肿者，先治血；先浮肿而后经水断者，先治水也。又，问今日口渴思饮否？口渴喜饮为热，不渴无热或湿也。口虽渴不思饮，老人主津液少。若漱水而不欲咽，主蓄血，主阴极发躁也。又，问喜热喜冷否？喜热，内寒也，喜冷，内热也。又，问口中有味否？口苦，热也；咸，寒也；甘，脾热也；淡，胃热也。阴虚有味，阳虚无味。又，问胸宽否？不宽，有痰食积滞，气不行也。又，问腹中有无痛处否？无痛，病不在内，主虚；有痛处，主食积、瘀血之类。有痛处，而手按之则减者，虚也。又，问大小便如常否？凡病小便赤涩，大便秘结，为热；小便清白，大便滑泄，为寒。又，大便秘者为实，若内外无热证，则为阴结便闭。通者为虚，若内外无寒证，则为阳实热利。小便红者为热，若平素浅红淡黄属阴虚；白者为寒，若平素白浑如米泔者，则为湿热所化也。又，问足冷暖否？足暖阳证，足冷阴证。乍冷乍暖便结者阳证，大便如常者，虚也。又，问平日劳逸、喜怒、忧思，并喜食何物？劳则气散，逸则气滞。喜伤心，怒伤肝，忧伤肺，思伤脾，恐伤肾。喜啖厚味则生痰，醉酒则发热也。此问法也。犹未也，如咳嗽、发热、泻痢诸病，病之总名也。一症中各有火、有寒、有痰、有气、有虚、有实，致病之原不同。如治咳嗽，问得有火证，即作火治，有寒、有痰、有气，即作寒、作痰、作气治。舍病名而究病原，良工之道也。又，摘要问法。一问寒热以察表里。凡病身热、脉紧、头疼、体痛，拘急无汗，而且得于暂者，必外感也。若无表证，而身热不解，多属内伤。二问汗。表邪盛者必无汗，有汗而身凉热退者，邪已去也。有邪在经，而汗在皮毛者，非真汗也。汗后邪虽少减，未尽也，不可因汗，遂谓其无表邪也。三问头身。问其头可察上下，问其身可察表里。头痛者邪踞阳分，身痛者邪在诸经。前后左右，阴阳可辨；有热无热，内外可分。但属表邪，可散之而愈也。四问便者，前阴通膀胱之道，可察气化之强弱。凡患伤寒而小水利者，以太阳之邪未剧，即吉兆也。后阴开大肠之门，可察阳明之虚实。凡大便热结而腹中坚满者，方属有余，通之可也。若新近得解，而不甚干结，或旬日不解而全无胀意者，便非阳明实热，不可攻下。五问饮食者，一可察胃口之清浊，一可察脏腑之阴阳。病由外感而食不断者，知其邪未及脏，而恶食、不恶食者可知。病因内伤而食饮变常者，辨其味有喜恶，而爱冷、爱暖者可知。素欲温热者，知阴脏之宜暖；素好寒冷者，知阳脏之可清。或口腹失节，以致误伤，而一时之权宜，亦因以辨用药，即由此可推。六问胸中者，欲辨其有邪、无邪及宜补、宜泻也。凡胸腹胀满则不可补，而不胀不满则不可

中医临床实用经典丛书（大字版）

理瀹骈文

攻，此大法也。然痞与满不同。当分轻重。重者胀塞中满，此实邪也，不得不攻。轻者但不欲食，不知饥饱，似胀非胀，中空无物，乃痞气耳，非真满也。此或邪陷胸中者有之，或脾虚不运者有之。病者不知其辨，但见胃气不开，饮食不进，问之亦曰饱闷，而实非真有胀满。此在疑虚疑实之间，非细察真确不可。七问耳聋。耳为肾窍，宗脉所系，非惟可辨虚实，抑且可知死生。寻常气闭耳聋无足怪，若因病而聋，不可不审。八问渴者，察里之寒热，而虚实亦因以辨。凡大渴喜冷，而腹坚便结，脉实气壮者，阳证。口虽渴而喜热不喜冷，非火证，中寒可知。何以渴？水亏故耳。又，口无津液则口干，勿作渴治。又，凡阳邪盛而真阴又虚者，不可因其火盛喜冷，便云实热。盖其内水不足，欲得外水以济水涸，精亏，真阴枯也。可兼脉症察之。八条问中有辨，尤细。《鉴本》云：妇人先问经期与有无妊娠，用药方不误。小儿尤非问不可。按：四诊中问为最确，如不知色脉，大半可以此作准。外治能问之详细，亦尽有把握矣，故全录焉。其中有未备者，当于各症本门求之，**窥其性怀之所致**谓心疾、暗疾不能问者。褚澄治寡妇、尼姑，异于妻妾，是达其性怀所致也。儿为哑科亦然。

脉理幽微唐许氏语。《入门》曰："脉者先天之灵，非心清气定者不能察识。医者平时对先天图静坐调息，观气往来，庶可默会。"据此，则诊脉谈何容易，**敢高谈夫七诊**七诊，浮、中、沉、上、下、左、右也。浮者，轻下指于皮毛之间，探其腑脉，表也。中者，略重指于肌肉之间，候其胃气，半表半里也。沉者，重指于筋骨之间，察其脏脉，里也。上者，即上胸，喉中是也，于寸内前一分取之。下者，即下少腹、腰、股、膝、胫中是也，于尺内后一分取之。左右者，即左右手也。九候者，每部有浮、中、沉，合为九也。诊法：掌后高骨为关，关前曰寸，关后曰尺。两寸之脉主候上焦关中，两关之脉主候中焦膈中，两尺之脉主候下焦腹中。左寸浮候胞络，沉候心。左关浮候胆，沉候肝。左尺浮候膀胱、小肠，沉候肾。右寸浮候胸中，沉候肺。右关浮候胃，沉候脾。右尺浮候大肠，沉候肾。男女皆以尺脉为根本。关前一分，左为人迎，右为气口。六脉者，浮、沉、迟、数、滑、涩也。浮者如水漂木，在肉上行也，主表，属外感，为风，虚动之候。心、肺在上，俱浮，浮而散大者心，浮而短涩者肺。浮迟，表寒；浮数，表热。有力，表实；无力，表虚。沉者如石坠水底，在肉下行也，主里，属内伤，为湿，为实，重浊在下之象，阴逆阳郁之候。肝、肾俱沉，牢长者肝，按之濡，举指来实者肾。沉迟，痼冷；沉数，内热。有力，里实；无力，里虚。脉一息四五至为平和。迟者，一息三至也，主寒，为阴盛阳亏之候，或脾虚，或肾冷也。浮迟，表寒；沉迟，里寒。寸迟，气寒而缩；尺迟，血寒而凝。数者一息六至也，主热。阳数，君火；阴数，相火。浮数，表热；沉数，里热。有力，实火；无力，虚火。滑者如珠走盘，往来流利也，主吐，为血实气壅之候，血不胜于气也。滑而收敛，脉形清者，血有余。滑而三五不调，脉浊者痰。涩者如刀刮竹，如雨沾沙，迟细而短也，主少血，为气多血少，为精血不足之候。男子多伤精，女子多伤血也。涩而坚大，为有实热；涩而虚软，虚火炎灼。六脉加细、大为八要。细者沉细而直且软，累累萦萦，如线如蛛丝然，主气少。细尚有形可见，微则模糊不可见。洪脉来盛去衰，如洪涛之鼓，即大脉、钩脉也，为胀，为血气燔灼，表里皆热之候。按：《鉴》云："脉大者火也。病得于内伤者，阴虚为阳所乘，当作阴虚治之。病得于外感者，邪客于经络，亦大，当作邪胜治之。"

《秘录》八要加虚实为十脉。虚脉浮大迟软无力，虚者有表无里也，主气血两亏之候，亦为暑，若虚热则生惊。实脉幅幅长大而坚，主热，三部皆壮，邪气盛也。二十七脉者，浮、芤、滑、实、弦、紧、洪为七表，微、沉、缓、涩、迟、伏、濡、弱为八里，长、短、虚、促、结、代、牢、动、细为九道，又有数脉、大脉、散脉，合为二十七脉。脉理须观《鉴本》及李濒湖《脉诀》，方能详细。景嵩崖《四字诀》于浮、沉、迟、数中，观其有力无力以别虚实，最为捷要。学者先从事于此，再参以《秘录》十脉，外兼任、督二脉。果能将十脉辨得分明，然后再讲二十七脉可矣。四时平脉，春弦应肝木，夏洪应心火，秋毛一曰浮、曰涩应肺金，冬石一曰沉应肾水，四季月和缓而大应中央脾土。凡脉以兼和缓为有胃气，所谓有神也。只见弦、洪、毛、石无胃气者，为真脏脉，凶。又，代脉迟而中止，不能自还，且止有定数，主气耗。如十动而一代，即主一脏无气。惟妇人妊娠见此非病。又，妇人肾脉微涩与浮，或肝脉沉急，或尺脉滑而断绝不匀者，主经闭。若滑而冲和，主孕。又，三部浮沉正等，无他病而经停者，孕。《经》曰："阴搏阳别谓之有子。"搏，伏而鼓也。寸阳尺阴，言尺阴搏指而动与寸阳迥别，主有子。又，心脉动甚，胎已结。滑数不散者，胎三月。但疾不散者，五月。左疾为男，右疾为女。又，妊娠七八月，脉实牢强大者吉，沉细者主难产。又，新产宜缓小，忌实大坚牢。儿未五岁，看食指内侧关纹，男左女右。第一节寅位，为风关脉见，易治；第二节卯位，为气关脉见，为病深；第二节辰位，为命关脉见，为病危。纹紫内热，红为伤寒，黄为伤脾，青为惊，白为疳积，红黄隐隐为平。黑凶纹入掌向中指者为内钩，顺；向大指者为外钩，逆；透关射指，射甲者，主脾气大败，凶。推法：以我左手握儿食指，用右手大拇指侧面推之，其纹愈推愈出，察其三关形色，可辨表里虚实寒热最确。纹浮，病在表；纹沉，病在里。红而鲜艳者，初伤于寒，深红则化热矣。淡红者，脾胃虚寒，先天不足也。但须从命关推上风关，切勿倒从风关推上命关，反透其关。亦忌覆指而推，以螺纹克制肺金，纹必变色也，慎之。半岁以下小儿，于额前、眉端、发际之间，以名、中、食三指候之。食指近发为上，名指近眉为下，中指为中。三指皆热，外感于风，鼻塞咳嗽。三指皆冷，外感于寒，内伤饮食，发热吐泻。食、中二指热，主上热下冷；名、中二指热，主夹惊；食指热，主食滞。五岁以上，一指取寸、关、尺三部。六至为和平，七八至为热，五四至为寒。《秘录》云：凡小儿先看气色，后看脉，脉亦只看数与不数，数甚则热，不数则寒，数之中浮为风，沉为寒，迟者湿，涩者邪，滑者痰，有止歇者痛也，如此而已。若小儿脉乱，身热汗出，不食，食即吐，多为变蒸，非病。医书有"变

理瀹骈文

蒸考"，亦见《汇精》。妇人病多讳言，而于孕尤甚，一误则两命俱伤。小儿之病亦难测度。古人著脉法，于此等处却不可不讲。故外治不尽凭脉，亦详录焉；**形症昭著，务细核其六变**六变者，表、里、寒、热、虚、实也。凡人之病，不外乎阴阳，而阴阳之分，总不离乎表里寒热虚实尽之，察脉察此，审症亦审此也。医书有《六变论》，《平易方》中亦载之。前有"当识脏腑注"。又，本门均有见症。**别部分之阴阳，而知一十二经循行之要**详见《鉴本》十二经循行部分歌并注。手三阴从脏走手，三阳从手走头，足三阳从头走足，三阴从足走腹。诸阳行外，诸阴行里，四肢腹背皆如此。人之经络，三阳三阴分布一身。太阳、少阴在身之后，阳明、太阴在身之前，少阳、厥阴在身之侧。前"四时日月注"载十二经每日气血所注，已见大略；**定穴道之正伏，而通八十一数主治之原**正伏，正人、伏人也。针法起于黄钟九九八十一数。膏药即针灸之变，其正伏穴贴法相通。详见《鉴本》针灸门。前有募俞及五脏要穴，大概亦不外此。**毋犯所忌，忌砭其头而逼于喉，忌熏其身而入于腹，忌濯其足而驱于目**医之道，未求有功，先求无过，故先以所忌所误为说。按：忌有医忌、药忌、日月人物之忌，俱见医书。治头瘟等敷凉药者，防逼热毒于喉。治肿胀敷消药者，防从四肢入腹。丹毒、产痈见前。又《东坡手录》"目赤不可具汤浴，并忌用汤泡足，汤驱体中热，并集于目，丧明必矣"。此三者，皆外治之所忌。三句统括三部，可以例推。按：治头风者，忌用热药伤眼。治汤火者，须渐渐从外圈入，留中出气。又如治热死者忌卧凉地，冻死者忌浴热汤。溺人不可倒提出水，及火烘，并勿令见火光，见则大笑不治。缢人忌刀剪断绳。魇人无灯忌灯照，有灯忌吹息灯。治服砒人，不可令睡倒，恐毒流四肢。小儿惊风抽搦，勿抱紧，恐筋挛成废。此种阴阳、水火、冷热、明暗、聚散、动静、相反相悖之理，仓卒最易疏忽。苟不知而误犯之，在医者、病家只以为命尽，不复究其所由，而其枉多矣。又如疔毒忌见火，麻花则杀人。疯狗咬忌闻锣鼓爆声，忌见蚕蛹、茄子、赤豆、胡羊

中医临床实用经典丛书（大字版）

理瀹骈文

之类，则见复发不救。此种尤理之不可晓者，前人垂之以为戒，非无故耳。天下之病万变，其所忌焉能尽悉？略举数端，以见医之难。即外治亦不可不慎，不必药物入口始误事也。安得一博物者而尽推之，以为医者之鉴乎？能推外治之所以害，必能推外治之所以利矣；**毋蹈所误，误下火针则泄真气，误烧艾炷则耗阴血，误习推拿则伤筋骨**《伤寒》有误汗、误下之文，外治亦然。火针三者，今医所习用，但有流弊，未可轻试。**礼拜者诬**医书有礼拜法，**咒禁者僻**祝由之类。此种皆不如膏药为得其正。**乾坤体其生意**医书有乾坤生意。乾坤一气膏，治诸风、瘫痪、湿痰、流注、各种恶疮、百般怪症，男子夜梦，妇人赤白带下，男女精寒血冷，不育，并贴之。当归、赤芍、白芍、白附子、白芷、生地、熟地、炮甲、木鳖仁、巴仁、蓖麻仁、三棱、莪术、续断、灵脂、肉桂、玄参各一两，乳香、没药各一两二钱，麝三钱，阿魏二两，香油熬，黄丹收，贴肾俞穴。如遗精、白带，贴丹田，**水火占其既济**水火既济膏，用麻油二十两，象皮三钱，红花三钱五分，蓖麻仁二十粒，五铢钱二个，蛛六个，头发一把，红丹八两，同入锅内，用槐枝捣，熬一滚取起，连锅放水缸内，顿一时再熬，如此数十次成膏，下乳香、没药、儿茶、麝香各四分，搅匀摊贴，治风气、跌打损伤、夹棍、瘿瘤、烂疮俱可。合下二句为用膏之义。此二句取乾坤水火四字，以概诸膏。乾坤言其理，水火言其法，即医通于《易》之说也。

　　十剂发以宣通膏药以宣通为首务，**七方收以偶复**七方，大、小、缓、急、奇、偶、复也。膏药取之偶方、复方为多。此二句言选用古方为膏之道。古方精者，俱在《鉴本》《名医方论》及诩庵《集解》诸书中。**岂惟吹气灸影，凭虚而造奇**豆塞儿鼻不出，令儿紧闭目，一人以两手掩儿两耳，一人以一手掩儿无豆鼻孔，口对儿口用力一吹，豆自落下，奇妙。小儿初生阴囊肿大名胎疝，日久恐成木疝，在一岁内可治。午日以脚盆盛热水，安于中堂，随抱小儿，将阴囊放水内一浸，再将小儿在于中间门槛上一搁，其阴囊之水印痕于槛，将艾火在槛上湿印

理瀹骈文

处灸二次，囊渐收。毛养生云奇验。今人于端午日灸门槛以辟疫气，亦同。又，《千金》灸癣法：午日立日光下，人影有癣处，着艾灸之，口中念"癣中虫，毛戎戎，若欲治，待日中"三遍，火过，添火再灸。如此念三遍烧三次，亦有效。数方奇妙，苟能通之，则何病之不可治哉？灸槛、灸影之法，与前乳痈灸碗之法，皆灸之变者也。凡灸能以此推，不可虑其伤阴血矣。附方：治呃，令细想忘记事，或作冤盗状骤惊吓之，立止。此《灵枢》法也。又，昔人有临试场患眼者，医云眼易愈，但恐患脱脚伤寒耳，令以脚置大斗中，并点一灯于脚后视之。患者心注于脚，数日而眼愈，乃悟医以此降其火，言脱脚者伪也。此亦凭虚造奇之法也；**亦或蚊嚼蜞针，假物以行巧**昔名医夏月治一痘不发，闭儿空室中，使蚊嚼其血，一夜毒解。又，治肿毒者，用蚂蟥置笔管中吸其毒，名蜞针法。如血出不止，以藕节上泥涂之即止。如不见头，以井泥搨之，先干者是头。按：此亦即仲景虻虫、水蛭之法推出，故奇而不失其正。即此可以开发心思。附方：儿初生不啼，勿断脐带，捧猫置儿耳边，口咬猫耳，令大叫一声，儿即醒。猫头、爪须布包。病人尸厥不醒，用白雄鸡置病人枕边，俟鸡一啼，病人眼自开可治。治疗及蜈蚣咬，用大蜘蛛放毒，次吸之，蜘蛛一见自奔赴。有二友验过，一云不痛，一云须骤然一痛，然皆愈。痛风，取黄丹与雄鸡食之，停取热粪敷。此皆假物之法也。余如蛭蚰、蛤蟆等已见前。**诱之以所欲**如脾欲燥，肺欲润。又，治积者，以所喜者诱之，所恶者攻之。治假热证，以胆汁为引导，皆诱法也。**而虫且骗通**虫闻甘则起，闻酸则止，闻苦则定，闻辣则伏。治瘀血在胸不能饮食者，炙肉令香，置口边引虫窦瘀于上，胸自开，名骗通法。又如发瘕，用香油煎香泽置病人头边，令气入口鼻，诱虫出。又如蜈蚣入耳，炙鸡伺之。虫入耳，伪寝勿动，点灯引之。又，胃口不开，葱、椒、酱等烹鲫鱼，令病人嗅之，可以开胃，亦骗法也；**制之以所畏**诸药畏恶，详见《本草》，**而鬼还哀告**鬼祟，灸膝眼四穴，名鬼哭穴，必四处着火，鬼自哀求去。按：古有灸刍人而治腰痛之鬼者，当世服其通灵，可以相参。附方：治应声虫者，读医书至雷丸则不应。又，白马尿化血鳖，贝母治人面疮。又，蛇畏白芷，故蛇咬用白芷涂。亦畏蜈蚣，故用蜈蚣焙末，油糖调涂。蜈蚣畏鸡，故蜈蚣可用鸡冠血、鸡矢涂。全蝎畏蜗牛，故蝎咬用蜗牛涂。鱼畏鸬鹚，故鱼骨哽用鸬鹚尿涂。画龙字，搔獭爪，搭鸭涎，亦然。又，猫食鼠，故猫涎、猫屎治鼠咬，猫毛治鼠瘘。又，猫毛油涂，猫屎、井泥涂，治偷粪鼠症。此从猫食鼠而推者也。山甲治脚底蚁漏，此从山甲食蚁而推者也。马咬溃烂，以打马鞭或笼头索烧灰搭即愈。毒入心者，二方亦效。又，鬼忤，涂雄黄、鸡血于面。狐媚，佩麝香于身，并抹桐油于阴处，自绝。皆是制之以所畏。举此见例，不独可悟医意，并可识格致之理。按"凭虚造奇，假物行巧，诱以所欲，制以所畏"四句，明用药之义；"吹气灸影"云云，特引一方以为外治之证耳。故句中用"岂惟""亦或""且还"等字，以见法非一端，须推扩，勿泥看也。**讲于未然上工治未然。**如治哮喘者，于七八月间，先以药下之，使冬时无热可包，妙法也。膏药可以仿用。预防中风等，见前，**辟瘟涂太乙紫金之锭，祛邪佩真君七宝之丹**太乙紫金锭治百病，亦为时疫神丹，喉症尤效，即山慈菇、续随子、五倍子各二两，红大戟一两，麝香三钱也。加雄黄、朱砂各五钱，名玉枢丹。再加麻黄、紫苏、香附、苍术、半夏、木香、山豆根、丹参、鬼箭、细辛、川乌、滑石，名赤金锭。再加升麻、桔梗、广藿香、广陈皮、银花、大黄，名太乙救苦辟瘟丹，可佩可涂。按：内府绀珠膏治痈疽、肿毒、流注、顽臁、风寒湿痹、瘰疬、乳痈、痰核、血风等疮，及头痛、牙疼、腰腿痛等症，悉验。麻油一斤，用当归、木鳖仁、知母、细辛、白芷、巴仁、五倍子、山慈菇、红芽大戟、续断、续随子各一两，槐、柳枝各二十八寸，浸熬去渣，另用松香十斤，以槐、柳、桃、桑枝、芙蓉叶各五斤，煎浓汁，入松香文火溶化，下乳香、没药、血竭各五钱，雄黄四钱，轻粉一钱，麝香、阿魏酌用，和入膏内。方中用紫金锭药料，是一法，可推用。许真君七宝如意丹，绛囊盛之，佩于胸前，能辟邪。如用油熬丹收贴，治疟疾、心痛如神。用党参、川乌、生附子、紫菀、当归、柴胡、姜制厚朴、苦桔梗、吴萸、官桂、木香、槟榔、赤苓、皂角、黄连、川椒、干姜、石菖蒲各一两，巴仁五钱，朱砂三钱，此即温白丸加木香、当归、槟榔、生附子也。亦治积聚、癥瘕、臌胀、痞塞、腹痛、痢疾等，皆妙。可预合。又，温白丸加羌活、独活、防风，即万病紫菀丸。又，去独活，加三棱、甘遂、杏仁、灵仙，即万病感应丸也。按：上方药料全用，加大黄各等份，油丹熬，入麝香一钱搅匀贴，亦妙。附方：凡疫时以赤豆、绿豆置井中，贯众置水缸中，常烧大黄、苍术，再煎苏合丸于中庭。如入病家，先涂雄黄或紫金锭于鼻。与病人谈，男勿向其面，女勿坐其脚跟，以避秽气。既出，纸捻取嚏。家有病者，以盖屋稻草，勤熏病屋。病愈后，即将汗衣入甑蒸过，以免再发，并绝传染。疫时，预合药施送，如同仁堂辟瘟方，用大黄一两二钱，苍术、檀香、山柰、雄黄、朱砂、甘松各一两，川椒、贯众、降香、龙骨、虎骨各八钱，菖蒲、白芷各六钱，官桂五钱，细辛、丁香、吴萸、沉香各四钱，共末，绢包盛佩，辟邪解疫，甚效。辟瘟线香：苍术、桃枝各十二斤，香芷、山柰各八斤，甘松、大茴、桂皮、香附、檀香、降香各二斤，乌头二斤，白蒺藜、贯众、鬼箭各一斤，雄黄、雌黄各八两，榆面量用。原云：闭户焚之，令烟气随鼻息出入，可以起沉疴，绝传染。远商、孤客、乞丐、狱囚，皆可施济。凡蛇虫毒气、瘴气、六畜瘟疫，皆可熏治。夏日，大人小儿恐失其夜间盖被，受寒泻痢，用姜、葱、蒜各二钱，木鳖仁五钱，山甲三钱，油熬丹收，入乳香、没药各二钱半，丁香五分搅，摊一张盖脐睡，即免。预免疟疾，三伏日，生姜半斤煎汤，熏洗腿弯两脚。预免冻疮，午日，姜、葱、蒜洗擦脚手。小儿初生三日内，以手指蘸鸡蛋清，自脑后风门骨节，即颈窝处高拱骨是，至尾闾节，即脊骨尽处是，男左旋◎，女右旋◎，按背脊骨逐节轻揉，周而复始。不可由下擦上，有黑毛出如发，愈揉愈出，务令揉尽，可以稀痘，且免惊风。六七日再揉，并揉前心、手足心、肩头有窝处，以手平抬，窝即见。按：稀痘方甚多，验者甚少，且恐因此以为不出，误事，故不录。此方预免惊风却妙；试于当然古方：瘟疫初起，以葛根试之。胎孕，以川芎试之，验其腹中动否之类。古人不讳言试，慎之也。今人自信太深，以试为耻，此所以不及古人也。举伤寒、杂症二法以概之，而百病可推矣。然外治试法，较内治尤稳，**擦生野芋以识伤寒真假，贴一枝梅以探诸病死生试伤寒法**，以野芋头擦背脊第三骨节，不觉痛痒者是。即以手擦周身，得汗解。探男妇新久诸病生死，名一枝梅，用朱砂、灵脂、雄黄各三钱，银朱一钱五分，巴仁、蓖麻仁各五钱，麝香三分，加油胭脂为膏，捏小饼贴印堂，一炷香去之，贴处红肿飞散者生，皮色不变者危。远客可以早送回乡，亦一阴德。此方蜜丸放眉心，纸盖，可治噤口痢疾。附方：小儿急惊，诸药不效，以此探其生死，雄黄、没药各一钱，乳香五分，麝二分五厘，吹少许入鼻，泪出可治。或用皂角、生半夏吹亦可，有嚏则治，无嚏不治。此以药为试即治也，与前测内景法异；**救于已然**前有误用麻黄汗不止，以病人头发浸水中方。又，用硝、黄下利不止者，用参、术、姜、草，加炒糯米、乌梅肉、陈壁土，捣烂敷腹上。举汗、下二法以见例，余不备载，**循石室不应改用之文**《石室秘录》云："寒凉不应，改用温热；攻发不应，改用滋益。此补过之方，抑亦立功之道也。"按：河间云："如伤寒误用巴豆等热药下之，而热势转甚者，更宜调胃承气汤寒药下之。"又，《医贯》云："凡外感皆作郁看，以逍遥散加减出入，无不获效。倘一服即愈，少顷复发，或频发而愈甚，此必下寒上热之假症，此汤不可复投，当改用温补之剂。阳虚，四君加温热药；阴虚，六味加温热药。"据此二条，知古人用药，或寒或热，亦未能尽保其应手而无误。然病势有迟速，而药以先入为主，至改用他药解救，其先入之药要不能去，安危即难自必。今人才力万不及古人，能无误乎？能如古人之解救乎？膏药异于汤药，差可改换；**防于复然**如劳复、食复之类，**申华佗病瘥皆断之戒**华佗云："病瘥七日内，酒肉、五辛、油面、生冷、醋滑、房室皆断之。"盖防其复发也。按：臌胀，宜严禁盐、酱、醋一百二十日，曾有忌至百日开盐而复发不救者，不可不慎。吐血、噎膈、黄疸、淋症亦宜忌盐。有以巴豆治病者，愈后谓病者曰："巴豆性热，非得硝黄，后遇热必复发。"乃大泄之而愈。用膏者亦宜知之。凡病根不除者，均须防其复发。四句统用膏药之始终言。

术日以精，怀日以虚，名日以高，行日以谨。惟痛痒之相关，匪趋营之是务以上言临症之用膏药，以下言膏之名义与膏之贴法，并以药辅膏为用之法，合内外证而皆备焉。膏有名可采，亦有义可寻。大都内不出太乙、观音、霏云、金丝、天竺、五养、万全之素，而外不越清凉、阳和、神异、石室、奇效、百应一作五踡、十香之常太乙膏原方：大黄四两，玄参、生地、当归、赤芍、白芷、官桂各二两，小磨麻油二斤熬，黄丹十四两收，治妇月不行，结块作痛。痈毒不论脓已成未成，皆可。太乙方加土木鳖仁二两，轻粉四钱，槐、柳枝各百寸，血余一两，乳香、没药各五钱，阿魏二钱，名加味太乙膏，治筋骨并心、背、胸、腹、腰、脚诸痛，及跌扑、汤火、痈毒、疮疖等，皆可。太乙原方七味加升麻、陈皮各一两，名生生膏，治劳伤内证。加沉香少许，糁贴心脐，治阴疽。加胡椒七粒，糁贴颈后第三骨节，治外患。奇病初起，加冰片贴立消。已溃，加花粉可拔老脓。将愈，加贝母或棉芪末，可生肌。此绛囊方。回春万病无忧膏，照太乙膏去玄参、生地，加苦参、皂角、川乌、草乌、连翘、白及、白蔹、木鳖仁、乌药各等份，桑、槐、桃、柳、枣五枝各四两，油熬丹收，入乳香、没药，苏合油搅，治风寒湿气及一切痈毒、跌打诸症，消肿定痛生肌。太乙保安膏：羌活、草乌、川乌、僵蚕、独活、麻黄、桂枝、当归、乌药、防风、荆芥、良姜、海风藤、闹杨花，油熬丹收，治五劳七伤、风寒湿气、筋骨疼痛、痰喘咳嗽、心疼、腰痛、疟痢、脚气、痛气，及跌打损伤、瘰疬、阴毒、臁疮。又方：治风寒暑湿百病，川乌、草乌、羌活、独活、南星、半夏、麻黄、桂枝、苍术、大黄、细辛、当归、白芷、豨莶、海风藤各一两，姜、葱、蒜、槐枝各一斤，油丹熬，松香二两收，加木香、乳香、没药、轻粉、川椒末各五钱。观音救苦

中医临床实用经典丛书（大字版）

理瀹骈文

膏，药店有卖者，并有人新刻加增煎药方，故此不载。霏云祖师膏见《集验良方》及《几希录》。金丝万应膏，治风寒湿热、脾胃虚弱、面色萎黄、胸膈饱闷、泄痢、疟疾、痞积、血瘕，并心腹诸痛，大黄、生地、玄参、归尾、赤芍、白芷、官桂、川乌、草乌、羌活、独活、南星、半夏、麻黄、杏仁、川芎、荆芥、防风、连翘、细辛、苦参、苍术、山栀、乌药、青皮、藿香、黄芩、枳壳、藁本、灵仙、牛膝、续断、贝母、忍冬藤、甘草、苏木、红花、桃仁、木香、丁香、艾叶、五加皮、青风藤、秦艽、白鲜皮、白及、白蔹、牙皂、僵蚕、蝉蜕、蛇蜕、全蝎、蜈蚣、蜂房、鳖甲、木鳖仁、蓖麻仁、五倍子、黄柏、降香、骨碎补、良姜、炮山甲、乳香、没药各一两，苍耳草、槐、柳、榆、桃、桑、楝、楮各四钱，麻油熬，黄丹收，松香一斤搅匀，加姜、葱、韭、蒜尤良。此方亦从太乙膏出，药味甚多。旧云："治内证效。"录之以为准绳。《敬信录》有天竺膏。五养膏：生地、熟地、天冬、麦冬、附子、肉桂、远志、牛膝、苁蓉、肉蔻仁、杏仁、木鳖仁、菟丝子、蛇床子、鹿胶、虎胶各二钱，麻油熬，黄丹收，松香调匀，槐、柳枝搅，下雄黄、硫黄、赤石脂、龙骨、朱砂、沉香、木香各三钱，麝一钱，黄蜡三钱。一加紫梢花、阳起石、阿芙蓉，红缎摊贴脐，两月一换，此即暖脐膏也。加杜仲、玄参、当归、防风、白芍、黄芪、白芷、续断、甘草、山甲、地龙、丁香、乳香、没药、厚朴、血竭，桑、槐、柳枝各四十九寸熬，名五养膏，壮阳助气，并治风痰。惟多温补，不可误贴肿毒、疮疖。《心悟》有万全膏。以上治内证，兼治外证。古方治内证者甚少，举此为例。然金丝、五养两方，治脾胃已见大概，增减用之，其法亦无穷矣。余见前。清凉膏治内外热症，大黄、玄参、当归、赤芍、白芷、苦参、黄芪、杏仁、木鳖仁、僵蚕、山甲、蜂房、蛇蜕、忍冬藤、黄芩、荆芥、黄柏、桃仁、防风、栀子、羌活、独活、黄连、连翘、南星、生地、甘草、发团各一两，槐、柳枝各一斤，油熬丹收，麝香搅匀，外证初起，贴即消。又清凉膏：大黄、玄参、苦参、生地、当归、白芷、黄芩、黄柏、甘草各一两五钱，白芍一两，红花八钱，油

理瀹骈文

熬，黄丹、铅粉合收。阳和膏见前疟疾注。神异膏：照太乙膏，大黄二两，玄参、当归、赤芍、白芷、生地、官桂各一两，加川芎、羌活、防风、黄柏、首乌、牛子、桃仁、杏仁、生黄芪、木鳖仁、山甲、蛇蜕、蜂房、发团各一两，槐、柳枝各半斤，油熬丹收，入乳香、没药、降香各一两，血竭五钱，麝香一钱搅，治外证不拘已成未成、已溃未溃，皆可用。溃后不长肌肉、不合口者，神效。又，神异膏：用杏仁一两，生黄芪、玄参各五钱，蛇蜕、蜂房各二钱半，治内痈效。去黄芪，加木鳖仁一两，蓖麻仁、五倍各二钱半，铅粉收，即会通灵应膏也，治痈毒、疔疮皆可。又，神授膏，治无名肿毒、痈疔疮疖均妙，黄柏、赤芍、红花、乳香、没药各五钱，生地、当归、白芷各四钱，蓖麻仁二钱，马钱子七个，蝉蜕三钱，蜈蚣十一条，蛇蜕一大条，全蝎十五个，男发一团，麻油熬，铅粉收贴。此方共研末，入铅粉炒二两和匀，掺膏贴亦妙。石室神效膏治外证溃后者，用党参三两，玄参五两，生地八两，生黄芪、当归、麦冬各三两，川芎二两，丹皮、牛膝、荆芥、生甘草各一两，银花一斤，防风、茜草各五钱，油熬丹收，下广木香、乳香、没药、血竭各一两，象皮末五钱，麝一钱，临用再加川、五倍、儿茶、血竭、藤黄炒、乳香、贝母、冰片，末，掺贴。此方可为外证清补之法。奇效膏，治疔毒、瘰疬皆妙，蓖麻仁四两，石上捶烂，入松三两，再捶至胶黏，扯长不断，滚入银朱，扯至光如明镜，红如鲜血，收存，临用呵软捏扁贴。或加樟脑、冰片、麝香、乳香、没药，尤妙。或加黄丹、轻粉，油熬。如治疔，加蟾酥。内府不用银朱，加巴仁、杏仁、木鳖仁、乳香、没药、铜绿各一两，同。一无巴仁，加轻粉、血竭，同。又方：松香、蓖麻仁、银朱，加大黄、牡蛎、柏油、白蜡，捶入，麝收，同。又方：用松香、蓖仁各一两，荔枝全用七个，莲子连心七个，土木鳖、生甘草各二两，如上捶法，贴瘰疬、肿毒俱妙。百应膏，治一切疮毒，随贴随愈，亦治风气，川乌、草乌、羌活、独活、大黄、当归、南星、半夏、桃仁、红花、发团各一两，麻油熬，松香、陀僧、硫黄收。

《集验》：姜、葱汁先制松香，亦可如汁再加商陆、凤仙、闹杨花、大

中医临床实用经典丛书（大字版）

理瀹骈文

蒜、烟叶、豨莶草等。制松香用药再加乳香、没药、血竭、胡椒、樟脑、细辛、牙皂各一两同熬，即治痹集宝膏。再加药即前见睨膏也。录此以见增减之法。疮用硫黄最效。普济五蹄膏，专治外科疑难险症、一切无名肿毒，未成消，已成即拔毒收功，神效无比，惟耳后、眉心忌贴，用巴豆肉一两，胡黄连、川黄连、黑丑、白丑、沙参、玄参、柴胡、连翘、香附、三棱、莪术、木香、地骨皮各一钱半，天花粉、白芥子各一钱，神曲、山楂、麦芽各六分，麻油二斤四两，先将猪、羊、牛、马、驴蹄壳各称五两熬烂，次入前药，一同熬枯去渣，下黄丹一斤三两收。其渣收存，遇牛、马、骡、驴银鞍断梁破损，先以花椒汤洗破处，敷末填满，七日愈。十香膏：沉香、丁香、白檀、甘松、郁金各五钱，麻油浸七日，慢火养五日，后以文武火煎三二十沸，去渣，入黄丹收，以乳香、木香、白胶香、龙齿、苏合油末五钱，麝一钱，搅匀候凝作片，摊红绢上贴。按膏药须加香料，此方可以意加减，临用掺和甚妙。以上皆治外证。诸方不同。尔乃撮其要撮古膏数味亦可熬，与汤头同，广其略，参其异，从其宜，浸之以清油，熬之以烈火。燥入之而润，毒化之而芳汤剂忌燥毒药，膏则不然。顺天时而老嫩，体物情以后先。滤必净，搅必匀。渍以水去火毒，蒸以汤。盛于瓯，展于布。如漆之明，似䲤乌粘之软。合之拟海月之拾海月两片合形，海舟人呼为膏药。见类书，开之疑元璧之献以上言膏之用油熬者，以下则言用松香、石灰、牛胶、虫蜡、豕脂、鸡黄、糯团、麦粉、枣肉、桑皮等作膏之不同也。

顾能学古而有获，亦自出奇于无穷。如锤松香膏有用松香末收者，亦有捣松香贴者，皆法也。按：治痹血竭膏，槐、柳枝各二十七寸，香油十两，当归、白芷、细辛、知母、木鳖仁、五倍子各五钱，熬，松香十两收，乳香、没药各五钱，明雄四钱，真血竭三钱，轻粉二钱，麝一钱，搅匀摊贴。臂痛贴臂，腿痛贴腿。如贴腿痛，贴后用热汤，露脚指在外，从痛处淋洗至下，自用布蘸热汤罨于膏上，蒸之令热，则其痛渐移下骨节间，然后如法贴之，逐节赶下至脚腕，再贴足心，发一泡，出黄水愈。亦治痛疽等，生能散，熟能穿，逐败生肌，首尾皆可。古方以松香收膏甚不便，用此方蒸法极佳，录以待推。又：松香白水煮，搓洗九次，入银朱一钱，轻粉三钱，麻油、炼蜜少许，捣为饼贴，治臁疮大毒。周时再用水搓洗，翻转再贴。医过三人，其效尤速。治疬久患，诸药不效者，松香同猪骨髓捣贴。治臁，松香同猪油捣，作夹纸膏贴。余已见。此皆用松香之法也，不必外科为然，苟得其意，则内外一理。盖药不止治一症，变而通之，是在能者。因内科方少，姑录其法之善者以为例，意不在方也。故文中不列焉，识者鉴之。有嫌方太多，漫无头绪者，不知正于无头绪中，悟法之变，方为有得，鄙意固不欲人之依样而画也，**如调石灰**有用石灰收膏者，亦有用石灰作膏者。石灰能治痰积、瘀血。奇效膏：大黄六两，香油一斤熬，黄丹收，以炒陈石灰五钱，制乳香、没药各四钱，搅匀，纸摊贴。治瘰疬，未破消，已破合。亦治破伤等。如加槐枝、艾叶、花椒，同。按：石灰同小老鼠捣，阴干，研收，更妙。痈毒，用石灰同大黄、五倍、铜绿、枯矾、黄丹、牛黄、麝香，加葱白、马齿苋、蜗牛为锭，磨敷甚妙。疮不收口，整石灰一斤，放缸内，以清水八斤烧滚倾入，搅匀澄清，倾在另盆，滤渣听用。如要收口，剪断白布浸入一刻取起，贴患处。此西洋秘法也。或以象皮浸灰水内用亦可。箍瘤膏：大黄、海藻、昆布、芫花各二两，以青炭灰水加醋熬，入半夏、五倍、南星末各一两，石灰炒红研二两收。初起可消，已成箍过百日可不再大。杖疮，用如意金黄散一两，加樟脑末三钱，石灰水一盏，对香油一盏，调稠如膏贴，葱汤洗换，又是一法。按：臁疮用水龙骨，即修船油石灰也，煅灰收水甚良，可参。治积等方见前。痈毒不破头，草乌、木鳖仁、灵仙、凤仙子、石灰水、碱水熬膏点之。或加蟾酥，名蟾灵膏，可代刀针。附铅灰方：瘰疬用黑铅炒成灰四两醋敷，不痛不破，一月内消而愈。银黝亦佳，俱可参，**如化犀胶**谓以牛胶化摊，亦法也。海犀膏：五月午日以水胶一两，乳香一两煎水，摊纸上阴干，剪贴，能治诸痛。或入明雄、飞矾等份，

中医临床实用经典丛书（大字版）

理瀹骈文

朱砂三分刷纸，同。一用端午艾四两，煎汤去渣，先下红花，次象皮，次乳香、没药各四两，煎去渣，下牛胶二两，煎至汁黏，刷桑皮纸或木红纸数遍，阴干，临用以唾沫润软贴，可治狗咬、虫蝎、蛇伤，并跌打破伤，一切烂膀疮疖等，能活血生肌。如金疮或跌伤，掺药后，以此封之甚妙。痰注，牛胶三钱，醋煎化，下凤仙子末，人中白煅研，搅匀贴。牛胶十二两，醋二斤熬，下黄丹、铅粉各三两收，治发背、对口、乳痈、鱼口、便毒、臁疮、烂腿俱妙。孕妇用此最稳，亦可临症调药用。凡疮不敛，用牛胶醋化，涂纸上贴疮口，再用热醋浸布罨于疮上，以疮痒脓尽为度，椒、矾汤洗净，贴生肌膏，**如融虫蜡**谓以蜡摊膏，又是一法。治疠风等方见前。一切寒凉腰痛、筋骨流痰及诸病，新发用麻油熬，黄丹收，入黄蜡、白蜡，和匀摊贴。或加乳香、没药、明矾，同。此方加当归二两，生地一两，生甘草五钱熬，即当归膏，治痈毒、汤火、一切疳臁、诸般烂疮，生肌止痛，补血续筋。如再加寄奴、合欢皮、熟地各一两，龙骨、象皮、血竭各五钱，治金疮、杖疮、夹棍伤。蚌灰可代珍珠，蟹黄可代牛黄，收口，入之亦妙。贝叶膏：发团油熬，白蜡收，棉纸蘸油贴瓷器帮上阴干用，能定痛、去腐、生肌。以纸蘸油是一法。朱砂膏：松香两半，黄蜡、樟脑各一两，朱砂五钱，凡疮疖不收口，及金、木、蛇、蝎、犬伤，皮破血流者皆可贴，摊时宜薄，厚则不效。肿毒一切，白龙膏，香油熬，宫粉、黄蜡收。绿蜡膏：麻油熬，黄蜡、白蜡收。加松香或黄丹、陀僧皆可，铜绿末搅匀，**如炼豕脂**古之豕膏，即猪脂也。内证如血燥，用生地、猪油熬膏听擦。治金疮、杖疮，止痛止血，不作脓法，并杖伤死血郁结，呃逆不食，内烂者，皂役合之，可以积德。炼净猪油一斤半熬膏，入制乳香、制没药各一钱半，血竭三钱，儿茶二钱，冰片三分，樟脑二钱四分，麝香一分，松香、黄蜡各一两，面粉四钱收。猪油一斤，黄柏、大黄、麻黄、槟榔等份，水熬，调疮药用，甚妙。又方：脓窠、疥疮，用斑螯三个，用雄猪油四两煎数滚，去斑螯，入麻黄五钱，煎黑去渣，将蓖仁、大枫子肉各五十粒，捣匀搭。一去蓖仁，用杏仁、桃仁同猪油，能解斑螯毒。白玉膏：

理瀹骈文

炉甘石同猪油捣贴治臁。大鲫鱼、乱发、猪油熬膏涂，治手足诸疮，亦可加药。猪油先熬去渣，入苏合油八两再熬，以人指甲末、血余各二钱，陀僧、松香各四两收，治疔毒诸疮，可调药末贴。有用猪肝贴腰毒者，有用猪腰糁药贴大毒者，药即铅粉一两，轻粉、银朱、雄黄、制乳香、制没药各二分半也，治对口、发背、痈疽，拔毒减痛，定疮口出脓秽，俱妙，可参。猪网油包松香灯火上烧着，滴下油来，以蚌壳装矾承之，贴秃疮及阴阳顽癣。油纸摊贴，此又一法，**如炙鸡黄**古有以鸡蛋收膏者。头发二两，麻油熬，入煮熟鸡子黄十个，沥渣，以朱砂、银珠、黄蜡收，名鸡黄膏，亦名外科膏子。如加赤芍、黄柏、大黄、白芷、当归各一两，红花五钱，川连四钱，再熬枯去渣，下制乳香、没药各一两六钱，血竭一两，儿茶八钱，琥珀五钱，轻粉四钱，熟石膏、黄蜡各二两，冰片一钱，麝五分收，去腐生新，极妙。按：原方鸡黄膏调入煅炉甘石、赤石脂、儿茶、黄柏末、绿豆粉、紫蔗皮灰，即治胎乖、梅疮、阴烂等敷药也。如调入苦参末，可治热疮。调入鹿角屑、甘草末，可治乳痈。调入醋煅牛牙末，可治秃疮及脚丫破烂。调入黄丹、石膏、硫黄末，可治脓窠。调入川椒、花椒、枯矾、硫黄末，可擦肥胭脓疥、湿风、坐板诸疮。调入川椒、雄黄，可治肥疮、白头、黄水疮、赤游丹。调入乳香、没药、儿茶、甘草末，可治秃臁、一切疮。调入海螵蛸、龙齿、象皮、轻粉、松香、乳香末，可敛疮口。调入大黄末，治汤泡火伤。调入白蜡、冰片末，治杖疮。调入防风、白芷末，治湿热诸毒。调入斑蝥、生半夏末，可擦癣。单用亦治囊风。随症量加，不能尽述，**如杵糯团**糯米膏：用川乌、草乌、军姜、肉桂、胡葱，同糯米饭捣膏贴，治风痛。又，糯米一斤，皂角切碎半斤，铜钱一百个，同炒至焦黑，去铜钱，共研末，酒调如膏涂，治筋断骨折，效。小金丹，用糯米丸，痘科用糯米饼，均见前。腰痛用热糯米饭作大饼贴，布捹之，**如熬麦粉**陈小粉四两炒黑，醋熬膏，名乌龙膏，治一切热毒。一加木鳖仁、草乌、半夏，同。或去半夏，用南星，同。一加生白及五钱，白蔹三钱，百合、百部、乳香、没药、百草霜、糯米炒各一两，麝一分数，治筋断骨

中医临床实用经典丛书（大字版）

理瀹骈文

折，肿硬青紫者，又是一法。又方：陈小粉炒黑，醋熬，入大黄、黄连、黄柏、朴硝、南星、半夏、白芷、白及、白蔹、牙皂、蓖麻仁、榆皮、五倍、龟板各等份，末，临用加猪胆汁、白蜜和匀，留顶敷，治一切热毒，未成即散，已成出脓，定痛解毒，真灵药也。无胆、蜜亦效，**如捣枣梅**大戟、枣肉捣如膏，贴脐取泻。散疔膏专敷疔毒、红丝蛇头，及诸恶毒，效。蟾蜍、象皮焙、人言净、青黛、乳香、没药、血竭、儿茶各一钱，麝六分，冰片四分，同枣肉丸，朱衣，临用以白蜜调成膏，贴毒顶。有用白梅、乌梅肉捣膏贴者。外如荔枝肉治疗，肥皂肉治毒，皆可捣贴，见前，**如刷桑竹**桑皮见上。有用葱涎刷桑皮贴金疮者。竹即竹纸。棉纸、木红纸亦同。**金玉珠宝之贵，黑黄青白之奇**皆膏之名。紫金膏治风寒湿气、漏肩、鹤膝、痞积、串气、跌打、夹棍、棒疮，松香十斤，用姜、葱各六斤取汁，再以麻黄、白芷、川乌、草乌、闹杨花各六两，胡椒四两，吴萸、附子各三两煎汁，和一处收；松香另用，麻油三十六两熬，入松香成膏，以煅绿矾一斤，乳香、没药、灵脂、肉桂、木香各二两，搅匀贴。此方药性温热。又，白玉膏、绀珠膏、八宝膏、黑膏、白膏、绿膏药、黄明膏，皆见篇中。其余膏名甚多，兹不备载。**崇之曰比天**赵府比天膏、金锁比天膏，治外证诸疮，不论已未破，并用葱椒汤洗净贴，初起毒盛，将膏剪去中心，留头出气，不必揭起，一膏可愈一毒。用紫花地丁、刘寄奴、净野麻根、苍耳草、连根、叶、子，豨莶草各一斤，山甲一斤，蟾皮一百张，麻油十二斤，内分四斤煎山甲，余药入八斤油内，加老酒、葱汁各二碗熬膏，炒黄丹收，下牙皂、五灵脂、大黄末各四两，白胶香三两搅匀，此《汇精》验方。此方所用皆是外科要药，**神之曰亚圣**内府亚圣膏，治破烂诸疮、杨梅结毒，用槐、柳、桑、榆、艾各二十一寸，象皮一两，驴甲一块，木鳖仁七个，炮甲六钱，蝉蜕四钱，蛇蜕二钱，鸡子清三个，血余三钱，麻油三斤熬，黄丹收，黄蜡一两五钱，和入灵脂、血竭、煅牡蛎各五钱，乳香、没药末各三钱，搅匀贴。此类方不过借其名义，以言其用之神耳。勿泥定方药看，然方药亦未尝不佳。

其造之也非一式以上膏式，其用之也非一端如下文所云是也。
膏药有因十二经、五脏六腑所生而贴者，有因患处而贴者。如病在顶而
贴顶，病在额而贴额，此患处也。有病不在顶而贴顶，病不在额而贴
额，此取穴之法也。内外证皆然。膏药贴法与针灸通，但不必如针灸之
点穴不差毫厘，在得其大意与取其要穴而已。观下文可知。或摩于巅足
太阳之脉，上额交巅，直入络脑，别下项，其病冲头痛，目似脱，项似
拔，即正头痛也。项为百会穴。苍耳、藁本，并能通巅顶。凡各部皆有
专药，举此为例。又，前有方者皆不赘，而分督任按：督脉起于溺孔，
绕臀贯脊，历命门穴，在十四椎，至大椎，即百劳穴，在第一椎，循风
府，在发下一寸，上头至脑户，在百会穴后四寸，百会穴在前发上五
寸，下鼻至人中之水沟穴而终。其病脊强、反折。又，任脉起于脐下四
寸中极穴之下，即少腹胞宫之所，由两阴间会阴穴上毛际，循腹里之中
央，历关元，在脐下三寸，至气海，在脐下半寸，越阴交，在脐下一
寸。脐之中央曰神阙，脐上二寸为下脘，四寸为中脘，五寸为上脘。鸠
尾在蔽骨下五分。膻中在两乳之间。循是至咽喉，上颐入口。其病男子
内结七疝，女子带下见瘕聚。或因寒热，或因虚劳，而犯阴伤筋一也。
督脉上巅，任脉不上巅，至下唇棱下陷中而止。与前部位脉络参看；或
覆于额，而合巽坤额中印堂主心，在卦位为离火。左额角巽，小肠
也；右额角坤，命门也。左颧震木肝，右颧兑金肺也。左腮艮土胃；右
腮乾大肠。下额坎水，肾也。鼻为中央脾也。又，胆经脉皆上头角。柴
胡治头角痛。手阳明大肠筋上额左角。手少阳三焦筋结额上角。足太阳
膀胱筋下额。足阳明胃脉至额颅。方见篇中。或眉之左棱右棱眉属
肝，眉又应膀胱。眉心属肺，眉心上应咽喉。眉棱骨痛，属风热与痰。
眉心膏、画眉丹，已见前，或目之内眦外眦目眦外决于面者为锐眦，
太阳经所起也。在内近鼻者为内眦，少阳经也。目之上纲太阳，下纲阳
明，热则筋纵，目不开。两眦皆属心。按：心痛用雄黄、火硝等份，

242

末，加麝少许，新汲水调点内眦，即睛明穴也，男左女右，扶行数步立愈。腰痛用西瓜皮阴干，末，点同。皆见蒋氏《说约》。凡病点眼者多膏仿照水丸法为小饼，纳于眦内。**或在侧而附于郭郭**，谓耳郭也。按：小肠脉、胆脉、三焦脉，俱入耳中。三经合病，俱令耳痛。胃筋脉、胆脉、三焦筋脉，俱到耳前。小肠筋、膀胱筋脉、胃脉之支、胆脉、三焦脉，俱到耳后。耳轮焦枯，受尘垢者，病在骨。耳间青脉起者，掣痛。凡耳聋、虚鸣、脱颔、口噤、颊肿、牙疼，用前樊氏太乙针法，针耳后陷中翳风穴，按之引两耳内。膏有夹耳贴法，**或居中而横于梁衄血**，以湿纸搭鼻衡，即贴法也。按：鼻旁下属手阳明大肠经。鼻青者腹中痛，微黑者有水气，黄者小便难，白者气虚，鲜红者有留饮。鼻燥如烟煤，属阳毒热极；鼻孔冷滑而黑，属阴毒冷极。膏视症贴。脑漏贴鼻梁、眉心、颈后、顶上。**或列于颧，并咸其颊**辅骨曰颧，颧下曰颊，颧旁属手太阳小肠经。颧又为骨本，阴火上乘，两颧俱深红赤。又，赤色出两颧，大如拇指，主卒死。有疔，名颧疔。颊，腮颊也。喉症，醋熬杜牛膝敷两腮。腮肿，细辛、草乌末，入蚌粉、猪脂调敷，口含白梅置腮边，良久吐涎，肿自消。痄腮见前。腮边穿一小孔，名漏腮，夜合花敷。胃颊车穴在耳下。车者，言其能载物也。阳明经受风热，颊车痛。口喎者，泻颊车穴最效。膏皆照贴；**或承于颔，更观其颐**颔，即下颏，颐下曰颔。颏脱，有由大笑者，有由病后元虚者。令患者平身正坐，一人以两手托住下颏，向脑后送上关窍，用南星末、姜汁涂两颏，布兜之，膏照贴。五发，脑、鬓、颐、眉、背，而颐尤险。**或夹乎胆**胃、肾二脉循喉，心、脾二脉挟咽，令咽干。小肠脉循咽，令嗌痛。肝脉循喉后，令咽干。三焦脉由喉，令嗌肿。骨皆贴于颈上。附方：山栀、黄柏各五钱煎汁去渣，杭粉五钱，麝五分，龙膏一钱，入山栀、黄柏汁内煮干，研，黄蜡和药溶化，摊绢上贴牙，一夜取下，黑处是毒。此贴牙法。舌上起核，饮食难进，食盐以竹筷舂千捶则黏腻，纸摊作膏贴，提出疮头易愈。筷染毒，勿入口。此舌上贴膏法。二方均可仿用。

按：喘嗽贴天突穴，在结喉下三寸，或曰一寸，又华盖穴，在天突下三寸三分。喉痛，中间者名结喉，两旁者名夹喉。**或贯乎膜**颈前有缺盆空，属胃，在横骨上，左右各一，为十二经道路。缺盆下曰胸，胸下曰蔽心之骨，心位在此。心下有膈膜，与背脊胸腹周围相着，遮隔浊气不使上熏心肺。十二经脉，惟膀胱脉不贯膈，余皆能令膈痛。膏贴膈上。**或上贲而下幽**喉为吸门。膈下即胃上口曰贲门，属上焦；胃下口曰幽门，属中焦；大小肠下口曰阑门，属下焦。胃膏分此贴，**或直冲而横带**冲脉与督脉、任脉，皆始于气冲。气冲起于胃脉，一源而分三歧。督行背，任行腹，冲脉起于肾下，出于气街，侠脐上行至胸中，上颃颡，渗诸阳，灌诸精，下行入足，渗三阴，灌诸络，为十二经之海，主血。带脉横围于腰，如束带，总约诸脉。治冲脉为病者贴脐下，治带脉为症者贴腰间。按脐下发痛者，肾经也，非熟地不除。又，腰痛脉大者，肾虚也。久痛必用官桂以开之，腹胁痛亦然。妇人带病，宜用白术，可参。**或宗筋之所聚**此言前阴。宗筋，谓阴毛中横骨上下之竖筋也。上络胸腹，下贯髋尻，又经于腹背，上头顶，故曰宗筋。所以主束骨而利机关也。阳明为水谷之海，主润宗筋。凡痿症由阳明虚、宗筋纵、带脉不引所致。转筋症亦由津液伤、宗筋不润所致。前阴者，宗筋之所聚，太阴、阳明之所合也。谓脾胃二脉，皆辅近宗筋，故曰合。宦者，去其宗筋，伤其冲血，故无须。阴囊垂者，寒在内，热在外；缩者，寒在外，热在内。伤寒及热病入厥阴，则囊卵缩者，热伤筋，筋急故也。膏有贴前后阴者，**或广肠之所容**此言后阴。后阴为魄门，亦曰广肠，又有直肠。按：膀胱筋脉抵腰，络肾，贯臀，走肝，环前后二阴。小肠热，痔；大肠热，便血。枯痔散、熊胆膏、田螺膏、痔药膏子，又有猪胆汁同苏合油和用者，皆效。凡五痔肠澼、两肾尖痛、泄泻久痢、阴湿汗痒、肠风脱肛，用太乙针法，针会阳两穴，在尻骨两旁各开一寸五分。凡火衰泄泻及里急者，用太乙针法针命门。又，头疼如破、腰腹痛、瘕疝，皆针命门。下血不止，灸命门、左右肾。膏照贴。**或披之于**

中医临床实用经典丛书（大字版）

理瀹骈文

肩臂肩髃系两手之安否。肩下曰腋，对腋为臑，腋下曰胁，胁下曰季胁。在肝下胆之位，治同胁。肋者，胁骨也。手膊臂外面属手三阳，里面属手三阴。东垣云："臂痛有六道经络，当以两手伸直，其臂贴身垂下，大指居前，小指居后而定之。则其臂臑之前廉痛属阳明大肠，后廉属太阳小肠，外廉属少阴三焦，内廉痛属厥阴心包络，内前廉属太阴肺，内后廉属少阴心，视其何经而用针药治之。"按：内者，即里面也。此即《鉴本》上行、中行、下行之谓。凡臂病经络仿此。凡肩痛取手三里穴。背痛牵引肩上者，乃膏肓穴为患，宜灸此及肩井，即肩髃穴，在肩端两骨间陷中。臂痛麻痹，针曲池，屈手按胸，肘弯横纹尖尽处陷中，手三里，在曲池下二寸，兑肉端。肩井、曲池、手三里，皆手阳明、太阳穴，膏多贴此，**或握**之于指掌三阳皆起于手指。大指属脾，外侧属肺，食指属大肠，中指属胞络，无名指属三焦，小指属心，外侧属小肠。一云大指脾，二指肝，中指心，四指肺，小指肾。掌心属心胞络，掌心热则腹中热，掌心寒则腹中寒。伤寒，手背热者邪在表，手心热者邪在里也。小儿惊搐，以男左手、女右手，男大指在外、女大指在内为顺，反是逆。附方：指头疔，有鸡蛋、猪胆套法。掌中生疽为擎疽，亦曰托盘，有鸡矢涂法。脱骨疽，生于足各指，或第四指，或指头及指节、指缝，白色或黄泡，久则溃烂，节节脱落。古有截指法，不可为训。宜用大甘草末，麻油厚敷。在脚趾者不治，原腿亦能脱，以土蜂房煅末，醋调敷，即效。膏亦可贴。**或系**之于股胫膝上曰髀，髀骨与髋骨接处曰髀枢。髀内曰股，外曰腿。髀枢至膝，长一尺九寸。膝下曰胫，胫之后鱼腹曰腨，即腿肚也。足之腕骨曰踝。按：膝眼下三寸外侧足三里穴是要穴。三里下三寸为上廉，属大肠。再下三寸为下廉，属小肠。均为阳明胃脉。凡五劳七伤、翻胃气膈、肠鸣腹痛、癖疾膨胀、胸膈蓄血、咳嗽稠痰、腿膝酸疼、足痿失屐，皆用樊氏太乙针针之。或贴膏后熏之。足膝外面属足三阳，前行属阳明胃，中行属少阳胆，后行属太阳膀胱。足膝内面属足三阴，足大指外侧前行股内之中行属厥阴肝，内侧中行股内之前行属太阴脾，足心绕踝之后行属少阴肾。水性润下，气不能煦注于足胫，则肿痛。西医有贴腿肚引下法，**或缀之于腕踝**三阴皆起于足指。足大指外侧属肝，内侧属脾，中指属胃，四指属胆，小指指下属肾，外侧属膀胱。膀胱病，胭似结，腨似裂，足小指不用。小儿痘症观脚心部位，即知寒热虚实，日前误服何药。脚跟向后为水属坎，涌泉穴为中属土，大拇指为里属震，小指为外属兑，脚中指为离属火，脚无名指为前属火。又，观人面部五色与脚掌相应否，可知误服何药。心离宫，正色红，脚上亦相同。若带赤紫，误服热药。肾坎宫，正色暗，脚上亦相贯。若带黄色，误服散药。肝震宫，正色青，下面亦相应。若赤带白，误服参芪。肺兑宫，正色白，下面亦相得。若带惨暗，误服凉药。中央正色黄，涌泉亦相当。若见青色，误服大黄。此邵公言也，其法绝奇，可为误服药之一证。亦见病无有不形于外者，既知其误，则必有法治之矣。录之以待善推者。

　　或前或后头后颈项分七行。中属督脉，惟两旁第二行属膀胱经，其余第三行、第四行、五行皆属胆经。颈前中行属任脉，二行属胃经，三行属大肠经，四行属小肠经，五行属胆经，六行属三焦经，七行属膀胱经。项后中央，属督脉经也。胸腹之中行属任脉，两旁第二行属肾经，第三行属胃经，第四行属脾经，乳下、胁上第五行属肝经，胁后第六行属胆经。脊外两旁二行、三行俱属膀胱经，脊之中行属督脉经。膏前后贴照此，**或左或右**男左旋，女右旋。左，心、肝、胆、肾、小肠；右，肺、脾、胃、肾、大肠。按：胃位中央，脾居胃右。脾、胃皆土，俱从田字。胃中，故田字亦中；脾右，故田字亦右。虽俗字亦有意。西法脾在胃左，肝居膈肉右方，右靠肾而左枕胃，与中国不同，**或当或对**如前后心相当，脐眼肾俞穴相对之类，**或交或互**如左病治右，右病治左之类。又如鼻衄，白糯米同生半夏、枯矾、麝香、沉香，丸，每用二丸，棉裹塞两耳。若耳衄，塞两鼻，亦互法也。膏药贴法同。**或上因下引**即下治法。如治赤眼，用生大黄、生南星，醋熬膏涂足心。或熟地、生地、草乌、南星、干姜、桂枝，末，醋调如膏敷足心，却用牛膝煎汤

中医临床实用经典丛书（大字版）

理瀹骈文

洗眼引下之。按：加牛膝之法甚妙，凡贴足心者可仿此用。口疮方见前。又有生硫黄、硝石、水、面调贴足心之法。又有黄连、黄芩、黄柏水敷足心之法。大吐不止，附子煎汤抹足。小便不通，黄酒浸脚。百会疽亦用敷足法。余见前不赘，或下以上取即上治法。凡升提之法皆是。如腰痛有用木香、麝香吹鼻，以手和之之法。又有香附、生姜、青盐擦牙之法。又，小便不通，有探吐提气法。又，脱肛有酱涂顶、艾灸之法。膏仿此用。余见前。**或相同而相感**如耳聋，用棉裹铁屑塞耳，口含磁石之类。又，肿毒用醋调铁屑铺患上，磁石频频吸之。吞针，用磁石棉裹纳下部自出。膏中调末仿此，**或相反而相应**如三反、八反膏，治痞块一切，用葱、蜜、鳖甲、苋菜、甘遂、甘草、杏仁、木鳖仁熬贴之类。又，通顶散用人参、藜芦之类。耳聋，朝用生地、甘草、胭脂，包三分塞耳；夜用甘遂、葱白、草乌，棉裹包三分塞耳，数日效。治瘤，甘草煎浓汤，在瘤外圈三次后，另用醋调大戟、芫花、甘遂末装其中，勿近甘草，次日缩小，再如前装，自然焦落。此分用者也。葱蜜膏治脑破、骨折效。阴毒，用附子、肉桂、川乌、草乌、甘遂、大戟、芫花、甘草、干姜各等份，熬膏贴。《福本集灵》接骨膏：川乌、草乌、大黄、当归、生地、红花、大戟、芫花、甘遂、甘草、刘寄奴、紫荆皮、灵脂、地鳖虫、雄鼠粪、上肉桂、山甲、发团、野麻根、麻油二斤半，桐油二十四两熬，加乳香、没药、血竭、阿魏各一两，又，桃、柳、槐、桑枝各四十九寸，另用地鳖虫、闹杨花收膏。此合用者也。观音膏之饮甘草汤，则内外用也。余见篇中。**或始终单行**一膏独用，**或彼此两借**一膏两用。按：移借之法甚多，能得其意，触处皆通，不必执定一症也。说见篇中。**或新旧兼收**如治臁，用贴过霜云旧膏之类，**或翻覆迭换**如白信贴痞用背面之类。又如治臁，用樟脑三钱，铜绿一钱，猪油和匀，捣烂，油纸夹贴，一二日翻转贴亦是。松香膏见前。**物以杂而得全，功以协而成**和黄丹协和诸药。**制以秘而能彰**修合虽秘，其用则彰，**法以周而益专。形附丽而不离，故亲；气闭藏而弗泄，**

理瀹骈文

故聚。脉之流者，窍亦通焉；臭之入者，味亦滋焉。

　　膏分门而类应，药审因而特加。有捶锭以和如用紫金锭捶碎入膏之类。按：紫金锭亦有用五倍、牙皂、乳香、没药四味者。五毒锭：雄黄、朱砂、胆矾、蟾酥、麝香和捏为锭，治一切肿毒，虫蝎伤甚效。此方或加巴豆、轻粉、潮脑、乳香、没药，或加蜈蚣、白丁香，或加藤黄、人中白、白及、白蔹、牛皮胶化开和锭，同。或用蟾蜍、麝香、皂角、明矾四味，或用雄黄、朱砂、京墨、熊胆、牛黄、麝香六味为锭，同。又，盐水锭：用火硝、黄丹、皂矾、雄黄、朱砂、风化硝，后投四味，同。坎宫锭：治热毒，并治痔，京墨一两，熊胆三钱，胡连、儿茶各二钱，冰片七分，麝五分，牛黄三分，猪胆汁、生姜汁、醋和捏为锭，同。白及锭：治瘰疬效。生南星、生半夏各三两，海藻、昆布各一两，冰片、麝香各二钱，红花、牡蛎各二两，青盐六钱，共生研末，以白及半斤切片熬膏，和药为锭听用。凡锭皆可用牛胶水、白及水和。如醋磨围膏外亦妙，有研末以糁。有剖丸而调如苏合丸、抱龙丸、黎洞丸、蟾蜍丸、活络丸、梅花丹之类，无不可入膏，有煎油而搅如丁香油、苏合油、薄荷油之类。有束素以厚其气布缠之类，有箍金以固其力如赤豆，或白及，或白蔹，末，水调敷，内外证皆宜。流注贴膏后，必用敷围方药，不走。铁箍散：治痈毒并疔，即苍耳草灰、芙蓉叶、赤小豆末，醋围者。亦有金箍、铁井阑诸名。内府铁桶膏治发背，将溃已溃时，箍根。五倍一两，炒白及五钱，胆矾三钱，铜绿五钱，明矾四钱，郁金、轻粉各二钱，陈醋熬如膏，调药涂纸盖上，疮根自生皱纹收紧矣。绛囊方治肿毒，围之即消。已成，毒气不走，无脓长脓，已溃脓即追出。蓉叶四两，大黄一两；黄柏或姜黄亦可；白及、白蔹、五倍、陈小粉、炒蟹壳，焙，各五钱，醋敷。三方皆效，随用。有若罐拔如黄疸取黄用药筒，及风痛用火罐之类，有若瓶吸如风寒用热烧酒空瓶覆脐上吸，取汗。亦吸瘰疬、破伤瘀血。乳肿用瓦瓶装糠火，以葱白盖面，布扎，倒执熨患处。此法甚妙，可仿用。有若笔收如一笔

中医临床实用经典丛书（大字版）

理瀹骈文

消、铁笔圈之类。大黄、藤黄、明矾、蟾酥、麝香、没药、乳香、蜗牛捣烂为条，遇毒，醋磨，以笔圈之。日圈日小，并以笔画引到别处消散。或用蟾蜍、麝香、蜗牛捣烂为丸，朱衣，水磨用，同。二方取蜗牛之性，甚妙。又：治疗走黄，用倒回虫亦妙。此皆物理，宜推。今人有以笔收腮毒者，**有若绳引**青布卷为绳捻，置竹筒中，燃火炷疮口，频频熏之，引毒外出，名布捻熏法。如布卷药末治风气肿毒，亦妙。二方皆引法，一斜引，一直引也。按：辅膏之法甚多，此特取其新别者，以待类推。**有若带系**寒腹痛，铺葱、艾熨之，再用帛三折，缝葱、艾系于腹上，甚良，**有若线扎**鼻衄方见前。又如治红丝疗，用烟油染线，或油扎根，扎住则不走。红丝如由臂走至心，由腿走入腹，则难治矣。又，芫花、壁钱煮线系瘿瘤，亦是，并治尻骨生尾等异症。**有若丸搓**以铁丸，手搓之，可去瘀，**有若筒滚**如破伤筋挛者，用竹筒穿绳挂腰间，坐时以脚踏滚之，一月效。**有若矾之倾**虎狼咬伤，白面作圈护伤处，白矾一两，铜勺化开，倾于圈内，顷刻矾化为水，其毒即解，甚妙。蜈蚣、全蝎等伤，只用矾一块，灯上烧化，滴于患处即解，**有若蜡之化**即外科黄蜡灸法，以蜡置患处，面圈护住，火烘之蜡化，毒解。治疗用白蜡，同。连根拔出，此法甚妙。然人怕痛，故无用者，录以备法。有瓜合蒜铺治背发，冬瓜切顶，合背上，瓜烂再切，瓜完毒解。凡热病皆可仿此。又，鸡矢一升，瓦罐煎，以毡帽一顶，棉胎一块，覆罐上熏之，轮流取覆患上亦妙。有铺蒜艾灸法，有贴蒜代灸法，**有铁熨铜刮**王全生治阴疽，用铁镰二块，石上敲热，轮流熨千遍自消。又，西法吐血有冷铁熨背法，一凉一热，用法迥殊，可悟物理。篇中采方多如此，亦欲人之随症而变，不拘于一也。铜钱刮颈治喉症，刮背治痧症，俱见前。**有暖之以火**如日晒、炉烘、熨斗熨、火纸熏之类，**有温之以汤**如热汤浸洗之类。**有行之以酒**如以酒擦风气之类。汤火伤，冷烧酒浇之，鸡子清调墨涂，免起泡。如浑身火烧者，坐酒缸中，此皆得酒之性者也。西医有鸦片酒、斑蝥椒樟酒，**有走之以盐**盐能走血。或擦或炒熨，皆可。开窍有香如冰、麝、沉、檀、菖蒲之类，破结有辛如胡椒、白芥、干姜、官桂之类。有先而导，有后而收。有膏所不足者补之，有膏所未及者助之以上言用药辅膏之法。按：外科之升降二丹，及刀、针、药、线之类，皆所以辅膏者也。然能者亦可不用，故不备载。主则护心君，客则驱外感。肤则清肺，骨则坚肾。肉则丰脾，筋则荣肝。

　　横者以折有余之病，萎者以振不足之病。郁者以宣九气之症，乖者以协七情之症。泛者以归吐血之类，停者以逐痰饮之类。满者以泄肿胀之类，牢者以破癥积之类。滑者以留精浊之类，阻者以行妇月之类。逆上者阴逆也，为之降；陷下者阳陷也，为之提即升也。《灵枢》：陷下者则灸之。此是一法。格于中者为之通三焦，越于外者为之敛元神。险者移而居内科有移深居浅法，由脏而出于腑是也。外科有移毒法。按：移山过海散，用雄黄、小麦麸、蚓粪，醋调涂患处，自能移过不致命处。又，移险膏，用草乌、南星、黄柏、白及各二两，五倍一两，醋涂，同。又，痘症移毒散，用白及一两六钱，紫花地丁八钱，大黄、五倍子炒各二钱，雄黄、朱砂、轻粉、乌鸡骨煅各一钱，牙皂八分，醋涂，上半截即移至下半截而散。凡毒生于骨节间者，移之免残疾。按：古方有用地龙装在经霜丝瓜内煅焦连瓜为末者，每用瓜末三钱，乳香、没药各五分，雄黄一钱，麝香二分，蟾蜍一分，共研，黄蜡丸。如在上部要处，用麻黄、桂枝、甘草，酒调三分服，可移在手上而散。在背用羌活、防风、姜汁调，可移臂。在下部用木瓜、牛膝、灵仙、陈皮、独活、姜汁调，可移足。其用地龙之法与前同。可悟内外用药一理，录以备参。观此数方，叹古人用药真有挽回造化之妙。如能推之，则天下无险症矣，奥者隔而取内科有隔二隔三之治。外科有隔皮取脓法，用驴子脚底剔下皮，用砂炒一两，草乌四钱，荞麦面一两，末，加盐五钱，糊饼灸研，醋调摊贴，脓从毛孔出，或从疮旁出，奇妙。又，肿痛将溃，涂之脓从毛孔吸出，腐不尽者，涂之立化。木鳖

中医临床实用经典丛书（大字版）

理瀹骈文

仁十四个，斑蝥八十一个，柳枝四十七寸，驴甲片三钱，草乌一钱，麻油三两，熬，入巴仁三个，煎黑研泥，加麝一分，和匀收。此方太峻，存其法以待增减。按：旧有巴霜、雄黄、冰、麝，加乳、没法可参。**当生者能回**内证如回生丹、回阳膏之类，见上。阳毒日久，人虚不收口者，有附子灸法，以附子末，酒调饼，盖疮上熨之，微热，勿烫。起阴疽法，丁香、雄黄、艾茸，煎干捣敷。如病而色转红活者，可治。又，阴疽头凹沉黯，不痛不热，内补不发者，宜用人牙，同麻黄、川乌、当归、木鳖仁、山甲末，以生姜汁和面敷。无人牙亦可。疔有唤回丹，用铁锈敷，**欲绝者可接**内证如接命丹、接命索之类，见前。耳鼻脱，蘸发灰安上，四围将老姜嚼融厚敷，绌缚自接。断指，苏木末敷，丝绵裹，或降香末糁，蚕茧裹缚自接。自刎者，食嗓在左，属骨易接；气嗓在右，属肉难接。水胶炖化，涂粘敷药。伤腹肠出，麻油润疮口，以通关散取嚏，其肠自收。以桑皮线将腹皮缝合，用封口散涂伤处，外用药敷贴。封口散即乳香、没药、儿茶、当归、杉木炭、葛根叶各一钱，麝香五厘，冰片一厘也。一切割喉、断耳、缺唇、伤破肚皮、跌破阴囊，皆用此糁。手足折者，用生地一斤，生姜四两捣烂，入酒糟一斤，炒热，布包熨。伤科详见内府正骨书，兹不备载。内府万灵膏治跌打损伤，消瘀散毒，舒筋活血，止痛接骨如神，兼去麻木、风痰、寒湿疼痛，三日一换。白凤仙、紫丁香根、酒当归、醋煅自然铜、瓜儿血竭、没药各一两，川芎八钱，赤芍二两，醋淬半两钱一枚，红花一两，川牛膝、五加皮、石菖蒲、苍术各五钱，木香、秦艽、蛇床子、川附子、肉桂、半夏、石斛、草薢、鹿角各三钱，虎骨一对，或用虎骨胶代之，麝一钱，香油十斤熬，丹收，细药后搅。如肿痛者，先用紫丁香根、川芎、当归、白芍、官桂、红花、升麻、防风、山柰、麝香、葱头捣敷，醋浸湿纸盖上，熨斗熨之，再贴膏。换时有瘀血，用番木鳖、红花、猴姜、半夏、甘草、葱头，醋煎洗后，换膏贴。接骨神异膏：用姜、葱、韭、蒜、槿树皮各四两，麻油二斤，猪油一斤，大黄、当归、桃仁、红花、川乌、草乌、羌活、独活、赤芍、苏木、骨碎补、五加皮、甘松、山柰浸熬，另用油二斤煎乱发一斤勿洗，俟枯，合前药为一锅再熬，下丹一斤收，徐徐下提净松香五斤末收，再下土鳖虫炒黑四两，龙骨煅三两，血竭一两，自然铜醋煅淬、乳香、没药、虎骨炙、肉桂各二两，血竭末另研一两，搅匀。附方：碎骨在皮内作脓者，田螺捣烂，加酒糟同敷四围，留孔，骨自出，再用药接。**不以贱而忽贱**药不胜枚举，**不以秽而弃**如狗屎治膈，猫屎治童痨之类。人咬，先用童便洗，再用溏鸡矢涂之，立刻止痛，不作脓。此症最难治，故录此以救急。又如鼻衄不止，用溺壶烘热熏鼻。牙疼不止，用溺壶烘热熏耳。又，溺坑瓦、粪坑砖，皆可治伤痈。古方甚多，举此例推。**起其痼而作其新，培其虚而还其元**以上合论内外膏药功用，以下则发明膏药与汤药殊途同归之理。而实有见其可用者，此说之所由立，乃一篇精神之所聚也，于文为大结。

维膏与药，犹君若臣《经》曰："方制君臣何谓也？岐伯曰：主病之谓君，佐君之谓臣，应臣之谓使。"古方有君臣散，膏药则以膏为君，而药为臣也，**各分而理**膏与药各自为用，**相得益彰**膏得数药，其用益彰。又为体用，因之阖辟。变动不居，广大悉备。**因所感而悟从人之机**病先从皮毛入，药即可由此进，于所劫水火皆自外劫而**信能应之故**。切于皮肤切，近也，**彻于肉理**医书云：凡药入胃，由胃分布，经脉在肉理之中，药之糟粕焉能得到？所到者气味耳，然则膏药亦可到也。**摄于吸气**膏药随人气之呼吸而入，**融于渗液**《经》曰：五谷之津液相合而为膏，内渗入于骨空，补益髓脑，下流于阴股。膏药贴久，则与五谷之膏融化为一矣。凡膏中用透骨草少许，即能深入骨髓。**导达非由脾胃**膏药不经脾胃，故不致伤脾胃，**既无伤水谷之精**；**攻伐不连脏腑**医书：治表必连里，亦免迫阴阳之变虚则生变。**直而能致，何虑乎气之格格**者，病气与药气相拒也。如药入即吐者是也？**轻而可任**借用《礼经》"轻任"并字，**何忧乎形之羸**医书：形羸不能服药不治？**其量度在当胸，譬仲景之纳饼**《抱朴子》：仲景穿胸以纳赤

中医临床实用经典丛书（大字版）

理瀹骈文

饼；其操纵只举手，拟梁公之抽针狄梁公善于针药，每治病抽针即愈。方寸有定，讵空洞之悬揣；分明共睹，奚隐曲之可欺？取诸已成，不劳以深文浅；经于历试，毋须避重就轻泥古者，浅病好为深论，趋时者，重症但用轻药，皆医之过。膏则人所常用，只在临症制宜。疑可用之谍候也，险可用之冲当也。以心之所生为主，是求其原病未有不由心生者，心亦通五脏也。《经》云："治病必求其本。"注云："谓但治其所生之本原，则后生诸病，不治自愈。惟中满及大小便不通，当治标耳。"膏药无论何病，既随其所见以治之，皆当以一膏贴膻中，所以治其里，亦所以治其原也。如七情总隶于一心，五志等以平心火为主，诸痛痒疮疡皆属心火，亦可以见矣；以身之所患为归，即适其所《经》云："适其至所。"谓适其病至之所，而不可过，亦不可不及。膏药贴在患处，即是适其所也。且汤药之所不能至者，膏药固无不至也。自虚人者此外感也，叩从来于天牝《经》云："天牝从来，复得其往，气出于脑，即不邪干。"注云："天牝，鼻也。气自空虚而来，亦欲其自空虚而去。气出于脑为嚏，或张鼻泄之，则邪从鼻出也。"观音救苦膏有塞鼻法，凡以膏塞鼻本此；自内得者此内伤也，保根本于丹田《经》云："十二经脉皆系于生气之原，即下丹田也。"此脏腑经脉之根本，三焦之原，内证俱宜贴此。又，脑为上丹田，心为中丹田，皆仿此。卫中州之营运，有干城之象焉脾为中州，经络之气皆交归于中，以营运真灵之气者也。人以胃气为本，膏药补法，在借胃气。故无论何病，总以一膏先顾脾胃，使脾能健运，则饮食增而精气自足。虽有外侮，亦可御矣。此干城之义也；司关门之输泄，有掌管之思焉肾者胃之关，肾不能司胃之关时，其输泄而病于下。凡欲补火以生土而行水者，皆当以一膏治其命门，俾输泄以时则诸病皆安矣。肾位在北，故用掌北门之管语。八句分上下前后。见微则预绝，浑乎先调后调《经》云："从内之外而盛于外者，先调其内而后治其外；从外之内而盛于内者，先治其外而后调其内。中外不相及，则治主病。"主，重也。

理瀹骈文

膏药见病则治，无所隔碍。可以防微杜渐，预为消弭，而浑乎先后之迹也；**得热则皆行，统乎正治从治**《经》云："热者寒之，寒者热之。"是正治也。又云："治热以寒，温而行之；治寒以热，凉而行之。"是借热以行寒，借寒以行热，即从治也。膏药贴后，无论寒热皆可以热手摩之，则气易透。寒证则以熨斗熨之，逼药气入内。如前治疟痢，用平胃散敷法最妙，盖得热则行也。艾火能透诸经，而治百病。外科以火攻火，毒随火化，其意如此。敷药忌寒凉亦同。**歧之弗乖歧，两歧也。如水火分治者。膏药可并用，虽两歧而无所乖戾也，类磁珀之并引**磁石引针，琥珀拾芥。磁寒属水，珀温属火；**并之无犯并，合并也。**《经》曰："补上治上制以缓，欲其留布上部也；补下治下制以急，欲其直达下焦也。"又云："治上不犯下，治下不犯上，治中则上下无犯。诛伐无过，是为大惑。"膏药则上下缓急可各用，虽合并而无所侵犯也。按上热下寒及丹田有热、胸中有寒者，又上虚则眩、下虚则厥者，又上实下虚者，又下虚中痈者，治法并可推，**同韦弦之各佩**韦性缓，弦性急。膏药能拔病气外出。今人治心病者，用心经药，往往引邪入深。膏药不然。

气以开提而外泄，非启之反入于深；势以拘伏而内平，非壅之还决于后膏药能抑邪气内销。《经》云："必伏其所主，而先其所因。"此"伏"字所本。今人治血病者，用药过之，而终必致横决。膏药不过之，而逼使内溃也。**中截以断其路，分杀去声以散其部。攻实者易为力，不妨用全以克之**有用加倍重药劫之者，有一身贴数膏者，有膏外再加敷药者，所谓全力也；**补虚者难为功，亦可加厚以护之**同上。**勿窃遗篇而貌虎贲，勿据专门而局辕下。始于一而终于九，流散亡数操以总**《经》曰："天地之数，始于一而终于九，数之可十，推之可百、千、万，然其要一也。知其要者，一言而终。不知其要者，流散无穷。"膏药能治百病，操阴阳之总；**木似金而火似水，变迁之道寓乎通物极则变。**《原病式》序云："木极似金，火极似水。"即

中医临床实用经典丛书（大字版）

理瀹骈文

经言变也。膏包诸变。原生我以逮我生，相及者母子之义母子病相及，故膏宜该贯；汇胜己而兼己胜，合同者甲乙之源古方甲己、乙庚合化，膏亦仿此。曰单曰引加药仿此，是一是二。损益皆能共信，虽事怪症因旧药发作，变异之名而心可安；用舍并任自为膏药虽贴后，去取病家亦可以自主，即情失而责亦薄。变古实承夫古，《千金》《外台》皆是我师古方之峻厉者，人多不敢用。妄为增减，则失古人之意，而用之亦多不效。今本以合膏药，适得其平，而古方之妙益显，是非变古，正是师古也；违时不忤乎时，渤海、咸阳各行其道渤海，谓扁鹊。咸阳，谓秦太医李醯，盖忌扁鹊之技者。膏药，高医不屑为，时医亦不肯为，可以免遭物忌。饮者苦而弹者痛见《韩非子》，其孰能堪？瘕为剧见《艺文志》而寿为殇《吕氏春秋》："病变而药不变，向之寿民，今为殇子矣。"又何以解？兹则义取小心孙真人云："胆欲大而心欲小，智欲圆而行欲方。"二语医之宝训，实本《淮南》，术归无弊。颜洪都之兄奚伤颜含，字洪都，兄畿得病死。引丧者颠仆范畿曰："吾未当死，乃服药多而伤五脏也。"今人鲜悟此理者，特引为鉴？邵康节之妹焉恨邵康节先生之母李夫人病瘦，医下药。夫人如期生康节，同堕死胎女。后李夫人梦一女子拜泣曰："母不察，庸医以药毒儿，可恨。"此事亦今所常有。膏药先注孕忌，人皆察之？稚齿固妙，衰龄愈宜小儿、老人不喜服药者多。又，脏腑娇嫩、精血耗竭，皆不堪攻伐。瘵人、产妇用药更难。古人所以出外治一方也。今人自矜汤药，遇此等症，每有失手者，何如参用外治与。虽非良工之所贵，而倘为吾党之所许自来文人每好言医，以其泛览所及，多明于《内经》之旨。外治亦本经。一阴一阳之为道，岂师阴而无阳庄子？内取外取求其过，胡务内而遗外？加以饮食自调详见《食物本草》《食医心镜》及《经验良方》等书。盖病家必须忌口。又，喜补益者多，以此治病，兼以养生，真两得之术也。按：《经》曰："毒药攻病，五谷为养，五果为助，五畜为益，五菜为充。"又云："谷、肉、菜、果，食养尽之，无使过之伤其正也。不尽，行复如法。"谓病之有余未尽者，则当以谷肉等尽之，亦不可过也。此可为饮食自调之法。饮食方另有编，**起居复慎，纵无参苓之预蓄，不虞沉痼之久婴**以上总结膏药。

❧ 治 验 ❧

干戈未靖，乡村尚淹。瞻望北斗，怀想西湖。愁闻瘕子哀赋，怕览陶公归辞。案有医书，庭多药草。幸晨夕之闲暇，借方技以销磨。地去一二百里，人来五六十船余曾于一月中治二万余人，遂得心疾，力却不诊者数月。今但日限以百人而已。未挹上池之水扁鹊事，空悬先天之图见前"脉理幽微"注。笑孟浪而酬塞简文《劝医文》："理疾者众，必孟浪酬塞。"误人者众，爱人者鲜。二句自谓，愧不良而有名《物理论》："医有名而不良者，有无名而良者"。徒以肺腑无言古谚："肺腑而能语，医师色如土"，且托毫毛是视扁鹊云："仲兄视毫毛。"浮沉迟数之不明余不切脉，汗吐下和之弗问余不处剂。或运以手见《赵壹传》，或点其背见《华佗别传》。膏既分敷，药还数裹。爱我者见而讶之，忌我者闻而议之。然而非萧敌鲁之明医，讵能知病《辽史》：萧敌鲁明于医，望形色而知病所在？比羊叔子之馈药，要不酖人晋《羊祜传》？寄诸远道，偶同段翳之缄封后汉段翳治《易》，有学生辞归。翳合药并简书封于筒中，告曰："有急当视之。"到葭萌与津吏争舟，挝从者，头破，发取膏药敷之而愈；平以数旬，非必陈珪之缝合《魏志》："陈珪精于方药。有疾结于内，针药所不及者，先令以酒服麻沸散，既醉无所觉，因刳破腹背，抽割积聚。若在肠胃，则断截湔洗，除去疾秽。既而缝合，敷以神

中医临床实用经典丛书（大字版）❧ 理瀹骈文

膏，四五日疮愈，一月之间皆平复。"按：今之伤科，尚有其遗法。特内科不能耳。一作华佗。时无上工十全，聊作穷乡一剂。即或我术非诬，人言各异。谓臣意之未精，云扁鹊之最下皆见本传。恐受季长之绐《唐书》：方士孙季长绐李抱真炼金丹曰："当升仙"，虑遭申受之谬邵伯温《闻见录》：赵谏议病，申受举郝老治之，药剂苦大，赵不能禁，乃呼申受责之曰："君谬举郝老者"。由是死生所寄，疑信相参。占《易》而诚知有喜，观《书》而又惧弗瘳。乍驰想于九转之丹，倏回思乎五分之熨。斯膏也，既并行不悖；斯药也，亦相与有成。况当竖入膏肓，姬避灵府《许智藏传》：秦孝王病，梦亡姬曰："智藏将至，当为所苦。"既而曰："妾得计矣。入灵府以避之。"智藏至，曰："疾已入心，既当发病，不可为也"，医皆束手，药难下喉。宵长兮炉冷，人静兮灯昏。犬鸣咽于庭中，鸟啁噍于屋上。共怜待毙之形，莫冀返生之路。季梁之子环而泣，阳里之妻析而请注皆见下。则是膏与是药，不能造命，犹可尽人。一息尚存，其机竟转。此非独儒门之所求事亲张从正著《儒门事亲》，而亦太上之所云济人者也以上治验。一层，膏药可代汤药；二层，膏药可与汤药并用；三层，汤药不能用，尚可以用膏药也。

结　语

　　膏施数载，说成一篇。援古方以为证，述用法之不同。论症则重于内，言治则专于外。屏耳目之剽袭，凭胸臆而结撰。文约其大文中所列方，不过约其大旨，或撮其要药一二味以为题，以明虚实寒热而已，注核其详伤寒大症，应博观诸家书，故不具载。其余除药味外，有辨证者，有与内治方相比附者，有汇集诸家而删节补缀之者，有叙其始末而自为一论者，皆以补文中之未详也。精者载于文凡

257

方之经验者，及法之至善者，又素鲜外治方者，又有举一而可概其余者，皆载之文中，**杂者存于注**凡症类多者，及外科方，皆列于注。学识浅陋，不能抉择，多取以备高手之选用。其中未免庞杂，俟他日删繁就简，再行重刊。其自制膏方，亦皆列于注内者，不敢自信，而待折衷于君子也。**根柢往训**医理皆本先贤，**标揭来例**每症各有数法，以待例推。**语惟羞同**不为汤头歌诀，避雷同也，**字不忌复**如虚实寒热及熏洗敷贴等字，各症皆然，犹之语助，不能改也。**罗散佚而使聚**伤寒诸方，皆散见于诸书，从前未有集者，**抉幽奥而令显**春风散诸方，亦未有抉其所以然者。**词空理实，论常虑别**四诊为医之常谈，外治则别有心思，如"窥其性怀"，及"十二经""八十"数句是也。自"稽六经之属"起，至"出奇于无穷"止。**拟议以博其类**如"搞松香"起，至"培其元"止，**推阐以昭其义**"维膏与药"起，至"不虞沉痼之久婴"止。**截割雕刻以为偶，衔接联贯而成章。变叔痒采药之篇**吴均有《采药篇》，**学简文劝医之作**简文有《劝医》文，是骈体。大旨谓人之所重，莫过于命，拯斯之要，实在良方，本不素习，卒难改变，思不出位，事局辕下，欲求反死者，于元都扬己名，于绿籍其可得乎？此篇为骈体者，亦欲与文人商其事耳，不必医者之知其说也，与简文之《劝医》异。**私心有所未尽**太史公自言，下笔不能自休魏文帝典论论文。**医不拘法，观法而明其意，则无法有法，自可忘筌会其意**则触处皆通，古人望云知画，观舞知书，良有以也。医家亦何独不然；**药岂执方，得方而善于疗，则有方无方，奚庸胶柱**即圆而神之旨。**自惭拾燕石之遗，讵比探龙宫之秘**孙真人有龙宫秘方。**譬之制锦，以章身而非适口；如彼为函，欲美己而恐伤人**"美己"二字本河间语。**固知违道从新，或乖圣法；亦谓去疾就安，即为良方**语本《内经》注。**视急救之编，均足应于仓卒；拟元诠之刻**医书有《勿药元诠》，明养生之理。又云：有人素不服药者，不为无见，不更涉于虚无。其体略近于《医方考》《药性赋》，其功实抵于行军散、救苦丹。虽张围而冀偶遇，究胜于终朝之不获也《唐书》许氏曰：今人莫识病源，以情度病，多其药味，以侥有功。譬如猎不知兔，广络原野，冀一人获之，术亦疏矣。膏药治病亦类于是，然此中稍有分别在；纵缘木而惜空求，亦未至后日之有灾也。是可以广《金匮》之钞葛洪有《金匮方钞》，而不必效《青囊》之焚者已华佗以青囊书与狱吏曰："此可以活人。"吏畏法不敢受，佗索火焚之。以上刊方，以下乃自述其事母学医、为人治病、传家示世与辨所以医治之意，亦古人篇终序志之义也。

嗟乎！金液徒闻，《玉版》空在《素问》有"玉版"篇。三医之谒，谁是神手《列子》：季梁得疾，其子环而泣。季梁令扬朱歌以晓之。其子勿晓，终谒三医。三医者，矫氏众医也，俞氏良医也，卢氏神医也？一药之误，每欲噬脐孟坚语。夙披古籍，仰企前修。李元忠研习积年《北齐书》：李元忠以母老多疾，乃专心医药，研习积年，见有疾者，亦不问贵贱，皆为救疗，高若讷兼通诸部《宋史》：高若讷因母病，遂兼通医。慨此事之难知，觉而方之非是而，汝也。《史记》：庆谓意曰："尽去而方书，非是也"。昌阳豨苓欲反韩公之论韩文訾医师以昌阳引年，欲进其豨苓也，楮实姜豆恨乏廷绍之才南唐吴廷绍以楮实治烈祖喉痹，姜豆治冯公脑痛。群医志其方，他日效之多不验。廷绍曰："烈祖饵金石，吾以木之阳胜之，木旺则金绝矣。冯公好食山鸡、鷓鴣，二鸟皆食乌头、半夏，吾以姜豆解其毒耳。"群医大服。此不独得医理，亦征博物。因思合欢蠲忿，萱草忘忧见《博物志》，博物者讵必应病投药？艾炷灸额，瓜蒂喷鼻《隋书》麦铁杖对医吴景贤语，知名者何曾诊脉处汤四字见《周书》！是以慕元化之术华元化有神膏，传神膏于汉季；不复避韩皋之讳，嫌膏硬于天寒韩皋有疾，令医治之。医曰："天寒膏硬。""寒膏"与"韩皋"同音，嫌名也。今夫摄于势者，必不能尽其意；狃于习者，亦无以得于心。是以郭玉治病多在贱贫郭玉治病，于贫贱厮养必尽其心。而医疗贵人，时或不愈，云有四难，元素处方自为家法张元素，字洁古，试进士，下第，乃去学医。其治病不用古方，自为家法云。

老幼各塞门而来，庭前拟列灶之煮《侯鲭录》：王彦伯医名既著，列灶于庭煮药，老幼塞门而来，请效者负钱而偿，不来者亦不责之；子孙当济世以术，壶中想《镜经》之传《南史·张融传》：秦望山道士以一葫芦与徐熙曰："君子孙当以道术济世。"熙开之，得扁鹊《镜经》一卷。遂精心学之，至子秋夫，弥工其术。按：徐熙，钱塘人。且夫大贤任运，常阖户而集方；隐士逃名，罔入市而卖药。是以宣公之五十篇，乐示于乡人陆宣公有《集验良方》五十篇示乡人；伯休之不二价，羞呼于女子《汉书·逸民传》：韩康卖药于长安市，口不二价。有女子从康买药，曰："君是韩伯休耶？乃不二价乎？"康曰："女子亦知我名。"遂入山。然则非纂鸿烈之解，何用赴淮南之招？不悬君平之帘，奚事居成都之肆时居泰州东乡？历稽往事，可证今情。聊假述怀，匪矜数典。大抵优绌无凭，成败有据；斗火盘冰，同归于是方勺《泊宅编》：蜀人石藏用偏于热，余杭人陈承偏于寒，而皆有名于时。时人语曰："藏用担头三斗火，陈承箧里一盘冰。"此言医不必存南北之见也。针石糈藉，所救维钧《淮南子》："病者寝席，医之针石，巫之糈藉，所救维钧也。"病家信巫不信医者有之，此言医之外治与巫之不服药同也。知我者，当更教以精审之用志孙真人初为《千金方》，后三十年复作《千金翼》，用志精审不苟如此。兹篇迫于时事，仓卒付刻，自知粗略，多所纰缪。有驳正篇嗣出，皆承教于诸君子，所改而正之者也，而勿第嘤为寂寞之解嘲杨子云事。或谓审言少陵祖以诗名之孙，曾许身稷契；安仁有母，惟称寿家园见安仁《闲居赋》。何弗出而轸乎黎元杜穷年忧黎元，入而联乎斑白安仁《赋》："兄弟斑白，儿童稚齿，称万寿以献觞，咸一惧而一喜。"按：安仁作《闲居赋》，时年五十余，故序曰"知命之年"，赋曰"兄弟斑白"也。余与仲弟今亦皆斑白矣？顾甘贱役，自扰闲居。岂欲附于名姓《物理论》：古用医，必选名姓之后，而妄冀于神仙乎叶梦得曰："修道养生者，必有阴功协济，而后可得成仙。思邈之书，天下以为司命也。其为神仙，固无可疑？"不知幼艾保延宋王微《茯苓赞》，亦关民事；井里亲睦，弥悦慈颜。思构大厦者杜诗："方今廊庙具，构厦岂云缺，葵藿倾太阳，物性固莫夺"，语以张里之击钟《汉书》："张里以马医而击钟"，奚必曰羞与为伍也；幸御板舆者安仁《赋》："太夫人乃御板舆"，示以铜川之述方《文中子》："铜川夫人好药，子始述方"，岂得曰未暇斯务也。矧犹有论病以及国者焉《艺文志》："论病以及国，原诊以知政"，且亦有因药以养亲者焉。兹乃传非三世，捣只一人龚庆宣《鬼遗方》序云："刘涓子于丹阳射一物，寻其踪迹至山下，闻捣药声，遥见三人，一人卧，一人阅书，一人捣药。见客皆走，遗一《痈疽方》与一白药，收之而归"。重不逾乎半两钱名膏药重不过数钱，惠比散金；小仅限于寸纸，义均焚券朱清居善药，人不持钱者亦与之，岁终度不能偿，焚其积券。窃欲以抒难之怀，救患之谊，并属望于儒之圣《仓公传》：其大圣儒，财之雄矣李杲以财雄乡里。或又谓《灵》《素》之书，久骂为河汉；张、孙之学，多视同凿枘。胡不以家之名士，作古之功臣。推简寻篇，别著明解；悬衡立矩，独表正传。而乃自执偏见，好为新语。欲使万金之品但付手挥，九折之功惟从肤治。见《石室秘录》。则是麋芜、藁本，不必尽辨其真《淮南子》："夫乱人者，芎䓖之与藁本也，蛇床之与麋芜也。此皆相似也"；漆叶、青黏，无庸更求其益有从佗求方，可服食益于人者，佗授以漆叶青散，服之寿百岁。何能折彼探丸，徒尔贻其覆瓿。不知曩所未达仲景书为撰次诠注者，失其真，今岂可加？心本无解，口奚能宣？

　　沛公之性，知不免谩骂高祖疾甚，吕后欲迎医。高祖骂曰："命自在天，虽扁鹊何能为？"不使治；张湛之笔，任目为游戏。见前"眼病"注。亦惟是期润色于桑氏张子和书，为儒生桑氏所润色，要未敢效窃撰于高阳矣高阳生窃撰《脉诀》，托名叔和，反掩叔和之真云。懿夫掌医师而各供其事，功全于可疗难疗之间内外治咸备，此盛世之所以同登于仁寿也；至于舍药石而默化其心，神运在有意无意之际并无外治，殆鲁生之所以莫知其施为乎？应首意疗。《列子》："华子中年病忘，鲁儒生自媒能治，其妻愿析产而请其方。儒生曰'此非药石之所攻，吾试化其心'。屏左右独与居室七日，莫知其所施为也，而积年之疾以除。"按《仙经》曰："古神圣之医能疗人之心，预使不致于有疾。今医惟知疗人之疾，而不知疗人之心，是犹舍本逐末。不通其源，而攻其流，欲求疾愈，不亦难乎？"此可与鲁儒事相参，皆上一层之说也。又，《列子》："鲁公扈、齐赵婴二人有疾，同请扁鹊求治。扁鹊谓公扈曰'汝志强而气弱，齐婴志弱而气强，若换汝之心则均善矣'。遂醉以酒，剖腹探心，易而置之。"此虽寓言，可悟医因人而治，而使各归于善之理。附施济验方：清阳膏，治风热第一，凡头面、腮颊、咽喉、耳、目、鼻、舌、齿、牙诸火，及三焦实火，口渴、便秘者，又时行感冒、伤寒、瘟疫、热毒、结胸症、中风、热症、鹤膝风等，一切内痈、外痈、丹毒、肿毒、冻疮、发热、湿热、流注、肠痔，并蓄血症，胸腹胀痛者，妇人热结血闭，小儿惊风、痰热，痘后余毒为患，皆可贴。孕妇忌，如不碍胎处亦可贴，下同。老生姜、葱白连须、韭白、大蒜头各四两，槐枝、柳枝、桑枝各连叶二斤，桃枝连叶半斤，马齿苋全用一斤，白凤仙花茎、子、叶、根全用半斤，苍耳草、芙蓉叶各半斤，小麻油五斤先熬，炒黄丹、炒铅粉收，听用。玄参、苦参、生地、当归、川芎、赤芍、羌活、独活、天麻、防风、荆穗、葛根、连翘、白芷、紫苏、柴胡、黄芩、黑栀仁、黄柏、知母、桔梗、丹

中医临床实用经典丛书（大字版）

理瀹骈文

皮、地骨皮、黄连、花粉、郁金、赤苓、枳实、麦冬、银花、甘草、龙胆草、牛子、杏仁、桃仁、木通、车前子、五倍子、山慈菇（用山豆根代）、红大戟、芫花、甘遂、生半夏、大贝母、橘红、陈胆星、升麻、白菊花、石菖蒲、赤小豆、皂角、木鳖仁、蓖麻仁、山甲、鳖甲、蝉蜕、僵蚕、全蝎、石决明、细辛、羚羊、大青、蟾皮、香附、白及、白蔹各一两，草乌、官桂、红花、苍术、厚朴、木香各五钱，薄荷四两，大黄、芒硝各二两，犀角片三钱，发团一两二钱，小磨麻油十斤熬，炒黄丹六十两收，加生石膏八两，飞滑石四两，广胶二两，乳香、没药、雄黄、青黛各一两，轻粉五钱，冰片油或薄荷油二三钱搅。两膏合并，捏如鸡蛋大者数十团，浸水出火毒，每用以一团隔水化开，量大小摊。散阴膏，一名阳乌膏，治寒湿第一，凡风寒湿痹，筋骨疼痛，及一切气、血、痰凝滞，阴酸漫肿疼痛，肾虚腰背痛，受寒腹痛，与跌扑闪挫诸痛，又疟疾，火衰泄泻，脾虚久痢，疝气、冻疮、阴疽等，皆可贴。孕妇酌。老生姜、葱白、韭白、蒜头、白凤仙花茎子叶根全株、桑枝、槐枝、柳枝各一斤，桃枝八两，干柏叶、艾叶各四两，小磨麻油五斤熬，炒黄丹收，白芥子、川椒末各二两，干姜、炮姜，末，各一两，搅，听用。生白附子四两，生附子、生川乌、生草乌、生大黄各三两，苍术、甘遂、生南星、生半夏、川芎、当归、麻黄各二两，天麻、荆穗、防风、紫苏、细辛、甘草、羌活、独活、蝎尾、陈皮、赤芍、白芷、紫荆皮、石菖蒲、灵仙、蓖麻仁、木鳖仁、乳香、没药、骨碎补、续断、官桂、广木香、延胡、灵脂、白及、白蔹、僵蚕、皂角、炮甲、桃仁、红花、自然铜煅、蛇蜕、露蜂房、干地龙、杜仲、香附、木瓜、五加皮、雄黄、明矾、苏木、远志、乌药、牛膝、蛇床子、秦艽各一两，姜厚朴五钱，蚕沙一两六钱，发团二两四钱，小麻油十斤熬，炒黄丹六十两收，加提净松香八两，赤石脂煅二两，陀僧、陈石灰炒，鹿角胶，或用广胶代，各四两，苏合油、樟脑各一两搅。与前膏合并摊。此方治风气痛，贴膏后，可用太乙针药末卷纸捻，点火熏之，或桑枝扎把烧熏亦可，或炒蚕沙，或炒花椒熨之。治三阴疟，膏上糁灵仙、肉桂、吴萸、

理瀹骈文

丁香、白胡椒末，贴背后第三骨节下。火衰泄泻，糁肉蔻仁末贴命门穴。疝气，糁川楝、茴香末贴脐下。治湿痰流注等，贴膏后，外用白及磨生姜汁围之，则不走。阴疽同。举此三法例推。金仙膏，本古开郁、消积、和中诸方而推广之，能祛风寒化湿热，并行气、血、痰、食。凡咳嗽、哮喘、恶心、嘈杂、嗳气、吞酸、呕吐、噎膈、痞块、积聚、肿胀、黄疸、疟疾、水泻、痢疾、淋症、疝气、脚气一切，利肺平肝，调胃健脾，皆妙。并治心腹胁肋诸痛、周身走注气痛、乳块、腹痛、肿毒初起，皆可消散。寻常饮食不甘，以此宽胸进餐，胜服神曲、槟榔之属。治症甚多，不能尽述。衰年、小儿俱可贴，妇人兼有解郁调经之功。跌打损伤，行瘀止痛亦效。此方具理气理血、升降之用，孕妇忌贴，前有安胎诸膏最稳。生姜、葱白、韭白、蒜白各一斤，白凤仙花茎子叶根全株、槐枝、柳枝、桑枝、桃枝、侧柏枝各半斤，萝卜子、白芥子、山楂子、苏子、艾叶、花椒、菖蒲各二两，陈香橼一两，小磨麻油五斤熬，黄丹炒三十两收。白术四两，大黄、苍术各二两，生香附、醋香附、生灵脂、醋灵脂、生延胡、醋延胡、川芎、白芍、当归、柴胡、薄荷、羌活、独活、防风、白芷、杏仁、神曲、麦芽、陈皮、半夏、大贝母、胆南星、前胡、郁金、乌药、蒲黄炒、赤苓、泽泻、条芩、黑山栀、川乌、草乌、桔梗、甘草、枳壳、枳实、蒌仁、大戟、皂角、官桂、槟榔、黄柏、青皮、木香、灵仙、砂仁、川楝、赤芍、桃仁、红花、没药、乳香、三棱、莪术煨、广藿梗、良姜、小茴、草果仁、连翘、僵蚕、全蝎、木鳖、防己、山甲、木通、车前子、明雄、明矾、降香、益智仁、吴萸、黄连、细辛、茵陈、蓖麻仁、厚朴、葛根、生巴仁、甘遂、芫花、黑白丑、陈壁土、轻粉、葶苈各一两，小磨麻油十斤熬，炒黄丹收，飞滑石六两，牛胶四两搅。与前膏合并，以油少酌加。寒证，可加肉桂、丁香随症用。云台膏，一名夔膏，言"一已足"也，通治发背、搭手、对口、发疽、颈疬、乳痈、肚痛、腰痛、一切无名肿毒、烂腿、臁疮等症。初起消肿，已成溃脓，已溃敛口。不假刀针、升降烂药，始终只用此膏，极为简便、神速，且能减痛，可以眠食，故元气不伤，虚人即不托补亦愈。烂腿

中医临床实用经典丛书（大字版）

理瀹骈文

有水者，用燥药收水再贴。阴疽勿用。孕妇酌用。此膏拔毒气于无形，而又攻补并进，故能消、能溃、能敛。溃后虽眼小如豆，不必捻药线入管而脓自出。有腐肉者，亦自然划离消化，无须钳割。有骨者，亦能推出。与旧传外科治法，迥然不同。大约症愈重则愈见力量，虽久溃无不收口。又如狗咬者，贴之则烂，烂而仍自收口，并无碍，余可见矣。至敷药、糁药乃与此膏相辅。姜、葱、蒜、槐、柳、桑、苍耳、凤仙各四两，生大黄五两，木鳖仁三两，玄参、生地、忍冬藤、生甘草、南薄荷、土贝母、朴硝各二两，生黄芪、当归各一两五钱，赤芍、川芎、白芷、苦杏仁、生草乌、生南星、生半夏、生黄柏、僵蚕、生山甲、蜈蚣、全蝎、露蜂房有子者、蛇蜕、蝉蜕、漂铜绿、银朱、枯矾、制乳香、没药、明雄、牡蛎、蓖麻仁、生矾、蟾皮各一两，五倍、轻粉各五钱，丁香四两，发团二两，小磨麻油八斤熬，炒黄丹四十八两，炒铅粉一斤，松香提白八两，黄蜡、陈石灰炒、陀僧各四两，樟脑、苏合油各一两，大蜘蛛十个，焙燥研末搅。或加羌活、防风、连翘、苍术、香附、陈皮、花粉各一两，黄连、细辛、红花、官桂各五钱。敷药：大黄八两，五倍、矿灰、花粉、白及、香附、蓉叶、木鳖仁各四两，草乌、南星各二两，共末，以醋六七斤，入皂角四两同熬，去皂角下陈小粉炒黑一斤，再熬一时，和前药为锭，听用。如加苍耳草灰四两更妙。热痛甚者，用猪胆汁或鸡清和醋磨敷，余用葱汁和醋磨敷，须留顶。溃后亦可用此围，并围痰毒、跌打伤均效。如欲移毒，满敷可逼入下截出头，同。又，肿毒势甚者，膏内糁龙虎散贴，未溃可破头，已溃可拔毒，毒尽自收口。其药用蜈蚣十条焙，蟾酥三钱，全蝎七个，大山甲炮七片，土贝母、雄黄各二钱，公母丁香、制乳香、制没药、朱砂、樟脑、轻粉、冰片各一钱，麝香五分，凤仙子十四粒，共研细末，瓷瓶装好，听用。如倍冰、麝，加僵蚕、蜘蛛焙各七，磁石一钱，犀黄五分，同。又，疔毒重者，膏内糁黄丸子末贴，可拔毒。其药用提净松香四两，蓖麻仁二两，石上同捶千遍，入银朱、明雄各二钱，漂黄丹五钱，轻粉一钱，蜈蚣焙一条，共末，扯拔千遍，用蜗牛或蟾肝丸听用。亦可合龙虎散同用。贴后疔化为脓，有长条硬脓出，即疔根也。疔出后，只用龙虎散掺膏贴收功。如红丝疔，以瓷锋划断丝路，再贴膏。催生膏，治交骨不开，及各种难产。大龟全个，初死者佳，头足血肉俱用，约十两外者，无，用生龟板一斤代，以小麻油二斤熬去渣，炒黄丹十二两，炒铅粉四两收。每用四五钱，皮纸摊贴脐上。外用车前子四钱，川芎、当归各三钱，冬葵子二钱，枳壳、白芷、半夏、白蔹各一钱，研末，麻油、葱汁各一大盅，调药敷于膏外，纸盖布扎，令产妇平身安睡，睡醒即生。盖睡则阴气复，母子皆有力也。按：前四膏皆日日施济用者，症候虽多，大约虚症外，以此四膏治者十有七八。催生亦验十七人，故特录之。

存济堂药局修合
施送方并加药法

　　余为《理瀹骈文》，既明经文内外治一贯之理，复详前贤外治用药之法，所以开外治之一门也。凡文人而喜医者，读吾文可知其理，并有所取法，莫不能自为方矣。方出于矩，篇中所引古方，即有未尽验者，要皆矩也。余方何足道，以局所用录存焉。古有百草膏，杂取山上鲜草，不问芳草、毒草，并而熬膏，能治百病，乃知膏别有道，不必以汤头拘。膏包百病，如大营主将，坐镇中军，统领万队，虽有大敌，其气足以函盖，任变幻百出，终不能越其范围。糁药乃其参谋；敷药乃其环卫；点眼、塞耳以及嚏法、缚法、坐法与罨膝、扎脚之法，乃其分兵；煎抹、炒熨二法，乃其奇兵，制胜者也二法最妙，内外治贯通在此，膏之得力亦在此，不对则改换，可必期其效。然此中要有将将者在读书审症。诸膏以清阳代败毒、通圣用、散阴代五积、三痹用、金仙代越鞠、温白用、行水代五苓、八正用四膏，治症既多，亦最验。合云台通治外证为五大膏，局中之主膏也。更有养心、清肺、健脾、滋阴、扶阳、通经、卫产等膏助之，人病不外此矣。再加以专药，尤能应变。虽非前圣心传，而以是济人，较丸散为无弊。余与戚族共设此局，颇有仿而行者。

清阳膏

　　此膏治上焦风热及表里俱热者，凡三阳证并宜之，亦治湿在上须表散者。若湿温证，宜金仙膏。阴虚有火者，宜滋阴膏。外证拔毒提脓宜云台膏。此膏治头疼如神，风火证并效。

　　统治四时感冒感冒始终热证，忌热药，**头疼发热，或兼鼻塞咳嗽者**头疼贴两太阳穴。连脑疼者，并贴脑后第二椎下两旁风门穴，风常从此入脑。鼻塞贴鼻梁，并可卷一张塞鼻。咳嗽及内热者，贴喉下即天突穴、心口即膻中穴，或兼贴背后第三骨节即肺俞也。凡肺病俱如此贴。此邪在上焦，宜以上清散嗅鼻取嚏。上清散用薄荷三钱，川芎、白芷、细辛、雄黄、硼砂、黄芩各一钱，牙硝二钱，皂角八钱，研末，冰、麝看症再加。凡头疼、鼻塞、赤眼、牙疼、喉痹并治。可预合备用。文中亦有芎、芷塞鼻，麻黄、黄连点眼等方。又，古汤头方，医书各有门类可检，如治感冒即检感冒方煎抹，兹不备载。诸症皆照此推。**风温**春夏伤风挟温邪者、**温症**详见吴鞠通《条辨》，头疼发热不恶寒而口渴者渴者，热自内达外也。头疼贴两太阳，或用薄荷、黄连、牙硝糁膏贴。烦渴者兼贴胸背，或用麦冬、连翘、黄芩、葛根、竹叶、银花、甘草煎抹后贴。古方如黄连解毒、犀角地黄、白虎、竹叶石膏以及泻心、凉膈、陷胸、承气之类，均可酌用。热证用煎抹最宜，即古所谓汤以荡其邪热也。前人治热病烦渴，捣生葛汁抹胸口。此本柴葛解肌汤变为生用者也。又治热疟，用地龙三条捣烂，入生姜汁、薄荷汁、白蜜、冰片调匀涂胸口。此本危氏地龙饮改为外涂者也。凡热病俱妙。回春多有药渣敷法。节庵治热邪传里，取麸皮同盐炒熨胸腹以行药。足见外治一法，能手未尝不用，可以引申。**热病**春夏之交，阳气弛张，温盛为热，治同、**温疫**温病由天行者、**温毒**疫重为毒，风热上攻，头面腮颊耳前后肿盛，寒热交

中医临床实用经典丛书（大字版）

理瀹骈文

作，口干舌燥，或兼咽喉痛者此即天行温疫、温毒也。或云冬温晚发，阳明为邪，头面尽肿，名大头瘟，即抱头火丹。少阳为邪，耳目前后肿，名蛤蟆瘟。又有从颐颌肿起者，名鸬鹚瘟。甚则咽喉堵塞，最恶。又腮肿酸痛者为痄腮，不酸痛者为发颐，皆热证也。治头瘟，先用上清散加冰片取嚏，咽喉痛者尤宜。文中有延胡、青黛方，亦可参用。膏糁青黛末贴肿处。或用大黄一两，姜黄、蒲黄各五钱，木香、槟榔、明雄黄、牙皂、僵蚕、马钱子、川芎、白芷、牙硝各三钱，炮甲、蝉蜕各一钱，研末，醋蜜调敷。如不散而成脓者，用云台膏贴，乌龙锭敷。若崩裂出脓者，用马蓝头捣汁扫之，出其热气，再贴云台膏提脓，并加乌龙锭敷。又，头瘟表证重者，用荆防败毒散，或普济消毒饮煎抹胸口；里证重者，用龙虎双降散、防风通圣散，加玄参、牛子煎抹胸口，或并抹背心，以清内热。痄腮，膏贴腮上。或用危氏治腮肿、口糜、喉闭碧雪丹，蒲黄、青黛、牙硝、生甘草煎抹后贴，再加赤小豆、芙蓉叶、醋同白蜜敷。或用云台膏贴，乌龙锭敷。文中亦有方可用。

又风热上攻，赤眼肝经风热、牙疼肾虚，摇动不痛。痛是风、火、虫。亦有痛久变为骨槽风、口噤者。又，热病后火毒留胃，有牙宣、牙疳、耳鸣、耳聋、耳痛皆少阳经风热痛，有干痛、脓痛、口糜、口疮唇、口属脾，舌属心。风热上攻，则口舌生疮、喉闭即痹也、喉风内缠、外缠、喉蛾单蛾、双蛾等症赤眼肿痛，用上清散吹鼻取嚏，膏贴两太阳。或用通治热毒加味五黄锭，黄连、黄芩、黄柏、大黄皆生用、黄丹炒各一两，薄荷、羌活、防风、生地、当归、川芎、赤芍、皮硝各五钱，雄黄、铜绿各三钱，枯矾一钱，以牛胶五钱化水为锭，临用一锭，醋蜜磨敷眼胞上下。亦可以一锭煎水洗。此方可预合备用。或用菊花、童便洗，自尿亦可。豆腐、熟鸡蛋均可罨眼上。或用槐、柳、桑、杏、冬青枝，白菊花皆连叶，枸杞根连叶各一斤，龙胆草、夏枯草各二两，水煎，入皮硝四两，白盐十二两，再熟，装瓷瓶内，每用少许和开水洗佳。并治老眼。牙疼，用上清散加冰片取嚏，并以少许糁膏贴腮上。文中有方。胃火重者，用大黄、白芷、生熟石膏擦，阴虚火炎者用玄参、细辛、青白盐擦，皆勿咽。风痛，用露蜂房煎漱，亦勿咽。虫痛，用塘栖痧药咬于痛处，用麻油煎雄黄漱，亦勿咽。骨槽风用云台膏贴，分寒热酌用文中玉池散、蓽茇散醋敷。牙疳，膏糁紫雪丹贴心口，或用黄连、石膏煎水抹后再贴膏。并用人乳、煅人中白和冰片吹，以青黛散敷颈上。牙疳凶极者，用文中大黄、丁香、绿豆敷足心法，此毛方也。牙宣，膏贴腮上。肾热用旱莲草擦，地骨皮煎漱；胃热用大黄擦。梧桐泪研末糁。耳鸣、耳聋，膏剪半开勿断，夹耳门贴，再用龙荟锭醋磨敷耳一周。龙荟锭：用柴胡、龙胆草、黄芩、青皮、胆星、芦荟、黄连、青黛、大黄、木通、菖蒲、皂角、细辛各一两，全蝎三个，陈小粉炒黑五两，研末，以青鱼胆汁一杯，和姜汁、竹沥为锭，临用醋磨敷。并治耳痛及一切肝火。如有脓日久不干，加枯矾、雄黄、轻粉、海螵蛸末敷，脓自干。凡耳病，用药吹耳、滴耳，不如涂耳外。又，耳聋，用药布包作枕睡最好，可以用大剂。口糜、口疮，膏糁黄柏、黄芩、黄连、栀子、细辛、干姜等份为末，贴胸口、脐上，名赴宴散，此《纲目》法也。或用导赤散合凉膈散煎抹胸口，以清内热再贴，并用儿茶磨金墨涂患处，以五倍子、百草霜、滑石、白螺蛳壳煅，研末敷之。蜜炙黄柏末亦佳。凉药不效者，用黄连、炮姜末糁，初苦不堪，应手即愈。溃烂不堪者，用地龙、吴萸、生面，醋涂足心止痛，亦危氏方也。毛、陆本皆云神效。虚火上行，用草乌、南星，或用附子，糁膏贴足心。治口舌牙齿咽喉，青黛散，用黄连三钱，黄柏、蜜炙蒲黄各二钱，青黛、芒硝、元明粉、寒水石、儿茶、雄黄、硼砂、五倍子各一钱，漂朱砂、枯矾、铜绿、绿矾煅、薄荷、生甘草各五分，牛黄、冰片各三分，麝香一分，共末，临用以薄荷汤同姜汁、白蜜调敷颈上。加人中白，人乳煅过，五钱，名人中白散，治同。如虚火证，宜玄参、四物，阴寒证宜附子、理中，此膏此药皆不可用。风火喉闭，先

中医临床实用经典丛书（大字版）

理瀹骈文

用薄荷、荆芥、防风、牛子、桔梗、甘草等煎汤抹胸口，并抹颈上；再用白僵蚕二条，韭菜地下白颈老蚓一条，全蝎一个，蛇蜕皮一条，焙研细末，取三分，和上清散七分，冰片一分，嗡鼻取嚏，更以少许糁膏贴喉中央，或颈两旁；另用皂角末一两，醋热稠涂膏外。重者，以皂角醋磨紫金锭涂，关自开，有蛾亦破。一用大蒜擦颈，并塞鼻，蛾亦破。古方：或用大蒜捣烂，入轻粉，敷寸脉后手背微窝处，名经渠穴，乃肺脉所行也，过夜起泡，银针挑破，出毒水愈，并治牙疼。或并刺少商穴出血以泄毒，亦治喉珠、喉瘤。又，喉闭、喉蛾溃烂，水浆不入者，用文中陆氏塞鼻丹，薄荷、细辛、巴霜、冰片末各等份，棉裹塞鼻，一时头顶冰凉，咽喉即开。愈后鼻疮并无害，以银花、甘草水洗之。《本草》巴豆注亦云："如走马痹只用麝香、巴霜塞鼻。"此以热治热，热则流通之意也。或卷筒烧熏鼻亦妙。又，喉风、烂喉、双单蛾急症，用许氏异功散，斑蝥，去翅、足，糯米炒黄，去米四钱，玄参八分，真血竭、乳香、没药皆去尽油、全蝎各六分，冰片三分，麝二分，共末，以一分糁膏贴喉外患处一边，约一二时吊起白泡，挑破出毒水愈。又，烂喉不痛者，文中有张氏刻送方。二方皆效。虚证、阴寒证另治，此膏此药皆不可用，**热实结胸**心下满硬，烦躁而渴，膏贴胸背。或用小柴胡合小陷胸汤煎抹。并治水结、痰结重者，膏上糁大黄、芒硝、甘遂、枳实末，贴，并用一料以白蜜、鸡子清调敷胸腹，勿令干，结胸自下，**热毒发斑**大红点发于皮肤上者为斑，小红点隐于皮肤中者为疹，疹轻斑重。先用紫草茸煎汤抹胸口，再糁少许于膏上贴心口、背心、脐上。紫草茸乃透斑之要药也。或用消斑饮、举斑汤、凉血地黄汤、犀角大青汤等方煎抹后再贴，或只用犀角、大青、生地数味亦可。并参用文中升麻水及猪胆汁等方扫之，**热证衄血**、**吐血**、**蓄血**、**便血**、**尿血**鼻衄属肺火，膏贴心口、背心，初起不必加止药。症重者，或用犀角、地黄、黄连、丹皮、侧柏叶煎抹后再贴。加川芎、香附亦可，或用薄荷、柏叶、荷叶、茜草根亦可。如衄久，或用黄芩浸水磨白及涂山根，并用文中洪宝膏醋涂脑后连颈项，截其血路。如不止，以生地蘸陈金墨汁塞鼻，加龙骨、发灰末尤佳。兼胃热者，加清胃膏贴中脘，或用麦冬、知母、牡丹皮、生地、黄连、白芍、石膏、当归、牛膝、泽泻煎抹后贴。兼肾热者，加滋阴膏贴丹田，或用玄参、知母、黄柏、龟板同四物煎抹后贴。危急者，用井水或醋浸湿纸搭囟门，以头发浸水中，又以本人发三根同黑线扎中指中一节，男左女右，并用大蒜涂两足心。文中有方。吐血属胃火，膏亦贴胸口、背心，或照衄血方用犀角地黄汤煎抹后贴，或参用清胃膏及麦冬等药。肾热者，亦照衄血用滋阴膏贴，再加药。蓄血分三部，下部蓄血者少腹硬痛，用紫苏汤煎抹，或用苏木、当归、大黄、赤芍、桃仁、灵脂、红花煎抹，再贴膏。便血，用膏贴脐上并肛门，或用川芎、当归、黄连、槐花并洗肛门再贴。尿血，膏贴小腹，或用蒲黄、旱莲草、车前子煎洗小腹再贴。**热淋**先用木通煎汤抹心口、脐下，再用硝石末糁膏贴脐下，参用行水膏。古方治热淋用八正散及山栀、滑石之类，亦可酌以煎抹。若血淋痛者，用小蓟、益母草、杜牛膝、车前子、发灰之类煎抹再贴。**热毒下注**肛门肿痛，照肠痔治，用山豆根或马齿苋煎洗后贴膏，或用文中坎宫锭敷。如热极脱肛，膏上糁黄芩、防风、蝉蜕末贴，并包螺蛳坐之。文中有方，**热秘**先用大黄、芒硝、皂角煎抹脐腹，再用膏糁硝石末贴脐。参用文中通大便方，**脚风**红肿热痛喜当风者，膏贴患处，或用许方苍术、黄柏、防己、海桐皮醋敷，**一切脏腑火症**膏贴心口、背心、当脐、小腹，再酌加药。凡治火之药，心用麦冬、黄连、生地、木通，小肠用连翘、栀子、竹叶、木通，肝用柴胡、白芍，胆用连翘、胆草，脾用生地、白芍、甘草，胃用葛根、石膏，肺用黄芩、桑皮，大肠用黄芩、大黄，肾用黄柏、知母、地骨皮，膀胱用黄柏、滑石，三焦上，连翘，又黄芩、栀子；中，栀子，又黄连、芍药；下，地骨皮，又黄柏、大黄，心胞用麦冬、丹皮。五脏郁火，用青黛荡涤三焦，肠胃实热，用芒硝解疫毒。脏腑诸热，用芩、连、栀、柏、大黄、生甘草，或用

中医临床实用经典丛书（大字版）

理瀹骈文

赤豆、绿豆、黑豆。五心烦热，用羌活、柴胡、升麻、干葛。积热用紫雪丹，或糁，或敷，或煎抹，随症酌用。古方治火者，亦可照此捡取。**大人中风热证**中风身热心烦，或便闭者，膏贴心口、背心及脐上。如热阻关窍，口不能言，或心中热者，用牛黄清心丸擦胸口后再贴。一用连翘、薄荷、黄连、黄芩、郁金、栀子、人中黄、犀角、羚角煎汤，入朱砂、牛黄抹。并治瘟邪内陷胞络神昏者。中风见症甚多，此举其一端，可类推，**小儿惊风痰热**用薄荷、防风、麦冬、胆星、黄连、归身、羚角煎抹胸背，再贴膏。牙关紧闭，《本草》用杜牛膝、醋敷颈。又，文中擦背、敷胸、涂足等方皆可参。又，小儿一切惊症，用胆星、甘草、天麻、川连、朱砂、全蝎、僵蚕各一钱，牛黄三分，冰片半分，研末水调或薄荷汤调擦胸背。又，小儿痰迷不醒，口流涎沫，手足拘挛，绛囊有胆星丸，用陈胆星一两五钱，犀角、羚角各一两，生龙齿七钱，白芥子五钱，辰砂一钱，陈米汤丸，金箔衣。可预合备急，临用以一丸擦胸背并敷脐，**小儿内热**用朱砂、黄连糁膏贴心口、背心，如五心热，是食积也，参用金仙膏，**妇人热入血室**膏贴心口并期门穴，穴在两乳旁各开一寸半直下一寸半，肝穴也。或用柴胡破瘀汤，柴胡二钱，黄芩、半夏、生地、当归、赤芍各一钱，甘草五分煎抹，加桃仁、灵脂各五分亦可。并治蓄血症，**妇人血结胸**胸满身黄，漱水不欲咽，或痛不可忍者，膏糁大黄末贴痛处，或用桃仁承气汤煎抹后贴。并用危氏海蛤散，海蛤粉一两，六一散二两，芒硝五钱，鸡子清调敷膏外，小肠利，而膻中血散，痛自止。又，血结胸痛连腰背，甚作搐搦者，危氏有元胡散，蒲黄、元胡、姜黄、归、芍、桂、木香、乳、没等，姜汁调敷。血得热则行。亦可与桃仁承气方参用，**妇人热结血闭**用生地、当归、赤芍、桃仁、灵脂、大黄、丹皮、茜草、木通煎汤洗脐下再贴膏，或用四物同凉膈散煎抹胸口并脐下，再贴。如逆行者，用郁金煎汤抹胸口，加韭菜汁、牛膝更佳。郁金能治逆经。外证痈毒红肿热痛者并治。如毒攻心，作呕不

273

食，贴胸背可护心。患处多者，麻油调药扫之。

自来医之难，难于识症。膏用通治，取巧在此。加药却不能蒙混，能者固以是见长，不能者即以是见拙。余虽开此一门，用者务必细心斟酌，毋贻笑于画蛇添足，切嘱切嘱。诸膏皆如此。

薄荷五两，荆穗四两，羌活、防风、连翘、牛蒡子、天花粉、玄参、黄芩、黑山栀、大黄、朴硝各三两，生地、天冬、麦冬、知母、桑白皮、地骨皮、黄柏、川郁金、甘遂各二两，丹参、苦参、大贝母、黄连、川芎、白芷、天麻、独活、前胡、柴胡、丹皮、赤芍、当归、秦艽、紫苏、香附子、蔓荆子、干葛、升麻、藁本、细辛、桔梗、枳壳、橘红、半夏、胆南星、大青、山豆根、山慈菇、杏仁、桃仁、龙胆草、蒲黄、紫草、苦葶苈、忍冬藤、红芽大戟、芫花、白丑头、生甘草、木通、五倍子、猪苓、泽泻、车前子、栝楼仁、皂角、石决明、木鳖仁、蓖麻仁、白芍、生山甲、白僵蚕、蝉蜕、全蝎、犀角片各一两，羚羊角、发团各二两，西红花、白术、官桂、蛇蜕、川乌、白附子各五钱，飞滑石四两。

生姜连皮、葱白连须、韭白、大蒜头各四两，槐枝连花角、柳枝、桑枝皆连叶、白菊花连根叶、白凤仙草茎花子叶全用一株、各三斤，苍耳草全、益母草全、马齿苋全、诸葛菜全、紫花地丁全，即小蓟、芭蕉叶无蕉用冬桑叶、竹叶、桃枝连叶、芙蓉叶各八两，侧柏叶、九节菖蒲各二两。以上皆取鲜者，夏秋合方全，内中益母、地丁、蓉叶、凤仙等，如干者一斤用四两，半斤用二两。

两共用小磨麻油三十五斤凡干药一斤用油三斤，鲜药一斤用油一斤零，分两起熬枯去渣，再并熬，俟油成油宜老，仍分两

中医临床实用经典丛书（大字版）

理瀹骈文

起，下丹，免火旺走丹每净油一斤，用炒丹七两收。再下铅粉炒一斤，雄黄、明矾、白硼砂、漂青黛、真轻粉、乳香、没药各一两，生石膏八两，牛胶四两，酒蒸化。俟丹收后，搅至温温，以一滴试之，不爆，方下，再搅千余遍，令匀，愈多愈妙。勿炒珠，炒珠无力，且不黏也。

诸膏皆照此熬法，如油少，酌加二三斤亦可。凡熬膏，总以不老不嫩合用为贵。

散阴膏

此膏治下焦寒湿及表里俱寒者，凡三阴症并宜之。纯虚者用扶阳膏，兼散者用此膏。此膏治风寒湿痹、跌打损伤、筋骨疼痛俱效。阴症回阳亦速。惟热药多伤肺涸阴，心是火位，不可轻贴。即寒中心胞者，亦当斟酌。寻常寒症，只须用金仙膏糁姜桂末贴。审是阴寒，方用此膏。

统治伤寒阴证伤寒头疼发热者为阳证初起，邪在太阳膀胱经，非汗不愈。古方冬月用麻黄汤、桂枝汤，四时用羌活汤、神术散、芎芷香苏饮。文中有麻黄点眼，桂枝浸，羌活、苍术摊掌，川芎嗅鼻，香附擦背，紫苏熏头面等方。背即太阳经也，外内同一理推之，即用麻黄汤擦背亦可。继传少阳胆经，在半表半里，宜和解。古用柴胡、半夏，能利能汗，佐以黄芩，则能解矣。文中有柴胡擦胸背法。阳明有经有腑，在经宜清，可用黄连、石膏擦胸；在腑宜利，盖胃腑非通泄不愈，须用大黄、芒硝加枳实等敷胸腹。如有兼症、变症者，更照文中兼症、变症法治之，酌贴金仙、清阳、滋阴、行水等膏，用古汤头煎抹炒熨，此膏不可用。伤寒无热而恶寒者属阴，其症多四肢厥冷。太阴多腹痛吐利，不渴。少阴多引衣自盖，静蜷而卧。厥阴多指甲唇青，口吐涎沫。太阴属脾，性恶寒湿，非干姜、白术不能燥。少阴属肾，性亦恶寒，非附子不能温。厥阴属肝，藏血养筋，非当归与温中之药不能润。太阴膏贴当脐，少阴膏贴当脐，并对脐即命门穴也，厥阴膏贴当脐，并脐下乃肝之部位也。照上法以干姜、白术等糁贴，兼用一料炒热缚脐，或更用四逆汤药料，干姜、附子炒熨背心、臂弯、膝盖等，冷处贴膏。假阳证，面赤身热，不烦而躁，饮水不入口者，膏贴脐上，再糁吴茱萸末贴足心，引热下行。此辨证分经用药法也。文中亦有方可择。诸症均照此推，**寒中三阴**渐伤曰伤，卒中曰中。三阴虽同，而有缓骤之别。方书云："胃有积寒，外寒复斩关而入。肾为胃关，故中寒多在少阴肾经。"又曰："此急症也。一身受邪，难分经络，非温补不可，不急救则死。"中寒之症，初起无头疼身热，骤然恶寒战栗，面青口噤，肢体强直，或心腹痛甚，有跌倒者，用温胃膏贴心口，此膏贴脐上及对脐，或兼贴背心及两膝盖，先用生姜汁和热酒煎抹。通用吴萸蒸熨法、葱饼熨法、艾灸法，方见文中。或遵仲景太阴用附子理中汤、少阴用附子汤、厥阴用当归四逆汤煎抹，并炒熨。或遵节庵三阴寒厥用回阳救急汤，六君子加吴萸、附子、肉桂、五味子、生姜、麝香。或危氏中寒术附汤，附子、干姜、白术，加苏合香丸。二方一用麝，一用苏合丸，尤与外治相宜。凡外治用汤头法，宜照此检择，则煎抹、炒熨皆得力矣，无不效者。又，中寒躁热烦渴者，不可用凉药，用附子理中，或加味理中，即附子、参、术、姜、草加吴萸、肉桂、当归、陈皮、厚朴各等份，共为粗末，浸冷水中。或煎汤俟冷后，以棉蘸抹胸口，即从治法也。更照前假阳证，用膏糁吴萸末贴足心，引热下行。凡治假证俱如此，文中亦有方。又，治寒之药，如干姜温中、散表、呕恶、无汗者宜之。附子回阳，无处不到，冷汗厥逆者宜之。二味是伤寒阴证要药。他如益智补心，川乌温脾，肉蔻仁止泄，补骨脂纳气定喘，半夏祛痰，厚朴散满，肉桂行血达四肢，丁香行气定呕，吴萸、胡椒皆治阴证腹痛，生姜开郁，葱白通阳，白芥子通行经络，艾叶回垂绝之元阳，古方皆用之，可以检择。如对一味亦能取效，**三阴病深变为阴毒**其症面唇指

中医临床实用经典丛书（大字版）

理瀹骈文

甲青黑，心下结硬，脐腹筑痛，身如被杖，甚或昏不知人者，宜发汗膏贴脐上，再用正阳散，麻黄去节、附子炮、干姜、半夏、吴萸、大黄炒熨，并缚脐。此方麻黄、大黄同用，汗下并行，其法甚捷，**杂中寒**内伤生冷，外感风寒，头疼身热，项背拘急，肚腹胀痛，似中寒而势稍缓者，膏贴背心、脐上，用五积散发表温里，炒熨并缚脐。即当归、川芎、白芷、陈皮、苍术、厚朴、半夏、麻黄、枳壳、桔梗各一钱，干姜、桂枝、吴萸各五分，甘草三分，加姜、枣者。自汗去苍术、麻黄，冷汗加附子。此方治症甚多，可以增减。如加羌、独、柴、前治寒湿。身体重痛、腰脚酸疼加羌活、草果、柴胡、黄芩、熟地。治寒热如疟，加青皮、青木香，去麻黄。治肝虚胁痛，加羌活、独活、牛膝，去姜、桂。治经来身痛，加香附、茴香；加荆穗、伏龙肝，去麻黄，并治虚寒带下之类，皆法也，**男女房劳阴证**由房事后受凉食冷而致腹绞痛者，膏贴背心、脐上、对脐及两膝盖。或糁肉桂、丁香、吴萸、附子、胡椒、麝香贴，再用吴萸、葱白、麦麸、食盐炒热熨脐并缚，或再用白芥子、黄丹、醋调面糊敷腹上并脐下。如热不可当，去药以青布沾凉水润之。或用母鸡剖胸脯喷烧酒，贴脐下即愈。阴囊缩者自出，并参用文中健阳等方，**阴疸**黄疸色黯身冷自汗者，膏糁附子、干姜、茵陈末，贴脐上，再用一料炒熨并缚，**阴水水肿**、尿涩、喘急、脉沉、股冷，或大便滑泄者，膏贴脐上并对脐，或用平胃散合五苓炒熨。若肾虚不能行水者，用桂附八味加车前、牛膝。脾虚者用实脾散，苍术、白术、厚朴、草果、腹皮、木瓜、附子、车前子、牛膝各一钱，木香、炮姜各五分也。真火亏而土弱不能制水者，用危氏复元丹，白术、厚朴、独活、吴萸、官桂、木香、茴香、川椒、肉蔻仁、陈皮、槟榔各一钱，附子二钱，泽泻三钱，或煎抹，或炒熨并缚脐，**寒胀腹满**濡时减，吐利厥冷，属脾胃虚寒者，膏内糁干姜、制厚朴、官桂末贴脐上。或用温胃膏、健脾膏贴胸口、脐上，此膏贴对脐。或再用古温胃汤料，附子、炮姜、厚朴、半夏、陈皮、当归、川椒各一钱炒熨。如心腹刺痛泄泻者，用顺气散药料，苍术、厚朴、青皮、陈皮、缩砂、丁香、木香、良姜、干姜、茴香各一钱，姜三片，枣一枚炒熨。二方凡脾胃虚寒之症均可用。或用丹溪中满分消汤炒熨，并缚脐，**寒泻气虚、暴泻、冷汗、脉微，急症也**，用炮姜、附子、益智仁、丁香末糁膏贴脐，并对脐加艾缚之。更用艾一斤坐身下，或并包膝盖至足心。若脾肾虚寒久泻者，膏亦如上糁贴。或用木香、大茴香、肉蔻仁、吴茱萸、破故纸、五味子炒熨。寻常感寒泄泻，贴金仙膏加官桂、车前子、白术炒熨，**寒痢纯白色、日久有冷积者**，用文中巴仁灵脂方，或巴仁黄蜡方，糁膏贴脐并对脐。或用冷积泻痢方，木香、丁香、杏霜、巴霜、百草霜、肉蔻霜、炮姜炭、木鳖仁灰糁贴。治痢用巴豆霜，本草已论之详矣，外治更善，**三阴疟日久纯属虚寒者**，用灵仙、草果、巴霜、官桂、吴萸、白胡椒、丁香末糁膏贴肺俞，再用姜敷两膝盖。此方极效，详见"略言"，**寒实结胸心下硬痛无热症者**，膏贴痛处，再用苍术、厚朴、陈皮、干姜、附子、枳实、皂角炒熨。如手不可近，研末，以姜汁和醋敷。重者，膏上糁肉桂、巴霜、蟾酥、轻粉、麝香贴，**久寒胁肋脐胀腹痛，或成气痞、血块、食积、痰癖、虫蛊之类，他类所不能推荡者**膏贴患处，再加糁敷、炒熨、煎抹之药。如气用青皮、木香、乌药，血用三棱、莪术、干漆，食用厚朴、枳实、槟榔、巴豆，痰用南星、半夏、礞石、瓦楞子，虫用花椒、乌梅、雷丸、黑丑之类。或用治诸积不行八仙丹，附子二钱，巴霜、皂角各一钱，丁香、木香、茴香、轻粉、朱砂各五分糁贴。此方用巴霜，行而不泻甚妙。再合上寒实结胸，蟾酥、肉桂、厚朴、枳实、干姜等药施治亦可。**阳衰，脊背、腰膝冷痛**膏贴痛处，再用文中熨脊摩腰等法助之。如阴虚作痛者勿用，**风寒湿痹，一切漏肩、鹤膝、走注、历节，左瘫右痪，麻木疼痛，日久不能愈者**膏皆贴痛处，先用生姜擦后贴。或用姜、葱、凤仙草、苍耳草煎熏患处。一用黑鱼一尾，去肠杂，切块，同羌活、防风、当

中医临床实用经典丛书（大字版）

理瀹骈文

归、桂枝、川乌、麻黄、钻地风、透骨草各五钱，木瓜酒五斤，隔水煮一周时，布蘸抹患处。如患处多者，可用此法。或贴膏后再用艾三钱，丁香五分，麝二厘，卷纸捻浸麻油燃火逼之，贫人用干桑枝浸油燃火逼之，膏力易透。或用姜葱汁同醋蒸牛胶化开，入黄丹、铅粉、乳香、没药和匀，涂弯曲不能贴膏处，可以代膏，并能止痛。文中方不少，可检用。又，走注疼痛药：苍耳子散风湿，上通脑顶，下行足膝，外达皮肤；木鳖子追毒，止腰痛；南星补肝风虚，散血胜湿，治风；仙灵脾益精气，坚筋骨，治冷风劳气，四肢不红；骨碎补补骨节，疼风，血积疼；五加皮坚骨益精，祛风胜湿，通肌肤瘀血，疗筋骨拘挛；五灵脂散血、和血、止痛；白胶香活血止痛；瓜儿血竭除血痛，为和血圣药；自然铜醋煅续筋骨，散瘀止痛；虎骨追风、健骨、定痛；白花蛇透骨搜风，皆可加用。若阴虚血弱、腰膝痛用龟板。凉心泻肝、清热去风用犀角。此膏此药皆勿用。**寒疝**少腹牵引肾丸而痛，囊冷如冰者，甚则入腹冲心，连腰亦痛，膏贴脐下，再用川楝子、青皮、乌药、木香、茴香、吴萸、良姜、胡芦巴、川芎同食盐炒熨，重加川乌、附子。或只用生姜、小茴、川椒、吴萸同食盐炒熨并缚之，再以一包炒热，布包夹囊下，或坐身下。如攻心者，用辟寒煎，青皮、香附、苍术、黑丑、元胡各二钱，灵脂、木香、吴萸、大茴、良姜、官桂各一钱，炒熨心腹并缚，或加牛膝、槟榔引下，**寒湿脚气**膏贴三里穴，穴在膝盖下三寸，以手按膝，中指尖尽处外旁即是，属阳明胃。或并贴脚背脚心，再用川椒、陈艾装布袋踏脚下，或用姜、葱、椒、茴同麦麸和醋炒熨，并摊卧褥上熏取汗。若湿热痛，或痿，用清阳、行水、滋阴膏贴，苍、独、防己、知、柏敷，**妇人白带久不止**白带清冷稠黏，或多悲不乐，腰痛、脐下痛，或脐下冷属寒湿者，膏贴脐上并对脐，或兼两腰。再用苍术、半夏、附子、干姜、官桂、灶心土、陈壁土、贯众、鸡冠花炒熨，并缚脐。或用本草治虚寒带下方，蛇床子、诃子肉、五味子、山萸肉、杜仲、续断，**子宫冷**

279

属寒湿者，膏贴脐下，或用蛇床子煎汤洗，后贴。文中有方，小儿慢脾风久泻脾气虚寒所致，症见文中，膏贴脐上、对脐。文中有方。又，痘科门有方，亦可参用，并治外证阴疽、寒痰核、冻疮、跌打闪挫。

此膏力量甚大，非重症不可轻用大张，并不可轻加重药姜、葱可加。局中常用单膏，十居其九。膏不过二三分，已足取效。加药所以助膏之不及，如可不加，不必妄加，太过则反为害。

生附子五两，白附子四两，生南星、生半夏、生川乌、生草乌、生麻黄去节、生大黄、羌活、苍术各三两，川芎、当归、姜黄、细辛、防风、甘遂、延胡、灵仙、乌药各二两，独活、灵脂、黑丑头、荆穗、三棱、莪术、藁本、赤芍、白芍、紫苏、香附子、白芷、青皮、陈皮、天麻、秦艽、枳实、厚朴、槟榔、远志肉、益智仁、杜仲、牛膝、川续断、紫荆皮、桂皮、五加皮、宣木瓜、吴茱萸、蛇床子、补骨脂、大茴、巴戟天、胡芦巴、巴豆仁、杏仁、桃仁、苏木、红花、草果、良姜、皂角、骨碎补、自然铜、刘寄奴、马鞭草、红牙大戟、商陆、芫花、防己、甘草、木鳖仁、蓖麻仁、生山甲、蜂房、全蝎、蛇蜕、荜茇、甘松、山奈、黄连、黄柏各一两，发团二两，炒蚕沙二两四钱，干地龙十条。

生姜、葱白各二斤，韭白、大蒜头、桑枝、苍耳草全、各一斤，凤仙草全株约二三斤，槐枝、柳枝、桃枝各八两，干姜、艾、侧柏叶各四两，炮姜、菖蒲、胡椒、川椒、白芥子各二两。

两共用油三十五斤，分熬丹收。再入提净松香八两，金陀僧四两，陈壁土、赤石脂煅各二两，雄黄、明矾、木香、丁

中医临床实用经典丛书（大字版）

理瀹骈文

香、降香、制乳香、制没药、官桂、樟脑、真轻粉各一两，牛胶四两酒蒸化，如清阳膏下法，苏合油一两搅匀。临用糁麝末贴。一方加制硫黄如遇阴寒重症，临时酌加最稳。

金仙膏

一名开郁消积膏，通治风、寒、暑、湿、气、血、痰、食六郁五积诸症。凡中州脾胃之病，及四时外感、内伤、表里不分，寒热相杂，非一偏所能治者，并宜之。又，夏时多暑温、湿温之症，偏于暑者阳邪多，宜行水膏；偏于湿者阴邪多，宜此膏。或两膏并用亦可。虚人参用健脾膏。此膏升降阴阳，流通气血，当行则行，当止则止，治寒症可加温药，治热症可加凉药，变化实无穷尽。此膏开胸膈、进饮食，化痰消痞，攻而不伤本原。治肝气胁肋痛、一切腹痛、妇人痛经、小儿虫痛俱效。疟疾、痢疾亦妙。

治外感风寒暑湿，头疼发热用清阳膏贴两太阳，此膏贴胸口，先用生姜擦后再贴，夜间胸口有微汗即验。如欲发斑疹，亦能提出，与观音膏贴心口治闷痘一理。加药之法，如伤风寒者，可用苍术、川芎、白芷、羌活、防风、紫苏、香附、菖蒲、细辛、生姜、葱白之类，或煎抹胸背，或炒熨胸背。伤暑湿者，可用苍术、厚朴、陈皮、黄连、干葛、香薷、泽泻、猪苓、车前子、葱白、生姜之类。湿温即用苍术白虎汤，如上法或煎抹、或炒熨。若兼食滞者，用行气香苏饮，苍术、羌活、川芎、香附、紫苏、陈皮、甘草煎抹炒熨。或合下内伤方用，内伤饮食内伤有劳倦伤、饮食伤，胸膈饱闷伤食者多飧，饮食不能运化，停于胸腹，饱闷恶食，不食，嗳气作酸，下泄臭屁。或腹痛吐泻，重则发热头痛，手按心口刺痛。此有余症，宜消导去之。膏贴胸口痛处并脐上，用莱菔子、枳实、麸皮、食盐炒熨。或用苍术、香附、厚朴、半夏、陈皮、枳壳、山楂、麦芽、神曲、莱菔子、紫苏、生姜、食盐炒熨。重加三棱、莪术、大黄、槟榔。又，伤冷者，加木香、砂仁、丁香、草果，甚加附子、巴仁；伤热者，加黄芩、花粉、青黛、黄连，甚加甘遂、芒硝。又，消食、消水、消酒、消气、消癖、消胀、消积、消痛有香灵丸，用香附、灵脂生熟各一两，黑丑、白丑生熟各五钱，加醋炒熨。此药行而不泄，响而不动，其功甚捷。如加川芎、灵仙、枳壳、青皮、乌药、延胡、木香、炮甲之类亦妙。若脾虚不思饮食，食不化，食后倒饱者，用健脾膏贴胸口、脐上，再加党参、白术、甘草、半夏、陈皮、香附、木香、砂仁、益智仁、厚朴、神曲、干姜、大枣之类炒熨。若内伤发热，胃痛不食，亦贴健脾膏，用补中益气，寒加草蔻，热加栀子，炒熨。此膏皆勿用，

痰嗽咳属肺，嗽属脾。痰嗽是脾虚生痰，膏贴胸口，用苍术、枳壳、陈皮、半夏、白术、干姜、皂角炒熨，化痰燥湿。凡治痰之药，风用川乌、草乌、白附子、半夏、南星、全蝎、僵蚕，寒用干姜、良姜、青皮、陈皮、半夏、草果、丁香，湿用苍术、半夏、厚朴、陈皮、南星、皂角、明矾，热用黄芩、黄连、知母、贝母、石膏、花粉、青黛、蛤粉，开用连翘、香附、枳实、桔梗，散用薄荷、紫苏、枳壳、橘红，降用杏仁、苏子、前胡、莱菔子、葶苈子，渗用木通、泽泻、猪苓、滑石，食用神曲、麦芽、山楂、槟榔，酒积用黄连、干葛。又，老痰，热用甘遂、礞石、瓦楞子、朴硝，寒用附子、良姜、巴仁、黑丑。痰饮用川乌、青皮、陈皮、半夏、南星、厚朴、草果、干姜、白芥子、甘遂、大戟、皂角、明矾。痰饮流注用导痰汤加木香、姜黄，或控涎丹加木鳖、官桂。痰块，寒用草乌、南星、干姜，热用大黄、五倍、牡蛎、芒硝。痰迷心窍用胆星、郁金、朱砂、明矾，痰在胁下用青皮、白芥子，痰在肠胃用大黄、枳实、竹沥、达痰丸，痰在骨节四肢用姜汁、竹沥。劫痰用轻粉，镇痰用黑锡丹，痰积变生怪病用滚痰丸加百药煎。古云："十病九痰。"以上诸药看症或糁，或煎抹，或炒熨。若

中医临床实用经典丛书（大字版）

理瀹骈文

肺咳用清肺膏，胃咳用清胃膏，肾咳用滋阴膏，此膏勿用、**痰喘、痰哮**呼吸急促为喘，喉中有声为哮。哮喘气壮胸满者，为实证。膏贴胸背，文中有凤仙擦背方甚妙，可仿其法用药。风寒喘宜麻黄、桂枝、紫苏、橘红、杏仁、半夏、细辛、干姜，火喘宜黄芩、桑枝、瓜蒌、花粉、枳壳、桔梗、石膏、青黛、蛤粉、元明粉，水喘宜芫花、黄芩、半夏、陈皮、黑丑、葶苈、大枣。痰喘上气宜导痰降气，用苏子、杏仁、半夏、南星、陈皮、青皮、枳实、前胡、乌药、沉香、莱菔子、生姜、大枣。有当下者，用大黄、白丑、槟榔之类，或煎抹或炒熨。又，痰喘上气者，兼用白芥子、生南星掺膏贴足心。阴虚火炎喘者，宜用清肺膏贴心口、背心，滋阴膏贴脐下。虚寒喘者，宜用温肺膏贴心口、背心，健脾膏贴当脐，扶阳膏贴脐下。肾虚不纳气者，宜用扶阳膏掺故纸、茴香贴脐上。阴火逆冲，真阳暴脱，气喘痰鸣者，宜用扶阳膏掺黑锡丹贴脐下。老人喘急及短气者，宜用大补膏贴心口、脐下，此膏此药皆不可用。哮多寒包热，宜带表散，文中有麻黄白果方，可炒熨。又，吼气大者，膏内掺雄黄、明矾、生半夏、巴霜等份末贴、**痰饮**饮属阴邪，宜用温药。膏贴心口，加药见上。或用半夏、陈皮、苍术、白术、厚朴、干姜，合甘遂、大戟、白芥子等炒熨，虚人用六君，贴健脾膏、**嘈杂、噫气、吞酸、吐酸**嘈杂，痰因火动，似饥非饥，食郁有热也。噫气，转出食气，亦郁火与湿痰也。吞酸者，水刺心也。吐酸者，吐出酸水也，湿热郁遏不得传化也。用平肝顺气保中方，苍术、白术、香附、陈皮、川芎、神曲、半夏、青皮、砂仁、麦芽、枳实、山楂、黄连、白芍、连翘、栀子、吴萸、黄芩、干姜、木香、莱菔子、生姜、竹茹之类。凡肝胃不和，气、食、痰、热并治。如贴膏心口，以此煎抹炒熨甚效。或用苍术、陈皮、半夏、黄连、黄芩、吴萸、神曲亦可。若五更心嘈属血虚，宜四物滋阴养血，贴滋阴膏。不因饮食而常噫属气虚，宜六君子加沉香健脾调气，贴健脾膏，此膏不可用、**恶心、干呕**欲吐不得吐，亦胃中有痰有热也。膏贴心口，或用芦根煎汤抹胃脘，糁黄连末贴。或用生姜、竹茹、黄芩、半夏、胆星、陈皮、栀子煎抹后贴、**噎膈、反胃**症详文中。五噎：气、食、劳、嗳、思也。五膈：忧、恚、气、食、寒也。郁积饮食不进者，用生姜汁、韭菜汁、牛乳抹胸口，膏内糁真郁金末、凤仙子末贴，再用陈米同黄土合上平肝顺气保中方药料炒熨，可以开关。或用《古方选注》治五膈方，杏仁去皮尖、香豉熬曲、干姜、吴萸、蜀椒炒去汗各等份研末，以蜜和丸，擦胸，日数次。或用毛养生膈气方，蜣螂一个，贝母三钱，青黛、元明粉各二钱，木香、沉香、朱砂各一钱，牛黄五分，为末，以万年青捣汁加陈酒和团擦。此症难治，古方亦无必效者。二方一温一凉，可以应急，然必多擦为是，冀其或效。又，血枯便秘者，宜养血润燥，用麦冬、生地、当归、白芍、川芎、甘草等加桃仁、麻仁、韭汁煎抹，以清胃膏贴胸，滋阴膏贴脐下。参用文中瓜蒌导法、蜜导法，猪胆汁和醋灌下部，此膏勿用。胃中虚冷者，宜用温胃膏糁丁香、砂仁、益智仁、胡椒、官桂末贴胃口，再用平胃散合理中药料炒熨。反胃暮食朝吐，朝食暮吐，酸臭不化者，乃下焦无火，用温胃膏贴胸口，扶阳膏糁附子、干姜末贴脐上并后命门穴，再用八味丸药料炒熨。参用文中嗅附子方，此膏亦不可用、**翻胃**食入即翻而出，乃痰热阻隔，与反胃朝暮有定候者不同。膏贴心口，用姜汁、竹沥先抹之，或用干呕方煎抹、**呕吐**有寒有热，症详文中，与反胃、霍乱不同，膏贴心口。寒宜丁香、砂仁、藿香、陈皮、半夏、干姜糁贴，热宜黄连、葛根、白芍、黄芩、栀子、竹茹加梅煎抹。有心痛不食，呕苦水、蓝水或酸水者，肝郁也，膏贴心口，用加味逍遥散炒熨，参用清肝膏。又有时常呕吐清水者，脾热也，用白芍、甘草煎汤抹后，再用黄连糁膏贴，参用清胃膏。若久病胃虚，闻食即吐者，宜温胃膏加党参、白术、黄芪、甘草、半夏、陈皮、丁香、蔻仁炒熨，此膏不可用、**霍乱**症详文中。上吐下泻腹痛者，名湿霍乱，湿土为风木所克，阴阳不得升降而然。渴为热，不渴为寒。然病由吐泻而出，症虽重可不死。不得吐泻者，为干霍乱，乃寒湿太

中医临床实用经典丛书（大字版）

理瀹骈文

甚，脾被绊而不能动，故卒痛而手足厥冷，俗名绞肠痧。中宫痞塞，病无由出，则胀闷而死矣。此症皆忌服姜汤、热汤、热酒，下喉即死。治湿霍乱，先用生姜擦胸口，膏内糁陈佛手、干明矾末贴胸口并脐上。或用藿香、陈皮、苍术、厚朴、半夏、大腹皮煎抹后贴，热加黄连，寒加姜炭，腹痛加木香、丁香、砂仁，便秘加枳壳，小便黄赤加木通俱可。暑月发热烦渴者，用黄连、香薷、厚朴、猪苓、泽泻、益元散煎抹，分消上下。或用黄金丹或用急救定中丸二方，皆用黄连、干姜、陈皮、木香、砂仁、香附、荆穗、槟榔、麦芽、车前子之类，可以炒熨。古治霍乱云："用食盐炒熨胸背，即十分无事。"此法极妙，宜推用。冬日寒重者，或夏月受凉食冷伤重者，用盐同吴萸炒熨胸背并脐下。或理中汤白术、干姜，或大顺气散干姜、官桂、杏仁、甘草，合五积散苍术、白芷、厚朴、吴萸、陈皮、半夏、桔梗、枳壳等药炒熨并缚脐上。吐泻太多，冷汗自出者，用温胃膏贴胸口，再用附子理中加灶心土炒熨腹。又，医书一粒珠治呕吐泄泻，有雄黄、五倍各一两，枯矾五钱，葱头五个，肉桂一钱，麝香一分，捣饼贴脐，用热物熨者，乃止法也。治干霍乱须温通，亦先用生姜擦胸，以菖蒲、白蔻、丁香糁膏贴心口并脐上。寒凝腹痛甚者，用川乌、郁金、细辛、白芷、木香、降香、乌药、官桂、吴萸、白芥子等炒熨。关窍闭者，用塘栖痧药或卧龙丹，或皂角、细辛末嗅鼻取嚏，用文中日月丹或人马平安散点眼，苏合丸擦胸背。无苏合丸，用瓷调羹蘸香油刮之。五脏之系咸在于背，刮之则邪气随降。不得吐者，以手探喉令吐，或多取嚏亦妙。不得泻者用厚朴汤法，以厚朴、枳实、槟榔、大黄炒熨之。转筋者，紫苏、木瓜、吴萸、茴香、延胡、白盐、醋炒熨，蚕沙亦好。文中有煮醋抹腹、大蒜涂足等方可参用。转筋入腹不忍者，以极盐盐卤煎汤抹之，并刺委中穴。转筋欲死，盐填脐中，大炷艾灸之。如冷汗脉微者，用加味理中干姜、白术、附子、吴萸、官桂、当归、厚朴、陈皮炒熨，参用温胃膏、散阴膏、扶阳膏，温中回阳为急。中恶之症，即乌痧胀，感受暑秽所致，面色黑紫，胀急疼痛，大便不通，饮热汤即死。以利肺、大肠之气为主，膏糁枳壳贴脐，再用皂角、细辛或痧药取嚏，加以挑刮之法，并用生姜捣汁，男左女右，点眼角取汗，发团蘸烧酒顺擦背脊，使之下降。一方用食盐擦胸背、手足心，见斑点则松，一切痧胀、中暑、霍乱并治。文中亦有中恶方。凡斑痧忌紫苏、陈皮、半夏、甘草，不可不知。麻脚痧即吊脚痧，吐泻厥逆，转筋冷汗脉微，顷刻人瘦目陷，危症也。治法与霍乱不同，盖霍乱属阳，麻脚痧属阴，霍乱以吐泻为通，麻脚痧以吐泻为闭。宜用生姜汁擦胸背手足，再以阴痧膏贴心口、背心，扶阳膏糁附子、炮姜、肉桂、丁香、麝香末贴脐上，再用散阴膏糁制过硫黄末，同枯矾等份末，贴对脐命门穴。另用散阴膏二张，不加药贴两膝盖、两足心，更用醋调南星末涂足心。或用胡椒、官桂涂手足，以泻止、厥回去膏。如燥热烦渴，用萸、连、乌梅煎水稍稍抹胸口，然须细心斟酌，可用方用。此症暂用热药急救，愈合即当救阴。霍乱之症，切勿误作麻脚痧治，过用大热之药，致变轻为重，**积聚、癥瘕、疝癖、痞气**症详文中，皆气血痰食为病，其实一也，古皆以治痞法治之。此与伤寒之痞气不同，然可以伤寒鳖痞之法推用。如痛甚推不动，热物熨之痛稍缓为血；痛不甚，推易动，热物熨无所觉为痰。始如弹丸，以渐而大，时升时降，时隐时现者，气块也；或左或右，或上或下，漉漉有声者，痰饮也。先用生姜擦患处，膏内糁药末贴。糁药用大蒜头三两，生姜、葱白各二两，同捣烂；加白芥子、花椒、凤仙子、红蓼花子，无子用花同，大黄、芒硝、雄黄、轻粉、明矾、陈石灰各二钱，研末和匀阴干。临用以少许糁膏上贴，并可以少许加飞面、醋调敷膏外，再用酒蒸商陆，或酒蒸三棱，或醋炒吴萸，或醋炒延胡熨之。或竟用温白丸，川乌炮二两半，吴萸、桔梗、柴胡、菖蒲、紫菀、黄连、炮姜、肉桂、花椒、巴豆、泽泻、皂角、厚朴各一两，为粗末炒熨。或用温白丸合木香枳壳丸，大黄、黑丑各二两，白术、半夏、南星、木香、青皮、陈皮、枳壳、枳实、三棱、莪术、麦芽、神曲、槟榔、干姜、良姜各一两，为粗末，炒熨并缚。每

中医临床实用经典丛书（大字版）

理瀹骈文

用约取七八钱。虚人加党参，或加八珍，或加补中益气药料同用，皆法也。**黄疸** 疸有五症，详文中，须分阴阳治。阳黄色明属湿热，膏糁白术、黄芩、茵陈末贴心口、脐上，参用行水膏贴脐旁天枢穴，再加苍术、厚朴、广陈皮、茵陈、黄连、黄芩、栀子、龙胆草、葶苈、车前子、泽泻、木通、寒水石、滑石之类煎抹炒熨。甚者加大黄、芒硝下之。阴黄色黯属寒湿，膏糁附子、干姜、茵陈末贴心口、脐上，参用散阴膏贴后对脐命门穴，再用苍术、厚朴、陈皮、茵陈、川芎、川乌、干姜、吴萸、青皮、姜黄、官桂、丁香、川椒、车前子、泽泻之类煎抹炒熨。甚者加附子。酒疸、谷疸属阳，女劳疸属阴，治同。瘟黄用《宝鉴》瘴疸丸，茵陈、栀子、大黄、芒硝各一两，杏仁六钱，常山、鳖甲、巴霜各四钱，豆豉二两。此方具汗吐下三法，治诸急症可用此煎抹炒熨，不独瘟黄也。文中有苦瓜蒂末嗅鼻法、南星罨脐法、药筒熏脐法，又有生姜、茵陈点眼抹身法，亦有东引桃枝煎浴洗，皆可参。**浮肿** 湿胜则濡泄，甚则水闭肿。大约先头足肿后腹大者肿，先腹大者胀。水有十，亦宜分阴阳治。阳水先肿上体，身热便闭，膏贴心口、脐上，参用行水膏贴脐两旁，加五皮饮及八正散、疏凿饮子、三花神祐丸之类，或煎抹，或炒熨并缚脐。阴水先肿下体，身冷便利，膏贴心口、脐上，参用散阴膏贴后对脐处，再加木香顺气汤及肾气丸、实脾散、复元丹药料，或煎抹、或炒熨并缚脐。轻者膏贴心口、脐上，只用平胃、五苓散药料煎抹炒熨，参用健脾膏可也。腰以上肿者宜汗，用麻黄、苍术、甘草、豆豉、生姜煎抹胸背；腰以下肿者宜利，用木通、车前子、椒目、黑丑、葱白煎抹胸腹。肺气喘促者，用杏仁、贝母、防己、桑白皮、葶苈、陈皮、桔梗、木通、枳壳、苏子、腹皮、生姜、大枣、花椒之类。又，臂肿者，膏兼贴臂大肉上，腿肿者兼贴腿肚，脚肿者兼贴脚背，但必以一张贴心、脐，否则恐四肢消而归入腹也。文中治水肿有消河饼、涂脐膏走小便，丹房奇术走大便，皆可酌用。**胀满** 胀有七，寒、热、谷、水、气、血、蛊也，症详文中。东垣云：“大抵寒胀多，而热胀少。”又有五脏胀六腑

存济堂药局修合施送方并加药法

胀之别，观病起处与病甚处，知为何部，如咳嗽者肺，胁痛者肝是也。又属脾胃者饮食少，他脏则饮食如常。又在皮肤经络者，饮食亦如常。在肠胃肓膜者饮食少，甚则五脏壅塞，则气促而不食，病乃危矣。凡腹胀，初得是气宜行气，久则成水，宜行水。膏皆贴心口、脐上，酌用专药，以厚朴为君，寒用吴萸、半夏、干姜、附子、官桂、黑丑之属，热用黄连、白芍、栀子、知母、枳壳、大黄之属，谷用麦芽、神曲、三棱、莪术、槟榔之属，水用苍术、防己、葶苈、甘遂、泽泻之属，气用木香、乌药、枳壳、姜黄、青皮、腹皮、莱菔子之属，血用川芎、当归、延胡、灵脂、红花、桃仁、韭菜之属，或掺膏贴，或煎抹，或炒熨。古云："下之则胀已。"此亦下法。然膏药与内服有差，不致取快一时，而反伤元气。单腹胀属脾虚肝旺，腹现青筋为木克土，难治。膏掺肉桂末贴心口、脐上，亦以厚朴为君，加党参、白术、当归、酒芍、半夏、陈皮、神曲、官桂、香附、花椒、黄连、吴萸、木瓜、腹皮、肉苁蓉、苏子、莱菔子、车前子、泽泻、青矾、红枣之属炒熨。参以健脾膏，或竟用健脾膏，兼用散阴膏，此膏不必用。东垣有通治胀满厚朴半夏汤，亦可酌用。文中亦有方。此症难治与噎膈同，初起未见真脏脉者，用此膏即不加药亦能开关，亦能消胀，特终久难免复发耳。泄泻多属脾湿，症见文中。膏贴胸口、脐上，再用苍术、厚朴、陈皮、泽泻、车前子、木通、飞滑石之类炒熨，或用白术五钱，车前子八钱炒熨。泻不止，用黄丹、枯矾、丁香掺膏贴，艾一斤坐在身下，痢疾症详文中。初起膏掺川连、吴萸、木香、砂仁末贴脐上。三日后者，掺花椒、麝香贴。通用苍术、香附、灵脂、延胡、黑丑、当归、赤芍、山楂、神曲、黄连、黄芩、吴萸、杏仁、青皮、枳壳、槟榔、羌活、川乌、皂角、车前子、炮甲各一钱，大黄二钱，为粗末，加姜、葱、莱菔子五钱，炒热分两包轮熨并缚脐，冷则换，气通自愈。噤口痢用九节菖蒲煎水抹胸口，再贴膏，并烧醋炭。热毒重者，用田螺、麝香敷脐。治痢法：腹痛宜和，芍药、陈皮；后重宜下，木香、槟榔；身重除湿，猪苓、泽泻。脓血稀黏者，以大

中医临床实用经典丛书（大字版）

理瀹骈文

黄、芒硝竭之；身冷自汗者，以附子、干姜温之。又治痢之药，色黑大黄，色紫地榆，色红黄芩，色淡生姜，色白官桂，色黄山楂。利气枳壳，破血桃仁，里急当归身尾，痛甚木香、栀子，鹜溏官桂、木香，通中有涩乌梅，血痢金银藤、梧桐叶、荷叶、马苋、槐花、柏叶、地榆，**疟疾**症详文中，膏贴心口、背心，先用生姜擦后贴，或加葱白煎抹。或用羌活、防风、柴胡、黄芩、青皮、川芎、白芷、细辛、半夏、知母、贝母、苍术、厚朴、灵仙、枳实、槟榔、炮甲、白芍、桂枝各用一钱，为粗末，以一半加姜、葱煎汤抹胸背取汗，一半炒热缚脐，六经皆可用。数发后无痰食积滞者，可用散阴膏截之。治疟之法，《入门》云："太阳桂枝，阳明白虎，少阳小柴胡。"意甚明显。挟痰合二陈，挟食合平胃，尿涩合五苓，便秘合大柴胡。无汗干葛、苍术，有汗黄芩、白术，汗多乌梅。又，气滞青皮、香附，食积神曲、麦芽、山楂、枳实，积甚三棱、莪术，瘀血桃仁、红花。夜发川芎、当归，日久常山、首乌、灵仙、槟榔。疟母鳖甲、三棱、莪术，去癖须用大戟、芫花破水之类，或糁，或煎抹，或炒熨。又，寒疟用川乌、白芷、紫苏、青皮、草果、良姜、白芥子、白胡椒、官桂、吴萸、灵仙、甚加附子。热疟用柴胡、黄芩、半夏、知母、石膏、蚯泥、新汲水之类。夏月可用西瓜镇心，**心胃气痛**有寒热、痰饮、食积、血瘀、气滞之分。膏贴痛处。热痛用柴胡、黄芩、瓜蒌、花粉、白芍、枳壳、黄连、栀子、橘红、木通、生甘草、食盐煎抹，冷痛用紫苏、香附、灵脂、延胡、姜黄、蒲黄、蓬术、当归、良姜、草果、官桂、胡椒、益智仁、吴萸、陈皮、半夏、没药、厚朴、苍术、乌药、川芎炒熨。不论气血痰食皆可用，亦可撮三五味而用。积冷心腹痛，仿和剂抽刀散法，良姜二两，斑蝥三个同炒黑，去斑蝥，用姜糁贴。心痛彻背，背痛彻心，《金匮》有乌附方。冷热不调者，用和胃饮，萸、连、桂、芍、橘皮、香附、当归、炙草、干姜之类、**肝气胁肋痛**胁腋属肝胆，肝邪流于两胁，为诸般胁痛。亦有风寒、气滞、血瘀、食积、痰饮、冷热之别。膏贴痛处，如冷痛即用上胃气中药炒熨。古人胃病治肝，故可通用。热痛者用柴胡抑肝汤，柴胡、青皮、赤芍、丹皮、地骨皮、香附、栀子、苍术、川芎、神曲、连翘、生地、甘草煎抹。或食加平胃，痰加二陈。肝胃不和者，用上平肝顺气方亦可，并参用清肝膏。若虚肝，用滋阴膏掺木香、青皮、官桂，或掺吴萸、黄连末贴。

房劳伤肾者，宜芎、归、故纸等、**腹痛**中气不行也，亦有寒热、痰饮、瘀血、食滞、虫等之别。膏贴脐上，看症用上药例中药，或掺，或煎抹炒熨。虫痛用川椒、乌梅各一两，炒熨并缚脐，当下虫。重则加雄黄、明矾、三棱、槟榔、**腰痛**有七症，详见文中。大约肾虚是本，风寒、湿热、痰饮、气滞、血瘀、闪挫是标。膏掺白术、官桂末贴痛处，再用羌活、防风、杜仲、故纸、牛膝、续断、木瓜、萆薢、香附、当归、延胡、红花、半夏、陈皮、黑豆之类炒熨，参用文中摩腰方。风、寒、湿、跌打损伤，均宜散阴膏。阴虚，宜滋阴膏加桂、**小肠气痛**不全属寒者，膏贴脐下，用川楝子、小茴、乌头、栀子、盐炒熨。偏于寒者，用散阴膏，**妇人痛经**膏贴脐上，或用散阴膏中疟疾末子掺膏贴脐上，再用当归、延胡、红花、胡椒、蚕沙醋炒熨，**妇人乳核**由气血凝滞成核。不红肿者，用姜葱汤洗后，膏内掺广木香贴，或再用青皮、白芍、当归、川芎、香附、半夏、南星、滴乳香、丁香、生姜炒熨。如红肿热痛者，用清阳膏加乌龙锭敷、**妇人产后儿枕痛**膏贴痛处，或用起枕散，延胡、当归、官桂末掺膏贴。或再用此三味加川芎、蒲黄、灵脂、吴萸、红花、乳香、没药等，醋炒熨，并缚之。凡瘀血为病，皆可用此消散，血得热则行也，**小儿风寒积滞**，皆可用，外证如胁痛等未破者，亦可用。

此膏力量亦大，非重症不可轻用大张，亦不可轻加重药。局中常用大半单膏，膏不过二三分，小儿减半。若有加药，必审症明白再加，且由渐而增，不骤加也。

诸膏须分别用，然亦可合并用。此非明于医理者，不能用膏药，亦必读书以此。

中医临床实用经典丛书（大字版）

理瀹骈文

苍术五两，上白术四两，羌活、川乌、姜黄、生半夏姜制、乌药、川芎、青皮、生大黄各三两，生香附、炒香附、生灵脂、炒灵脂、生延胡、炒延胡、枳实、黄连、姜制厚朴、当归、灵仙、黑丑头半生半炒、巴仁各二两，枯黄芩、黄柏、生蒲黄、黑山栀、川郁金、莪术、三棱、槟榔、陈皮、山楂、麦芽、神曲、南星、白丑头、苦葶苈、苏梗、藿梗、南薄荷、草乌、独活、柴胡、前胡、细辛、白芷、荆芥穗、防风、连翘、干葛、苦桔梗、知母、大贝母、甘遂、大戟、芫花、防己、瓜蒌仁、腹皮、天花粉、赤芍、白芍、枳壳、茵陈、川楝子、木通、泽泻、车前子、猪苓、宣木瓜、皂角、苦杏仁、桃仁、苏子、益智仁、良姜、草果、吴萸、红花、木鳖仁、蓖麻仁、僵蚕、全蝎、蜈蚣、蝉蜕、生山甲、生甘草各一两，发团二两，飞滑石四两。

生姜、葱白、韭白、薤白、大蒜头、红凤仙、白凤仙全、槐枝、柳枝、桑枝各一斤，凤仙干者或用四两，榆枝、桃枝各八两俱连叶，石菖蒲、莱菔子、干姜各二两，陈佛手干、小茴、艾各一两。

两共用油四十斤，分熬丹收。再入净松香、生石膏各四两。陈壁土、明矾各二两，雄黄、轻粉、砂仁、白芥子、川椒、广木香、檀香、官桂、制乳香、制没药各一两，牛胶四两，酒蒸化，如前下法。或加苏合油。临用加沉、麝。

旧合平痧膏治霍乱者，即此膏减味。阴痧救急膏治麻脚痧者，即扶阳膏减味，故皆不存。

◦ 行水膏 ◦

此膏通利水道，治三焦肠胃湿热为病，与金仙膏相辅而行。如虚者参用健脾膏。金仙膏主纳，凡胸膈不宽，欲进饮食者，须金仙；此膏主出，凡欲宣导二腑者，须此膏。二膏不可偏废。

统治暑湿之邪暑者，热蒸湿也。无湿则但为干热而已，非暑也。消暑在于利湿，使湿从小便降，而暑自消矣，与水停不散停水者，饮水过多，停蓄而成也。在上，干呕，而汤水入则吐；在中，心下痞满而痛；在下，热入膀胱，小便不利。又水停心下，上于头则眩，凌心则悸，侵于肺则咳，传于胃则呕，溢于皮肤则为肿，渍于肠胃则为泄。膏分上中下贴，再加药。按病必究其所因，如水病，不知其水，见呕治呕，见咳治咳，见痞满泄泻即治痞满泄泻，袭用套头方药，似是实非，所谓粗工不识病源也。录此以见因之不同宜审，或为怔忡即悸也，膏贴心口，干呕而吐用生姜、半夏为团，擦后贴，痞满而痛贴痛处，或糁黄连、半夏末，痰饮用控涎丹加膏内贴，水气喘咳用苏子、葶苈、半夏、桑皮、木通、黑丑、椒目煎抹胸口，再贴膏，水结胸用生姜擦后贴，或用文中凝雪汤法，或即用十枣汤煎抹后贴，阳黄疸贴胸脐。文中有方，阳水肿满贴心脐。文中有方，热胀贴胸脐。文中有方。或用白术、厚朴、姜黄、黄芩、黄连、枳实、半夏、知母、青皮、陈皮、木通、泽泻、桔梗、大黄、木香、砂仁煎抹后贴。或研末加麝香，以淡姜水调敷满腹。以上皆参用金仙膏，小便黄赤湿热重，膏贴胸脐及脐下，用麦冬、竹叶、木通煎，抹胸。或少腹满急湿热下注，膏贴少腹，或尿涩不行用黄芩、车前子、木通、黑山栀等利水之药煎汤洗脐下，贴，或热淋糁硝石末贴脐下，参用清阳、金仙两膏贴胸脐，二膏皆能通淋。文中亦有方，大便溏泄湿胜也，膏贴脐上。或用金仙膏，或便秘不通热胜也，膏贴脐上及脐两旁，即天枢穴也，或糁芒硝贴。水气重者，用枳壳、槟榔、大黄、黑丑煎抹后贴。或研末，鸡清调敷。参用文中通大便方，或肠痔湿热下注，膏贴脐上，参用清阳膏，贴肛门。又肩背沉重，肢节疼痛湿热

中医临床实用经典丛书（大字版）

理瀹骈文

相搏，膏贴背心及痛处，**脚气肿痛**湿热分争，湿则肿，热则痛，膏贴脐上及痛处，再加苍柏散敷。脚气入腹冲心者，加吴萸、木瓜、槟榔、大黄、食盐炒熨并缚，或调敷腹。入肾者，目额黑，腰肿尿闭，上喘，加附子津唾调涂足心，引热下行，妇人带下由湿热者，膏贴脐上、脐下，再酌加药。外证湿热凝结成毒，成湿热烂皮，皆可用。

上贴心口，中贴脐眼，并脐两旁，下贴丹田及患处。

苍术五两，生半夏、防己、黄芩、黄柏、苦葶苈、甘遂、红芽大戟、芫花、木通各三两，生白术、龙胆草、羌活、大黄、黑丑头、芒硝、黑山栀、桑白皮、泽泻各二两，川芎、当归、赤芍、黄连、川郁金、苦参、知母、商陆、枳实、连翘、槟榔、郁李仁、大腹皮、防风、细辛、杏仁、胆南星、茵陈、白丑头、花粉、苏子、独活、青皮、广陈皮、藁本、瓜蒌仁、柴胡、地骨皮、白鲜皮、丹皮、灵仙、旋覆花、生蒲黄、猪苓、牛蒡子、马兜铃、白芷、升麻、川楝子、地肤子、车前子、杜牛膝、香附子、莱菔子、土茯苓、川萆薢、生甘草、海藻、昆布、瞿麦、萹蓄、木鳖仁、蓖麻仁、干地龙、土狗、山甲各一两，发团二两，浮萍三两，延胡、厚朴、附子、乌药各五钱，龟板三两，飞滑石四两。

生姜、韭白、葱白、榆白、桃枝各四两，大蒜头、杨柳枝、槐枝、桑枝各八两，苍耳草、益母草、诸葛菜、车前草、马齿苋、黄花地丁鲜者、各一斤，凤仙草全株，干者用二两，九节菖蒲、花椒、白芥子各一两，皂角、赤小豆各二两。

两共用油三十斤，分熬丹收。再入铅粉炒一斤，提净松香八两，金陀僧、生石膏各四两，陈壁土、明矾、轻粉各二两，官桂、木香各一两，牛胶四两，酒蒸化，如清阳膏下法。

如外证拔毒收水，可加黄蜡和用。又龙骨、牡蛎皆收水，亦可酌用。

清肺膏

肺属金，或受心火刑克，肝木亢害则病。又，外感久则郁热，内伤久则火炎，并宜清。古方有杏胶饮，又有三鸡鸣丸，皆通治咳喘。亦有清肺汤、清金汤、贝母散、黄连阿胶等方，此本其法。

治一切咳喘等症属肺热者肺热者必有痰盛胸满、外烘上炎之象。凡风热春多风热，宜散风热，暑热长夏火铄金，宜清热，燥热秋金燥烈之气，宜清燥，伤肺咳喘上气上气宜苏子、杏仁、前胡、枳壳等，或酒燠过度，邪火伤肺致咳喘者用黄连、枳实、瓜蒌、青黛。膏皆贴胸口及背心，看症加药。方书云：晨咳是食积，火流肺，宜地骨皮、桑皮、知母；午前多胃火冲肺，宜知母、贝母、瓜蒌、枳实、醋煅石膏；午后多阴虚，宜四物加麦冬、知柏、二陈；黄昏多火浮于肺，宜五倍、五味，敛而降之。风寒郁热夜咳，三拗汤加知母、黄芩。干咳无痰，火郁也，久则成痨，宜桔梗开之，再滋阴降火，或用贝母、瓜蒌、青黛、姜汁、白蜜。文中有擦颈项、擦背等方，可以仿用。口渴气逆者，用知母、贝母、天冬、麦冬、当归、桔芩、黑山栀、玄参、花粉、桔梗、薄荷、沙参、甘草之属，即清顺汤也。带血加紫菀、阿胶。治火咳火喘不外此。喘当先引其痰，宜桔梗、瓜蒌、枳壳、杏仁、苏叶、前胡，热加寒水石、石膏。水喘宜苏子、葶苈。肺虚久喘，宜炙桑皮、五味、阿胶。阴虚阳无所附，而上奔者，四物倍芍药加人参、五味收之，下之则死。以上皆参用清阳膏、清胃膏、滋阴膏。一切喘咳劫药，知母、贝母各一两，巴豆十粒，同炒黄，加黄连、白矾、白及各三钱，姜蜜丸，安膏上贴。或巴

中医临床实用经典丛书（大字版）

理瀹骈文

豆炒后去之，但借其气，更善。一用五味、五倍、芒硝，蜜丸安膏上贴，同，可酌用。**衄血**肺火参清阳膏、**消渴**上消属肺火，宜黄连、花粉、乌梅、**肺胀**咳而上气，烦躁而喘，宜敛。本草白芍治肺胀。又古方有杏仁、青黛、诃子肉，佐以海粉、半夏、香附、瓜蒌，加姜汁白蜜调者，可以擦胸背。如脉浮心下有水气，或欲作风水者，用仲景越婢加半夏汤，或小青龙加石膏汤煎抹、**肺积**在右胁咳喘名息贲，参用金仙膏、**肺痿**、**肺痈**心火刑肺，喘咳兼唾脓血，脉虚为痿，实为痈。虚用桑皮、知母、党参、黄芪、地骨皮、天冬、陈皮、甘草、青皮、五味、姜汁、萝卜汁、梨汁、桔梗、紫菀煎抹，实用桑皮、桔梗、瓜蒌、葶苈子、青橘皮汁、陈芥菜卤。兼贴清阳膏，**咽喉**肺系、**大肠**肺府，枳壳能利大肠诸**火症**。贴喉中央连天突穴、胸口膻中穴、背后第三骨节，肺俞、脐上脾为肺母、脐下肾为肺子或患处。

凡用加药者，须照医书审症立方之意，而以文中外治之法运之，则精切而有效。此膏所注，亦可例推。

生黄芩三两，南薄荷、桑白皮、地骨皮、知母、贝母、天冬、麦冬、连翘、苏子、花粉、葶苈、芫花各二两，桔梗、橘红、郁金、香附、荆穗、枳壳、牛子、山豆根、瓜蒌、旋覆花即金沸草、苦杏仁、川芎、白芷、马兜铃、前胡、蒲黄、防风、苏梗、青皮、胆南星、防己、射干、白前、白槟榔、白丑头、款冬花、五倍子、玄参、生地、生甘草、忍冬藤、归尾、白芍、赤芍、丹皮、木通、车前子、枳实、黄连、黄柏、黑山栀、白及、白蔹、大黄、芒硝、木鳖仁、蓖麻仁、山甲各一两，滑石四两。

生姜连皮、葱白各二两，冬桑叶、白菊花连根、槐枝、柳枝、桑枝各八两，枇杷叶四两，竹叶、柏叶、橘叶各二两，凤仙全株、百合、莱菔子各一两，花椒、乌梅各五钱。

两共用油二十斤，分熬丹收。再入生石膏_{四两}、青黛、海石、蛤粉、硼砂、明矾、真轻粉_{各一两}，牛胶_{四两}，酒蒸化，如清阳膏下法。

∞ 温肺膏 ∞

经云："肺恶寒。"又曰："形寒饮冷则伤肺。"形寒，风寒外感，饮冷，饮食生冷，内伤也，皆宜温。古方易简杏子汤，治一切感风寒、伤生冷、虚劳、咯血、痰饮、停积、咳嗽者，用党参、半夏、干姜、官桂、白芍、细辛、茯苓、甘草、五味子。感冒加麻黄。又有参苏温肺汤、半夏温肺汤、星半姜桂丸等，此本其法。

治一切咳喘等症属肺寒者_{肺寒多呕吐涎沫。又，必有气乏表怯，冷痰如水之状。又，喘嗽酒后甚者热，酒后减者寒；涎清白者寒，黄浊者热；面赤痰盛者热，面白气短者虚}。凡风寒客于肺，咳喘上气宜九宝饮，_{紫苏、杏仁、麻黄、桂枝、生姜等，煎抹}；或生冷伤肺，咳喘上气_{宜厚朴、干姜等}；或中焦脾胃虚寒，有痰水冷气，心下汪洋嘈杂，时吐清水者_{宜加味理中，半夏、陈皮、官桂、细辛、白术、干姜、五味炒熨}；或下焦无火，肾水泛上为痰，水冷金寒者_{宜用八味丸料}；或肺胃两虚，气上逆者_{胃虚则气上逆，喘而不休，宜参用温胃膏}；或肺肾两虚，不纳气者_{宜参用温肾固真膏}。亦治冷哮遇冷而发、冷痿肺有虚寒而痿者等症。

上贴心口，中贴脐眼，下贴丹田，或并贴_{文中有烧款冬、熟地吸烟法，治肺病最宜，可推用。以今吸烟法，装烟筒吸甚便}。

生半夏_{姜汁现炒}，三两，杏仁、苏子、炙桑皮、五味子、麻黄、细辛、干姜、陈皮、官桂、葶苈子_炒、白蒺藜_{各二两}，西党

中医临床实用经典丛书（大字版）

理瀹骈文

参、白术、苍术、黄芪、炙甘草、川芎、白芷、荆穗、独活、防风、百部、南星、当归、酒芍、桔梗、枳壳、青皮、灵仙、砂仁、沙蒺藜、旋覆花、制香附、乌药、大腹皮、巴戟天、大茴香、破故纸、吴萸、荜茇、良姜、款冬花、芫花、紫菀、厚朴、黑丑、泽泻、车前子、白附子、巴豆仁、诃子肉、川乌、白及、白蔹、皂角、木瓜、木鳖仁、蓖麻仁、炮山甲各一两。

生姜、葱白、槐枝、柳枝、桑枝各四两，凤仙草全株，干者用二两，白芥子、川椒、胡椒、核桃仁连皮、石菖蒲、莱菔子、白果仁、大枣、乌梅、粟壳各一两。

两共用油十六斤，分熬丹收。再入肉桂、丁香、木香、降香沉香更佳、白蔻仁各一两，牛胶四两，酒蒸化，如清阳膏下法。

⌘ 养心安神膏 ⌘

本孔圣枕中丹及天王补心丹等方加味。读书、勤政、劳心者，可用此养心。

治心虚有痰火，不能安神者，亦治胆虚。凡老年心怯，病后神不归舍掺朱砂、龙骨末。又少年相火旺，心肾不交，怔忡梦遗掺黄连、肉桂末，亦有因惊而不能寐者掺胆星，涂犀角。皆贴膻中穴，惟胸有湿痰梗塞者勿用宜金仙膏。

牛心一个，牛胆一个，用小磨麻油三斤浸熬听用。

川黄连三两，大麦冬、丹参、玄参、苦参、郁金、胆南星、黄芩、丹皮、天冬、生地各二两，潞党参、熟地、生黄芪、上於术、酒白芍、当归、贝母、半夏、苦桔梗、广陈皮、川芎、柏子仁、连翘、熟枣仁、钗石斛、远志肉炒黑、天花粉、蒲黄、金铃子、地骨皮、淮山药、五味子、枳壳、黄柏、知母、黑山栀、生甘草、木通、泽泻、车前子、红花、官桂、木鳖仁、羚羊角、镑犀角各一两，生龟板、生龙齿、生龙骨、生牡蛎各二两。

生姜、竹茹、九节菖蒲各二两，槐枝、柳枝、竹叶、桑枝各八两，百合、鲜菊花连根叶、各四两，凤仙草一株。

两共用油十六斤，分熬去渣，合牛心油并熬丹收。再入寒水石、金陀僧各四两，芒硝、朱砂、青黛各二两，明矾、赤石脂、赭石煅各一两，牛胶四两，酒蒸化，如清阳膏下法。

清心化痰膏

养心膏治虚火，此膏治实痰。如风痰，可与清阳膏参用。若寒痰等勿用。

统治郁痰、惊痰、热痰、燥痰、老痰、痰迷心窍、痰结胸、癫痫。又暴病多属火，怪病多属痰，亦可贴诸痰重症，用薄荷、菖蒲捣汁，入姜汁、竹沥、白蜜调擦胸口，再掺末砂、硼砂、青黛、芒硝、寒水石、冰片贴。若治中风痰迷，即用清阳膏中加药。如舌不能言者，另用古方解语汤煎抹亦可。痰结胸用陷胸、承气合敷。

胆南星三两，连翘、郁金、黄连、麦冬、生大黄、枳实、化橘红、苦葶苈、黄芩、朴硝各二两，大生地、玄参、丹参、苦参、川芎、当归、生白芍、生蒲黄、杏仁、丹皮、苦桔梗、前胡、知母、贝母、瓜蒌、半夏、槟榔、枳壳、大戟、青皮、天麻、黑山栀、甘遂、黄柏、独活、防风、细辛、旋覆花、芫花醋炒、木通、泽泻、车前子、生甘草、木鳖仁、蓖麻仁、皂角、山甲、干地龙、瓦楞子、羚羊角、犀角镑、僵蚕、全蝎各一两、滑石四两。

中医临床实用经典丛书（大字版）　理瀹骈文

生姜、竹茹、南薄荷、九节菖蒲各二两，柳枝、竹叶、桑枝、槐枝各八两，凤仙草全株，紫苏子、莱菔子各一两，白芥子五钱。

两共用油十六斤，分熬丹收。再下生石膏八两，青礞石硝煅、金陀僧各四两，青黛、雄黄、明矾各二两，硼砂、朱砂、轻粉各一两，加牛黄清心丸一粒，滚痰丸三钱，抱胆丸五钱抱胆丸用川郁金、天竺黄各一两，雄黄五钱，白矾三钱，以菖蒲汁，调不落水猪心血为丸，朱衣者，毛氏治癫痫痰迷方也。

健脾膏

胃主纳，脾主消，脾主与胃行其津液者也。脾为至阴，喜升喜刚燥。太阴湿土，得阳始运。补气消食，化痰燥湿，不可偏废。脾胃为肝肾之原，心实主之，火能生土，土旺即以防水。心为脾母，补母则子旺；肝为脾贼，疏肝则脾安。脾土须丹田真火熏蒸，故曰补脾不若补肾。古有补真丸治脾阳不运，用川乌、巴戟、菟丝、苁蓉、胡芦巴、香附、花椒、鹿茸、羊腰、阳起石等味，可以为法。此膏较金仙膏多补脾温肾之药，虚寒有积，欲寓攻于补者宜之。如欲消导多者，可以此膏和金仙膏各半摊贴。又肾为先天之本，脾胃为后天之本。此膏与滋阴膏相并行，亦如六君与六味也。

治脾阳不运，饮食不化，或噎塞饱闷脾弱，或泄痢腹痛脾滞，或为湿痰水谷停积、水肿脾虚土不制水、黄疸脾湿、臌胀脏寒生胀满，又胃寒亦生胀满。东垣通治胀满，半夏厚朴汤，用半夏一钱，厚朴八分，神曲六分，苏木、红花各五分，三棱、当归梢、猪苓、升麻各四分，官桂、苍术、车前子、泽泻、柴胡、陈皮、黄芩、草蔻仁、生甘草各三分，木香、青皮各二分，吴萸、黄连、干生姜各一分，桃仁三个，昆布少许，可以炒熨。或去苏木、桃仁。或虚加参、术，实加枳壳、槟榔，撞关加香附、乌药、胡椒、紫苏、丁香、沉香、砂仁、茴香、乳香之类。凡用香药须研末后加，勿同炒，**积聚脾虚也**，金仙膏有方。又《纲目》破积导饮丸，用木香、槟榔、陈皮、青皮、枳壳、蓬术、三棱、半夏、神曲、麦芽、干姜、车前子、泽泻、甘草各五钱，白丑头末六钱，黄连三钱，巴豆二十粒。一方巴豆同黄连三钱炒，去巴豆不用。此方危氏取数味以消诸积聚、块甚效，可以炒熨。又如食积，山楂、神曲、麦芽；酒积，黄连、葛花、砂仁；果菜积，官桂、丁香、麝香；鱼蟹积，紫苏、木香、生姜；面积，杏仁；茶积，川椒。均可用，**小儿慢脾风**或大病或久吐泻，脾胃伤所致。纯阴泄青者，木克土也。用参、芪、术、草、酒芍、陈皮、半夏、天麻、川乌、全蝎、南星、丁香、朱砂、姜枣炒熨。肢冷加炮姜，甚加附子，手足抽搐加桂枝，参用扶阳膏等症，**皆贴胸脐**简便方：实用莱菔子炒熨，虚用糯米炒熨，皆妙。

牛精肉一斤，牛肚四两，用小磨麻油三斤浸熬听用。

苍术四两，白术、川乌各三两，温白丸用川乌为君，益智仁、姜半夏、南星、当归、厚朴、陈皮、乌药、姜黄、甘草半生半炙、枳实各二两，黄芪、党参、川芎、白芍、赤芍、羌活、香白芷、细辛、防风、香附、灵脂、苏梗、苏子、延胡索、山楂、麦芽、神曲、木瓜、青皮、槟榔、枳壳、桔梗、灵仙、腹皮、醋三棱、醋莪术、杏仁、柴胡、升麻、远志肉、吴萸、五味、草蔻仁、肉蔻仁、巴戟天、补骨脂、良姜、荜茇、大茴、红花、黄连、黄芩、大黄、甘遂、苦葶苈、红芽大戟、巴仁、黑丑头、茵陈、木通、泽泻、车前子、皂角、木鳖仁、蓖麻仁、全蝎、炮山甲、白附子、附子各一两，滑石四两。

生姜、薤白、韭白、葱白、大蒜头各四两，鲜槐枝、柳

中医临床实用经典丛书（大字版）

理瀹骈文

枝、桑枝各八两，莱菔子、干姜、川椒各二两，石菖蒲、艾、白芥子、胡椒、佛手干各一两，凤仙草全株，枣七枚。

两共用油二十二斤，分熬丹收。再入官桂、木香、丁香、砂仁、檀香各一两，牛胶四两，酒蒸化，如清阳膏下法。

清胃膏

胃为水谷之海，脏腑皆禀气于胃。五谷入胃，其糟粕、津液、宗气分为三道，上焦宗气，中焦津液，下焦糟粕。大小肠出纳水谷，转输津液，而胃又为二经之总司。胃为燥土，喜降，喜柔润，宜养津液。阳明阳土，得阴自安。腑宜通，热则秘结，用下药者，亦所以救阴而存津液也。

治胃中血不足胃中谷气，传化精微为血，燥火用事。或心烦口渴，或呕吐黄水黄水属热，清水属寒，或噎食不下血干，或食下吐出皆是胃槁，或消谷善饥即消中，属胃热。传于肺为上消，传于肾为下消，或大呕吐血阳明多气多血，为火所逼，或大便难津枯，或食大肠移热于胃，善食而瘦，谓之食。者，易也。胃移热于胆同。亦治肺燥者、肾热者、挟心肝火者。贴上、中、下三脘酌加煎沫之药。

生地四两，大麦冬、天花粉各三两，黄连、知母、当归、瓜蒌仁、生白芍、石斛、天冬、干葛、生甘草各二两，玄参、丹参、苦参、羌活、枳实、槟榔、防风、秦艽、枯黄芩、川郁金、大贝母、香白芷、半夏、化橘红、苦桔梗、连翘、川芎、柴胡、前胡、胆南星、淮山药、忍冬藤、蒲黄、杏仁、麻仁、苏子、炙甘草、青皮、地骨皮、桑白皮、黄柏、黑山栀、赤芍、丹皮、红花、五味子、五倍子、胡黄连、升麻、白术、甘遂、大戟、细辛、车前子、泽泻、木通、皂角、蓖麻仁、木鳖仁、羚羊角、镑犀角、山甲、大黄、芒硝各一两，滑石四两。

生姜连皮、竹茹各三两，石菖蒲一两，葱白、韭白、薤白、藿香各二两，茅根、桑叶、芦根、枇杷叶去毛、芭蕉叶、竹叶各四两，槐枝、柳枝、桑枝、白菊花各八两，凤仙草全株，乌梅三个。

两共用油二十斤，分熬丹收。再入生石膏八两，寒水石四两，青黛一两，牡蛎粉、元明粉各二两，牛胶四两，酒蒸化，如清阳膏下法。

～◦ 温胃膏 ◦～

旧名御寒暖胃膏。此方表里俱备，冬时施送穷人，预贴一张于心口并脐，可免受寒。

治胃寒不纳，呕泻、痞胀、疼痛诸症按活人圣散子治寒疫，不论阴阳表里，用麻黄、附子、苍术、独活、柴胡、藁本、厚朴、白术、枳壳、防风、细辛、藿香、半夏、赤芍、吴萸、草蔻仁、良姜、猪苓、泽泻、甘草、姜枣之属。盖外感方也。又东垣中满分消汤，治中满、寒胀、寒疝，二便不通，四肢厥逆，食入反出，腹中寒，心下痞，下虚阴躁，奔豚不收，用川乌、干姜、荜澄茄、生姜、黄连、党参、当归、泽泻、青皮、麻黄、柴胡、草蔻仁、厚朴、黄芪、黄柏、益智仁、吴茱萸、木香、半夏、茯苓、升麻之属。盖内伤方也，可推。

干姜炒，二两，川乌、白术各两半，苍术、党参、附子、吴萸、黄芪、麻黄、桂枝、北细辛、羌活、独活、防风、麦冬、藁本、柴胡炒、川芎、当归、酒芍、香附、紫苏、藿梗、杏仁、白芷、青皮、陈皮、半夏炒、南星、厚朴、乌药、灵仙、

中医临床实用经典丛书（大字版）

理瀹骈文

麦芽、神曲炒、枳实、泽泻、荜澄茄、草果、草蔻仁、肉蔻仁、故纸、良姜、益智仁、大茴、巴戟、荜茇、车前子、延胡、灵脂各一两，黄连吴萸水炒、五味子各五钱，甘草七钱。

生姜、葱白各四两，艾、薤、韭、蒜头、菖蒲各二两，凤仙一株，木瓜、川椒、白芥子、胡椒各一两，大枣、乌梅肉各五个。

两共用油十二斤，分熬黄丹收。再入木香、丁香、砂仁、官桂、乳香制、没药各一两，牛胶四两，酒蒸化，如清阳膏下法。一加木鳖仁、蓖麻仁、山甲各一两。

⌒∘ 清肝膏 ∘⌒

肝生血气。木喜调达。肝以敛为泻，以散为补。相火寄于肝胆，有泻而无补，泻其邪热即所以补之。肝宜凉，胆宜温。然胆附于肝，此动则彼随，故肝胆同治。肝与心、肾亦同治。此膏与清阳膏、金仙膏、滋阴膏参用。治肝风宜合清阳膏，治肝气宜合金仙膏，治肝火宜合滋阴膏。

治肝经血虚有怒火肝藏血，血虚则火旺，或头晕头痛，眼花目赤，耳鸣耳聋，耳前后痛皆肝胆经火，参用清阳膏，面青口酸青是肝色，酸是肝味，寒热往来少阳在半表半里。又疟为肝积，宜黄连、柴胡等，参用金仙膏，多惊不睡肝藏魂，宜羚角等，参用清心膏，善怒肝燥，宜当归、瓜蒌、红花等，吐血暴怒伤肝，不能藏血，胸中痞塞肝郁，宜逍遥散、六郁汤、黄连丸等，参用金仙膏，胁肋乳旁痛皆肝之部位。肝积在左肋下，痛引小腹名肥气，参用金仙膏，大腹作痛土为木克，参用金仙膏，少腹作痛少腹亦肝之部位，有蓄血在下则痛，妇人为血瘕等，阴肿阴痛肝脉络阴器，小儿发搐有假搐、真搐之分。假搐者，搐搦反张斜视，而牙关不紧，无痰涎而气热，未可指为惊风，恐是伤风、伤食、痘疹等症。真搐者，潮热发搐，乃急惊风也。心主惊，肝主风。在巳午未时者，心用事，宜导赤散，生地、木通、甘草、淡竹叶等份煎，或凉惊丸，龙胆草、防风、青黛三钱，钩藤三钱，黄连五分，牛黄冰麝丸，金银汤化。在寅卯辰时者，肝用事，宜泻青丸，羌活、大黄、川芎、山栀仁、龙胆草、当归、防风，蜜丸，竹叶汤化。在申酉戌时者，肺用事，宜补脾益黄散，青皮、陈皮、丁香，而兼用泻青丸治肝，导赤散治心。在亥子丑时者，肾用事，亦宜补脾益黄散，而兼用导赤散、凉惊丸治心。又，急惊因热生于心，热甚则风生，风属肝，此阳盛阴虚也，宜利惊丸，即天竺黄三钱，轻粉、青黛各一钱，黑丑头末五钱，蜜丸，薄荷汤调者。若热渴发搐，痰涎壅盛危急者，天南星、大半夏，均用牙皂、明矾、生姜汁制过各一两，花粉二两，元明粉五钱，硼砂三钱，雄黄五分，麝四分，甘草生研，水丸，朱衣，金箔、姜皮、灯心汤调用。或单用礞石一味，木香汤调用。以上诸药，皆可擦胸背。参用清阳膏、清心膏、滋阴膏贴。**肝疳**食肥令人内热，食甘令人中满，十六岁以后则名痨。肝疳者，面青，目生白膜，泻泄夹水，青色，泻血。小儿疳，分五脏，肝病为多。一切疳症，冷热新久，均以脾疳集圣丸主之，用党参、黄连、干蟾酥各三钱，川芎、当归、五灵脂、陈皮、青皮、醋炒莪术、煨木香、真芦荟、酒蒸砂仁各二钱，公猪胆汁丸。五脏各有加减，如肝疳去莪术、砂仁、陈皮、木香，加龙胆草、栀仁、防风、天麻、蝉蜕各二钱，青黛钱半。可以擦胸背再贴膏。详见儿科书。外证颈上生核火旺筋挛所致。参用云台膏。

头眼病贴两太阳，耳病夹耳门贴，内证上贴胸口，并两胁、背心肝俞、脐上、脐下，余贴患处，加锭子，醋磨敷。

鳖甲一个，用小磨麻油三斤，浸熬听用。

柴胡四两，黄连、龙胆草各三两，玄参、生地、川芎、当

中医临床实用经典丛书（大字版）

理瀹骈文

归、白芍、郁金、丹皮、地骨皮、羌活、防风、胆南星各二两，薄荷、黄芩、麦冬、知母、贝母、黄柏、荆芥穗、天麻、秦艽、蒲黄、枳壳、连翘、半夏、花粉、黑山栀、香附、赤芍、前胡、橘红、青皮、瓜蒌仁、桃仁、胡黄连、延胡、灵脂炒、莪术煨、三棱煨、甘遂、大戟、红花、茜草即五爪龙、牛膝、续断、车前子、木通、皂角、细辛、蓖麻仁、木鳖仁、大黄、芒硝、羚羊角、犀角、山甲、全蝎、牡蛎、忍冬藤、甘草、石决明各一两，吴萸、官桂、蝉蜕各五钱。

生姜、葱白、大蒜头各二两，韭白四两，槐枝、柳枝、桑枝、冬青枝、枸杞根各八两，凤仙全株，益母草、白菊花、干桑叶、蓉叶各四两，侧柏叶二两，菖蒲、木瓜各一两，花椒、白芥子、乌梅各五钱。

两共用油二十四斤，分熬丹收。再入煅青礞石四两，明雄黄、漂青黛各二两，芦荟、青木香各一两，牛胶四两，酒蒸化，如清阳膏下法。

此方鳖甲改干甲四两，先研末听用。生姜至凤仙十味捣汁，亦听用。牛胶加十二两醋熬化，亦听用。其余群药共研末，并鳖甲末，以姜葱等汁合牛胶醋和药为锭备敷。或加青鱼胆。原有白芷、五倍。

❧ 滋阴壮水膏 ❧

旧名坎济膏。世人知百病生于心，而不知百病生于肾。饮酒食肉，醉饱入房，不谨嗜欲，妄为伤情，则肾水空虚，不能平其心火。心火纵炎，伤其肺金，是绝水之源。金水衰亏，不能胜其肝木，肝木虚则克脾土而反生火。火独旺而不生化，故阳有余阴不足，独热而不久矣。左肾属水，右尺洪大或数，用此补阴降火。此方补肾而兼五脏，与清肺、清胃、清肝三膏可参用。

治男子阴虚火旺，午后发热，咳嗽痰血肺火，或郁热衄血吐血肺肝胃火，或涎唾带血肾火，或心烦口干，惊悸喘息，眼花耳鸣，两颧发赤，喉舌生疮，盗汗梦遗梦遗属相火所迫，不梦而遗乃心肾虚弱。文中有五倍涂脐法，可参，腰痛脊酸肾虚也。有臀尖痛者，阴虚膀胱有火，足痿痛为痹，不痛为痿。火盛制金，不能生水，以致肝木乘旺，中土受伤，骨软筋弛，状若瘫痪者，古用芪、术、熟地、归、芍、杜仲、牛膝、知、柏等药治之。膏贴膝盖并三里穴，以痿属阳明胃也。外加痿药敷。妇人骨蒸潮热，或经水不调，或少腹热痛及一切阴虚有火之症肾有补无泻。然实则泻其子，百祥用大戟是也。又，相火宜清，治梦遗用甘遂是也。滋阴方中亦有用木香、官桂者，膏内戟、遂等药本此。

上贴心背，中贴脐眼，下贴丹田。阴无骤补之法，膏以久贴见效。故不多加药。

生龟板一斤，腹黑者佳，黄色及汤板不可用，用小磨麻油三斤浸熬去渣听用，或下黄丹收亦可。

玄参四两，生地、天冬各三两，丹参、熟地、萸肉、黄柏、知母、麦冬、当归、白芍、丹皮、地骨皮各二两，党参、白术、生黄芪、川芎、柴胡、连翘、桑白皮、杜仲炒断丝、熟牛膝、南薄荷、川郁金、羌活、防风、香附、蒲黄、秦艽、枳壳、杏仁、贝母、青皮、橘皮、半夏、胆星、黑荆穗、桔梗、天花粉、远志肉炒、女贞子、柏子仁、熟枣仁、紫菀、菟丝饼、钗石斛、淮山药、续断、巴戟天、黑山栀、茜草、红花、黄芩、黄连、泽泻、车前子、木通、生甘遂、红芽大戟、生大

中医临床实用经典丛书（大字版）

理瀹骈文

黄、五味子炒、五倍子、金樱子、炒延胡、炒灵脂、生甘草、木鳖仁、蓖麻仁、炮山甲、羚羊角、镑犀角、生龙骨、生牡蛎、吴萸各一两，飞滑石四两。

生姜、干姜炒、各一两，葱白、韭白、大蒜头各二两，槐枝、柳枝、桑枝、枸杞根、冬青枝各八两，凤仙草、旱莲草、益母草各一株，冬霜叶、白菊花、侧柏叶各四两，菖蒲、小茴香、川椒各一两，发团二两。

两共用油二十四斤，分熬去渣，合龟板油并熬丹收。再加铅粉炒，一斤，生石膏四两，青黛、轻粉各一两，灵磁石醋煅，二两，官桂、砂仁、木香各一两，牛胶四两，酒蒸化，如清阳膏下法，朱砂五钱。

∽•扶阳益火膏•∽

旧名离济膏，又名温肾固真膏。专补命门之火，制水以生土，较散阴膏多补涩之品，可作暖脐膏用，并可与温肺、温胃、健脾膏参用。寒疹抽吊，加文中药末贴。少年火旺勿用。

治元阳衰耗，火不生土，胃冷成膈吐出酸臭不化，二便利者属胃冷，先用温胃膏贴胃脘，参用此膏贴背心、脐眼、对脐。或脾寒便溏，泄泻浮肿作胀贴脐眼、对脐，参用健脾膏。或肾气虚寒，腰脊重痛贴腰脊，腹、脐、腿、足常冷贴脐眼及膝盖。或肾气衰败，茎痿精寒贴脐下。或精滑，随触随泄贴对脐及脐下。或夜多漩溺气虚，膀胱不藏，甚则胕冷，遗尿不禁水衰火实则二便不通，火衰火实则二便不禁。亦贴对脐、脐下。或冷淋寒战后溲贴脐下，或寒疝寒湿为病，囊冷如冰者，贴脐下，参用散阴膏，或脱精脱神之症面色白而不泽，悲愁如欲哭者，贴心背、脐眼及对脐。妇人子宫冷子宫，胞之所居，即丹田也。亦曰血海，月水所停止，积满则溢，在脐下三寸。胞寒则无子，膏即贴此，或大崩不止，身冷气微，阳欲脱者贴胸口、背心、脐眼、对脐、脐下，非危症勿全贴。或冲任虚寒，带下纯白者。或久带下，脐腹冷痛，腰以下如坐冰雪中，三阳真气俱衰者贴腰脐及脐下。小儿慢脾风久泻虚寒者，贴脐眼、对脐，参用健脾膏。

心火位、脐火所生、对脐命门火，生之原、脐下水中火，亦生气之原。

生鹿角屑一斤鹿茸更佳，高丽参四两，用油三四斤先熬枯去渣听用，或用黄丹收亦可。此即参茸膏影子。

生附子四两，川乌、天雄各三两，白附子、益智仁、茅山术、桂枝、生半夏、补骨脂、吴茱萸、巴戟天、胡芦巴、肉苁蓉各二两，党参、白术、黄芪、熟地、川芎、酒当归、酒白芍、山萸肉、淮山药、仙茅、蛇床子、菟丝饼、陈皮、南星、北细辛、覆盆子、羌活、独活、香白芷、防风、草乌、肉蔻仁、草蔻仁、远志肉、荜澄茄、炙甘草、砂仁、厚朴制、杏仁、香附、乌药、良姜、黑丑盐水炒黑、杜仲炒、续断、牛膝炒、延胡索炒、灵脂炒、秦皮炒、五味子、五倍子、诃子肉、草果仁、大茴、红花、川萆薢、车前子、金毛狗脊、金樱子、甘遂、黄连、黄芩、木鳖仁、蓖麻仁、龙骨、牡蛎、山甲各一两，炒蚕沙三两，发团一两六钱。

生姜、大蒜头、川椒、韭子、葱子、棉花子、核桃仁连皮、干艾各四两，凤仙全株，干姜、炮姜、白芥子、胡椒、石菖蒲、木瓜、乌梅各一两，槐枝、柳枝、桑枝各八两，茴香二两。

两共用油二十四斤，分熬再合鹿角油并熬丹收。再入净松香、陀僧、赤脂各四两，阳起石煅，二两，雄黄、枯矾、木香、

中医临床实用经典丛书（大字版）

理瀹骈文

檀香、丁香、官桂、乳香制、没药制，各一两，牛胶四两，酒蒸化，如清阳膏下法。一加倭硫黄用浮萍煮过者。

⟬ 大补延龄膏 ⟭

旧名太极膏。此膏合后用者甚少，以欲补者多服汤剂故也。即有贴者，夹杂服药，虽愈而不知谁之功。惟一老人咳喘，一老妇腰疼，诸药不效，贴此而愈。乃信膏之有用。

调和五脏，配合阴阳。凡气血两衰，不论何病何痛，皆可用。或加桂、麝以为引，更妙。

党参、丹参、玄参、黄芪、于术、木通、生地、熟地、酒川芎、酒当归、酒白芍、川乌、萸肉、香白芷、淮山药、羌活、防风、柴胡、秦艽、苍术、厚朴、青皮、陈皮、乌药、杏仁、香附子、苏子、贝母、生半夏、生南星、枳实、丹皮、地骨皮、桑白皮、菟丝子、蛇床子、杜仲、牛膝、续断、炙甘草、破故纸、黄柏、知母、锁阳、巴戟天、胡桃仁、五味子、天冬、麦冬、枣仁炒、柏子仁、远志肉炒、肉蔻仁、吴萸、大茴、灵仙、覆盆子、川楝子、车前子、泽泻、益智仁、黄连、黄芩、黑山栀、大黄、桂枝、红花、木鳖仁、蓖麻仁、炮山甲、金樱子、五倍子、龙骨、牡蛎各一两。

生姜、干姜、葱白、薤白、韭蒜头、干艾、侧柏叶各二两，槐枝、柳枝、桑枝、桃枝、冬青枝、野菊花各八两，苍耳草、凤仙草各一株，石菖蒲、白芥子、莱菔子、花椒、大枣、乌梅各一两，发团三两。

两共用油二十斤，分熬丹收。再入铅粉炒，一斤，陀僧、净松香各四两，赤石脂、木香、砂仁、官桂、丁香、檀香、雄

存济堂药局修合施送方并加药法

黄、明矾、轻粉、降香、乳香制、没药制、各一两。另用龟胶、鹿胶各二两，酒蒸化，如清阳膏牛胶下法。

∽·通经膏·∽

《纲目》云：过期不行，宜补血行气，四物、香附、红花、蓬术、木通、官桂、苏木、姜黄、延胡、灵脂。

此膏主温经通经，治经后期血虚有寒者。或腹中积冷，临经作痛，或兼寒湿带下，或经闭久成痞满肿胀之症。凡欲通者并宜之。

上贴心口心主血，中贴脐眼脾统血，下贴脐下肝藏血，并贴对脐、两腰等处导经末子：附子、肉桂、当归、元胡、灵脂、蓬术、青皮、灵仙、川芎、酒芍、红花、乌药、香附、苍术、厚朴、郁金、半夏、丁香、木通、大黄醋炒、蚕沙炒、吴萸、黄连同炒，各一钱，巴霜五分，共研末，每以半厘糁膏上贴。又调经末子，不论前后、多少、痛或不痛，当归一两，川芎五钱，白芍、苁蓉、灵脂炒、延胡炒、白芷、苍术、白术、乌药、茴香、陈皮、半夏各三钱，柴胡二钱，黄连，同吴萸炒各一钱。先期者加条芩、丹皮、地骨皮各二钱，后期者加官桂、干姜、艾各二钱，干血痨加桃仁、红花、大黄、生姜、红枣，血瘕再加马鞭草，各为粗末，或醋或酒炒，熨心腹脐下并缚脐。如冷再炒，每日用之，以调为度。

如热结血闭古用四物同凉膈散，实者用清阳膏，虚者用滋阴膏贴心口、脐下。劳心血闭心火上行，用养心膏贴心口、滋阴膏贴脐下。胞络闭或挟痰，用清心化痰膏贴心口。脾胃郁结，气血凝滞，用金仙膏贴胸口并脐上。凡通经须防骤下崩脱，慎之。

中医临床实用经典丛书（大字版）

理瀹骈文

全当归五两，酒川芎、苍术、熟地、乌药、半夏、大黄、酒芍、附子、吴萸、桂枝、红花各二两，羌活、独活、防风、党参、黄芪、白术、萸肉、白芷、细辛、荆芥穗、秦艽、制厚朴、青皮醋炒、陈皮、枳实、苏木、生香附、炒香附、生灵脂、炒灵脂、生延胡、炒延胡、生蒲黄、炒蒲黄、莪术醋炒、三棱醋炒、姜黄、灵仙、草果、山楂、麦芽、神曲、槟榔、南星、杏仁、桃仁、菟丝饼、蛇床子、杜仲、续断、熟牛膝、车前子、泽泻、木通、炙草、甘遂煨、葶苈、黑丑炒黑、巴仁、益智仁、大茴、川乌、五味子、良姜、远志肉炒、黄连、炮山甲、木鳖仁、蓖麻仁、柴胡各一两，炒蚕沙、飞滑石各四两，发团二两，皂角一两六钱。

生姜二两，葱白、韭白各一两，大蒜头、桂枝各四两，槐枝、柳枝、桑枝各八两，凤仙全株、菖蒲、干姜、炮姜、白芥子、艾、川椒、胡椒、大枣各一两，乌梅五钱。

两共用油二十四斤，分熬丹收。再入雄黄、枯矾、官桂、丁香、木香、降香、乳香、没药、砂仁、轻粉各一两，牛胶四两，酒蒸化，如清阳膏下法。

⁓∘ 固经膏 ∘⁓

《纲目》云：经水先期者，宜凉血，四物加芩、连、知、黄柏、艾、附、草、胶。过多者，四物加芩、术、蒲、侧柏、艾、附、草、胶。治崩漏，有补中益气与六味地黄合用法。又火旺，用凉血地黄；气陷，用益胃升阳。

此膏主举经升提，固经收涩，补阴清火。治经先期，血虚有热者，或经行过多，先后不定者，或经行不止阴虚，不足以制胞络之火，**或崩**中阴虚而阳搏之也。有因心郁者，有悲哀太甚而致者，有内伤中气下陷者。暴下曰崩，崩断非寒病，然日久则阳亡，**或漏下**淋沥不断为漏下，有降而无升也，**或兼湿热带下，或五旬后经行者**大都是热，**皆可用**血崩有用蒲黄炒、灵脂炒、发灰、牛胶醋熬者。又《摄生》用归尾三钱，黑荆穗二钱，白芷、川芎各一钱，升麻、柴胡各五分。二方即是收涩升提之法。如合用敷脐下，可助膏力。清阳膏升，滋阴膏收，并可参。

上贴心口，中贴脐眼，下贴丹田，或兼贴对脐、两腰。

全当归三两，血能归经则不至妄行矣，丹皮酒炒、柴胡、酒芍、生地、黄芩、知母、麦冬、地骨皮、川芎、贝母、黄连各二两，羌活、防风、连翘、薄荷、蔓荆子、紫苏、独活、藁本、细辛、丹参、党参、黄芪、熟地、玄参、白术、天冬、赤芍、白薇、苍术、萸肉、淮山药、枳壳、桔梗、麦芽、郁金、贯众、青皮、陈皮、半夏、胆南星、白芷、升麻、葛根、黄柏、黑山栀、生甘草、熟牛膝、杜仲、续断炒、桑白皮、椿白皮、樗白皮、秦皮、醋炒延胡、醋炒蒲黄、醋炒香附、黑荆穗、黑灵脂、地榆炭、瓜蒌皮炒、五味子、五倍子、诃子肉、乌贼骨、煅龙骨、煅左顾牡蛎、炮山甲、炒黑蚕沙各一两，龟板、鳖甲各二两，炮姜炭五钱。

生姜二两，葱白、大蒜、韭白各四两，紫花地丁即大蓟、益母草、槐枝连实、柳枝、桑枝各八两，茅根、干荷叶、侧柏叶、霜桑叶、薄荷叶各二两，凤仙草半株，苍耳草全株，艾、乌梅各一两。

两共用油二十四斤，分熬去渣后并熬丹收。再入陈壁土、枯矾、百草霜、发灰、赤石脂、紫石英煅、各一两，牛胶四两，酒蒸化，如清阳膏下法。

中医临床实用经典丛书（大字版）

理瀹骈文

安胎膏

诸膏孕妇皆忌，惟此膏不忌。妊娠通治，芎归汤、益母膏。胎前以四物、芩、术为主药。

治妇人胎前诸症，保胎为主，治症次之。凡感受风寒宜和胎饮，紫苏、黄芩、白术、甘草。太阳经加羌、防、芎、藁、葱、姜，煎抹胸背。自汗者，去葱加白芍。妊娠伤寒用药例：如发热恶寒，芎、芷、香、苏；往来寒热，柴胡、前胡；大渴，麦冬、知母、花粉；燥结，黄芩、瓜蒌；满闷，枳壳、橘皮；发斑，紫草；斑黑，芩、栀、升、柴；胎不安，芩、术、阿胶，暑湿宜川芎、当归、黄芩、白术，加苍术、厚朴、陈皮、甘草、猪苓、泽泻，炒熨胸背。孕妇只可治胸背，轻手摩之。若脐腹，须防动胎，勿轻试。如研末敷，却不妨，或妊娠之初，头目昏晕，肢体沉重，憎闻食气，好食酸咸，恶心呕吐名恶阻，宜川芎、当归、黄芩、白术、橘红、半夏。寒加藿香、砂仁、乌药、香附、厚朴、丁香、乌梅之属，热加黄连、麦冬、竹茹、栀子、枳壳、白芍之属。半夏犯胎，须姜汁炒透用，方不毒，或心烦躁闷名子烦，宜黄连、麦冬、竹叶，或咳嗽名子嗽，宜桔梗、杏仁、桑皮、知母、贝母、橘红、麦冬、紫菀、竹茹、白蜜，或痢名子痢，宜当归、白芍、白术、黄芩、泽泻、枳壳、木香、黄连、如白痢，去芩、连，或泻白术、栀子。寒用术、姜，或寒热往来名子疟，寒宜厚朴、草蔻仁、干姜，热渴者黄芩、麦冬、知母、石膏，通用柴、前、知、贝、芩、术、芎、归、青皮。久不止，加草果，或胎中有水，面目、身体、脚膝肿胀，足指出水名子肿，亦名子气，宜苍术、白术、厚朴、陈皮、腹皮、桑皮、生姜皮、条芩、栀子、泽泻、防己之类。亦有用天仙藤同紫苏、香附、陈皮、乌药、甘草、木瓜者。虚人亦有用四物者。亦有用羌活、萝卜子者，用鲤鱼、赤豆者，可参酌，

存济堂药局修合施送方并加药法

或痰迷发搐名子痫，亦名儿晕，轻者四物加丹皮、葛根、秦艽、防风、细辛、竹沥之类，重者加独活、羚角，**或胎气不和**，逆上痛胀名子悬，或临产惊惶气结难产，宜芎、归、参、芍、紫苏、陈皮、大腹皮、甘草、葱、姜。或单用葱，**或胎气壅塞**，**小便淋痛**宜川芎、当归，加麦冬、木通、竹茹、枳壳、泽泻、桑皮。《宝鉴》方：葱白切，和盐炒热，熨脐下，**或肾虚腰痛**用黑豆，酒炒，布包作腰带，**或带下腰酸**湿热重也，宜苍术、白术、当归、香附、白芍、白芷、黄芩、黄连、樗根白皮之属，**或胎漏**气虚有热，或犯房事。宜芎、归、地、芍、芩、术、续断、枳壳、艾叶，醋煮黄芪、地榆，**或胎动下血**胎漏无腹痛，胎动有腹痛。又，胎动多在当脐，若脐上动者瘕。又，胎动是人门下血，尿血是尿门下血。即用治漏方，腹痛者加香附、木香、砂仁、紫苏、陈皮、葱白之类。**热病护胎**以井泥和灶心土敷脐下，至妙。热甚，去灶心土，加青黛，**孕妇转脬**。**或小便不通**文中有方，**大便不通**瓜蒌导，胆蜜导。**一切闪挫葱熨最稳**。

上贴心口，中贴脐眼，下贴丹田，或背心、两腰。文中有保小产二膏宜参用。如治外感等，贴胸背。杂病等，贴当脐。胎漏等，贴脐下。腰白带等，贴两腰。护胎贴丹田。如有恶阻等症，用注中加药，或煎水抹胸背，或炒热布包缚脐上，或研末葱汁调敷脐下，或贴膏，或不必膏，看症斟酌，不可粗忽。

初所刻安胎膏，药味未纯，今特改正，如有修合者，宜照此方。又诸膏皆碍孕，施送者必须问明有孕无孕，并于膏上注明孕忌。此膏虽不忌，亦须谨慎，恐有欲堕之孕，而归咎于贴膏也。

老母鸡一只缢死，勿经水拔尽毛，竹刀破去肠杂，入粳米、糯米半碗，银针穿线缝好，麻油四斤熬听用。

生地四两，川芎酒洗、当归酒洗、杜仲炒、续断炒、白术、黄芩、制香附、淮山药各二两，党参、黄芪、熟地、酒白芍、

中医临床实用经典丛书（大字版）

理瀹骈文

麦冬、知母、苍术、陈皮、枳壳、半夏姜汁炒透则不碍胎、羌活、防风、白芷、柴胡炒、苏子或梗、藿香、黑山栀、泽泻、甘草生炙各半、砂仁各一两，南薄荷、北细辛各五钱。

葱白一二斤，益母草干者四两，生姜、竹茹、忍冬藤、地骨皮、桑叶、菊花、柏叶、艾各一两。

麻油八斤熬，并前油炒丹收，入牛胶四两，酒蒸，如清阳膏下法，黄蜡二两搅。加槐、柳、桑枝各四两，玄参、黄连、黄柏、贝母、花粉、乌药、醋延胡、醋灵脂、丹皮、青皮、黑地榆各一两，黑蚕沙二两，木香、紫石英、赤石脂各五钱。调经，对通经膏用。

∽◦ **催生膏**说见"略言"◦∾

治难产数日不下，及交骨不开者，用此安神息力，不催而生。初觉不必贴。

大龟一个要板黑者为佳，黄色者不佳，约二三斤，愈大愈妙，用小磨麻油浸数日，熬枯去渣，再将油炼老，下炒黄丹收，加铅粉炒四两搅匀。

临用以粘三钱，摊皮纸上，令产妇平身安睡，贴膏脐上，外加敷药，睡醒自生如生产尚早，亦能安胎。

敷药：车前子二两，川芎、全当归各一两，冬葵子七钱，枳壳、白芷、半夏、白蔹各四钱。共研末，入榆面三两，益元散二两和匀，每用一两，以姜、葱汁、陈酒、醋调敷。胞干用炼猪熟油调，夏月天热，用麻油、白蜜、鸡清调敷如下死胎，可加附子、官桂。

又方，大龟板一斤，全蛇蜕二条，全蝉蜕二十一个，生山甲七片，发团洗二两即三蜕散，麻油熬，黄丹、铅粉收，入寒水石二两半生半煅，朱砂五钱搅即立圣丹，如前贴取睡按：古方催生，用蓖麻子、麝香，研贴脐中。陈修园用乌梅、巴豆、胡椒，末，醋研敷脐下。蓖麻、巴豆大毒，均不可从。

产后培补元气，宜通恶露，不可偏废。然内服究宜先通后补为是，膏则不妨并行也。

治妇人产后诸症。凡中风感寒及一切血虚发热，或食积瘀滞，疟疾，泻痢，肿胀疼痛之症。又恶露不行，变生怪病，皆可用。

贴心口、脐上、背心及患处。看症加药如血晕，烧醋炭闻。又，韭菜切碎，置有嘴瓶内，滚醋冲入，以壶嘴对鼻熏之。或醋和童便煎红花嗅。衄血，本妇头发及红线各三根，扎右手中指中一节。瘀血上攻，苏木煎汤抹胸。咳逆，官桂、姜汁涂脊背。血虚头痛，或兼外感，芎、归、荆穗煎熏。血虚生风，或中风，亦用此煎抹胸背。血虚腹空痛，用生化汤，芎、归、炙草、红花、炮姜煎抹或炒熨。兼寒者，膏内糁炮姜、肉桂末贴。儿枕痛，用蒲黄、灵脂炒、醋熬膏敷，胜于内服。或用金仙膏中起枕散亦良。治产后诸症，用当归一两，川芎五钱，白术三钱，生地酒炒、官桂各二钱，荆穗炒、香附醋炒、延胡醋炒各一钱半。如冒风，加天麻、防风；血晕，加黑灵脂、黑荆穗；发热，加党参、黄芪、炮姜；心闷，加陈皮、枳壳、砂仁；血崩，加地榆炭、蒲黄炒、灵脂醋炒；咳嗽，加杏仁、炙桑皮、桔梗；死血不行，腹硬，加枳实、红花、桃仁，痞块再加莪术、三棱醋炒，败血不净，往来寒热，加柴胡、半夏；食积滞，加山楂、麦芽；脾胃作胀，加苍术、厚朴、陈皮、砂仁、枳壳；心神恍惚，加麦冬、远志、朱砂；胸中膈塞，加吴萸；大便秘，加肉苁蓉、熟地；小便秘，加车前子、木通；虚泻欲脱，加五味、芪、参、枯矾。以上诸药，看症为末或糁，或醋炒熨，并缚脐。药有不对，亦可加减。若产后血脉空虚，或受风邪，寒热盗汗，辗转不已，名血风劳，宜用滋阴膏，或大补膏。

醋蒸红花<small>四两</small>，酒川芎、酒当归、醋大黄<small>各三两</small>，台乌药、吴萸、苏木、香附<small>生炒各半</small>、蒲黄<small>生炒各半</small>、灵脂<small>生炒各半</small>、延胡<small>生炒各半</small>、桂枝<small>各二两</small>，党参、熟地、白术、黄芪、萸肉、川乌、草乌、苍术、羌活、独活、防风、细辛、赤芍<small>炒</small>、白芍<small>炒</small>、丹皮<small>炒</small>、南星、半夏、制厚朴、陈皮、醋青皮、醋三棱、醋莪术、木瓜、苏梗、香白芷、山楂<small>炒</small>、神曲<small>炒</small>、麦芽<small>炒</small>、杜仲、川续断、熟牛膝、秦艽、荆穗、肉苁蓉、枳壳<small>炒</small>、桔梗、槟榔、鳖血<small>炒</small>、柴胡、杏仁、桃仁、大茴、良姜、炙甘草、菟丝子、蛇床子、黑远志、柏子仁、熟枣仁、五味子、灵仙、草果仁、益智仁、白附子、马鞭草、辰砂拌麦冬、车前子、泽泻、木通、木鳖仁<small>各一两</small>，山甲一两。

生姜、大蒜头<small>各二两</small>，葱白<small>全用</small>、韭<small>全用</small>、<small>各八两</small>，黑小豆、艾、干荷叶<small>各四两</small>，凤仙<small>鲜者一斤，干者二两</small>，胡椒、川椒、干姜、炮姜炭<small>各一两</small>，大枣七个，乌梅三个，槐、桑、桃、柳枝<small>各四十九寸</small>，发团一两六钱。

两共用油二十斤，分熬丹收。再加广木香、丁香、檀香、制乳香、制没药、砂仁末、官桂、百草霜各一两，牛胶四两，酒蒸化，如清阳膏下法。

❧ 云台膏 ❧

一名夔膏，言一已足也。此膏寒热攻补并用，初起能消，已成能溃，已溃能提，毒尽自敛，不必服解表托里之药，亦不假刀针、升降丹、药捻等物，始终只此一膏，极为简便神速。重症外加糁药、敷药助之。已验过数万人，无不愈者。且能定痛，可以眠食，故元气不伤。虚人无补亦能收功。

通治发背、搭手、对口、发疽、颈核、乳痈乳红肿热痛者用清阳膏，皮色不变属气滞者用金仙膏，真阴寒症用散阴膏。四钱。拟增甘遂、大戟、延胡、灵脂、远志、郁金、荆芥、蒲黄各一两。原有蜘蛛七个、肚痈、腰痈，一切无名肿毒，附骨流注，与恶毒顽疮，蛇犬伤等症。凡属阳者并治，即半阴半阳之症亦治。疔毒加拔疔药贴。

生大黄五两，木鳖仁三两，玄参、生地、忍冬藤、生甘草节、南薄荷、土贝母、朴硝各二两，生黄芪、当归各一两六钱，茅苍术、羌活、独活、防风、连翘、香附、乌药、陈皮、青皮、天花粉、川芎、白芷、山栀、赤芍、苦杏仁、桃仁、生草乌、生川乌、生南星、生半夏、生黄柏、黄连、细辛、五倍子、僵蚕、生山甲、蜈蚣、全蝎、露蜂房有子者佳、黄芩、蝉蜕、蛇蜕、干地龙、蟾皮、生牡蛎、皂角、红花、蓖麻仁各一两，蓖麻仁或用三两，发团二两。

生姜、葱白、大蒜头各四两，槐枝、柳枝、桑枝各八两，苍耳草全株、凤仙草全株、新增野紫苏背青面红者是、紫地丁、益母草鲜者每株约一斤，干者用二两，石菖蒲二两，川椒一两。

两共用油三十斤，分熬丹收。再入铅粉炒一斤，净松香八两，金陀僧、陈石灰炒、黄蜡各四两，漂铜绿、枯矾、生矾、银朱、扫盆粉、明雄、制乳香、制没药、官桂、丁香、樟脑、苏合油各一两。拟增白芥子五钱，广木香一两，牛胶四两，酒蒸化，如清阳膏下法。麝香酌加。

中医临床实用经典丛书（大字版）

理瀹骈文

∽◦ 附：乌龙锭子敷药 ◦∽

初起敷之自散，已溃敷之不走，且易于拔脓收口，始终可用，并敷痰饮、流注，跌打损伤。

大黄八两，五倍子、花粉、香附子、木鳖仁、蓉叶、蓖麻仁、益母草、霜桑叶、苍耳草灰、皮硝、雄黄、陈石灰、白及各四两，苍术、黄柏、川乌、草乌、羌活、独活、生南星、生半夏、川芎、细辛、赤芍、白芷、甘遂、大戟、山慈菇各二两。

共晒研末，用醋二十斤，入皂角净肉一斤，明矾四两，先熬去渣，下炒黑陈小粉八斤，再熬，俟干湿合用，倾在净桌上，乃以前三十味药末及榆面一斤和入，擦匀为锭，临用醋磨敷热加猪胆汁，寒加葱姜汁。拟增延胡、乌药、当归、姜黄、郁金、石菖蒲、苦葶苈、黄连、防风、炮甲各二两，乳香、没药、木香、白胶香各四两。

∽◦ 又附：龙虎散糁药 ◦∽

治肿毒，用少许糁云台膏贴，能消能溃，能提能敛，亦始终皆可用。

明雄黄五钱，土贝母、蓖麻仁去油，木鳖仁各四钱，大蜈蚣十条，蟾酥三钱，大全蝎七个，大山甲七片，僵蚕七条，露蜂房有子者佳，三钱，大蜘蛛三个，腿脚要全，凤仙子二十四粒，朱砂、轻粉、制乳香、制没药、炒铅粉、炒黄丹、寒水石、磁石、硼砂、漂铜绿、牙皂、丁香母、樟脑、黄蜡、白蜡、延胡、白芷、决明各二钱，枯矾五分。研。拟增草乌、南星各二钱，蝉蜕、蛇蜕各一钱，共为末，糁贴症重多加犀、黄、麝、冰和糁，已长新肉加桃花散、黄丹、石膏、共研末，和糁免痛。

又附：拔疔黄丸子

古用草乌、南星、草霜、巴霜、雄、朱、郁金、轻粉、蟾酥、蝉蜕、全蝎、皂、麝之类。

松香提净白者二两，蓖麻仁四两，石上同捶极烂，入银朱、明雄、轻粉各三钱，漂黄丹五钱，蜈蚣三条，全蝎三个，蟾酥二钱，末，扯拔千遍，再加蜗牛或蟾肝捣烂同扯，令匀，加冰片、麝香各五分，捏成小丸子，如绿豆大，粘膏上，贴疮头，外圈乌龙锭，过二三日揭看，有长条硬脓出，即疔根也。如红丝疔，将瓷锋于丝走处，寸寸割断，再贴。指头疔，以雄猪胆入药套之。唇疔，用糯米饭捣药贴并刺委中。疔出后，用龙虎散收功。或加细辛能通疔窍一钱，蜘蛛一个，山甲三片，丸，白及磨黄连水敷，同。

又附：通治阴毒末子、锭子

不论阴毒、寒痹、痰注，皆可糁膏贴，并以一锭，姜葱汁同醋磨敷。

苍术、厚朴、川乌、草乌、南星生、半夏生、羌活、独活、青皮、陈皮、麻黄、远志、川芎、白芷、当归、赤芍炒、黄芪、熟地炭、甘遂制、大戟制、香附、乌药、延胡、灵脂、良姜、官桂、地龙干、雄黄、牙皂、木鳖仁、露蜂房、枳壳、乳香去油、没药去油、僵蚕、木香、白芥子、白胡椒各一两，山甲炮、轻粉、丁香、附子、真黄连炒、吴萸各五钱。共研细

中医临床实用经典丛书（大字版）

理瀹骈文

末，以四分之一，瓷瓶收存备糁须加麝、冰。余用生姜、葱白、大蒜各五两，苍耳、凤仙各一株，同捣烂，加白及末四两，和药为锭。一加大黄、防风、续断、灵仙、姜黄、细辛、红花、炮姜各一两。

⟀⊙∘ 又附：硝石粉散 ∘⊙⟀

治火毒，糁清阳膏贴，酌加冰片、麝香、西黄之类，并可用鸡清、白蜜调敷。

用薄荷、连翘、牛子、荆芥、防风、羌活、独活、天麻、川芎、白芷、细辛、柴胡、升麻、玄参、生地、当归、赤芍、蒲黄、郁金、黄芩、黄柏、黑山栀、胆南星、龙胆草、贝母、知母、桔梗、枳壳、丹皮、地骨皮、菊花、桑叶、蓉叶、柏叶、蓖麻仁、木鳖仁、五倍子、龟板、鳖甲、山甲、羚角、大黄、甘草、凤仙各三钱，煎去渣，入朴硝一斤，芒硝、生石膏、熟石膏各八两，寒水石、滑石、人中白煅、各四两，元明粉二两，明矾、硼砂、礞石煅、磁石煅、雄黄、青黛漂、海石煅、轻粉、铅粉炒、黄丹炒、各一两，黄连、朱砂各五钱，犀角二钱，花粉一斤，研细搅匀。

⟀⊙∘ 又附：郁金散 ∘⊙⟀

旧名香气散，治气痛加沉香、麝香，糁金仙膏贴，或缝袋装药，横扎，鼻上嗅之。

郁金五钱，苍术、香附生炒各半，乌药、青皮、陈皮、抚芎三钱，当归、紫苏、藿香广、制厚朴、细辛、良姜、白胡椒、川椒、菖蒲、杏仁、白芥子、草蔻仁、白芷、半夏制、枳壳、延胡醋炒、灵脂生炒各半、羌活、益智仁、砂仁、木瓜、牙皂、荜茇、甘松、山柰、木香、丁香、檀香、降香、大茴、雄黄、莪术、槟榔、官桂、吴萸、干姜、乳香去油、没药去油、黑丑头生熟各半、白丑头生熟各半，各二钱，巴霜一钱，研末。或用郁金五钱，苍术、川芎、厚朴、乌药、青皮、莪术、草果、元胡、槟榔、没药去油、香附生熟各半、灵脂生熟各半、黑丑头、白丑头皆生熟各半，各二钱，丁香、木香、巴霜各一钱，沉香五分，研一有黄连。

⌘∘ 又附：白附子散 ∘⌘

治跌打损伤，以少许糁散阴膏贴，如破者，干糁。肿者，用葱汁和醋调敷。

白附子八两，大黄四两，川乌二两，草乌八钱，羌活、防风、半夏、南星、天麻、白芷、细辛、麻黄、马前子、当归尾、白芍、川芎、生地、苏木、红花、骨碎补、灵仙、续断、延胡、灵脂、刘寄奴、五倍子、降香、儿茶、黄丹、石膏以上皆生晒、松香去油、乳香去油、没药去油，各二两，雄黄一两，轻粉三钱，龙骨杵、象皮、生龟板各七钱，蝉蜕身、蛇蜕、山甲、朱砂、芸香、官桂、发灰各五钱，共末。血结三两，单研，在后和入，酌加冰、麝。

⌘∘ 又附：苍己散 ∘⌘

旧名湿热散。治湿热病，糁行水膏贴。原有厚朴、姜黄各一两。

中医临床实用经典丛书（大字版）

理瀹骈文

苍术、防己各二两，黄芩、半夏生、黄柏、防风、白芷、南星、独活、陈皮、花粉、川芎、赤芍、甘遂、大戟、大黄、商陆、木通、黑丑头、末、苦葶苈、枳实、硝各一两，马前子、蓖麻仁、白芥子、花椒、枯矾、轻粉、雄黄、青黛、铜绿、干地龙、蛇蜕、皂角各五钱，陀僧二两，滑石、寒水石、松香去油、铅粉炒、各四两。研治烂腿不必贴膏，用此散一两，加黄丹、黄蜡各一两，生石膏八两，生桐油调涂。

⌬ 补录：阳痧救急膏 ⌬

治感受风寒暑湿，饮食失节，霍乱吐泻，贴心脐，照金仙膏加药。

苍术三两，藿香、陈皮、枳壳、山楂炒、麦芽、神曲炒、黄芩酒炒、半夏各二两，厚朴、羌活、防风、荆芥、川芎、白芷、杏仁、香附、乌药、青皮、大腹皮、槟榔、草果、木瓜、郁金、细辛、香薷、白术、车前子、黄连姜汁炒透、大黄、猪苓、木通、泽泻、莱菔子各一两，紫苏子同、柴胡炒、干葛、薄荷各七钱，吴萸、川乌、甘草各五钱，滑石四两。生姜、薤白、葱白、大蒜头、菖蒲各二两，凤仙一株，白芥子、川椒、陈佛手干各一两，油丹熬，入雄黄、朱砂、砂仁、明矾、降香、木香、丁香、官桂各五钱。

⌬ 补录：阴痧救急膏 ⌬

治麻脚痧，冷汗厥逆者，加附、桂、丁、麝末，贴胸脐，须参金仙膏注。

生附子四两，白附子、川乌、官桂、生半夏、生南星、白术、干姜炮、木瓜、蚕沙各二两，吴萸、苍术、草乌、独活、故纸、良姜、延胡、灵脂、草蔻仁各一两，川芎、防风、桂枝、细辛、酒芍、当归各七钱，陈皮、厚朴、荜澄茄、乌梅、炙甘草、巴戟、益智仁、大茴、姜黄、黄连、乌药、麦冬、五味子、肉蔻仁各五钱。或加党参、黄芪各一两。生姜二十片，薤白七个，韭白、艾各二两，菖蒲三钱，凤仙、白芥子五钱，白胡椒一两，油丹熬，入雄黄、朱砂、矾、檀香、木香、丁香、砂仁、乳香、没药各五钱。

～∘ 霍乱厥汗**温胃膏** ∘～

附子二两，炮姜、白术、吴萸、官桂一两，丁香、五味、艾叶五钱，熬贴。加扑汗法。

～∘ 麻痧躁渴**滋肾膏** ∘～

附子二两，炮姜、党参、吴萸、麦冬各一两，黄连、五味、知母五钱，熬贴。并用回阳返本汤：人参、麦冬各钱半，附子、炮姜、肉桂、五味、陈皮、腊茶各一钱，炙草五分，加姜、枣煎浓汁，调蜜擦心口。

按：黄坤载论治霍乱云：有寒热表证者，麻桂发之，温以理中、四逆。腹痛欲死，附子、大黄，温药下之。

按：徐子默论治麻脚痧云："阴寒直中三阴，于素体虚寒、饱食、劳顿、肥胖之人为多。其症舌苔色白，渴而不燥白为寒，宜温药，若转黄苔，方可清凉。有舌现镜面红色而仍杂白苔者，乃阳药太过，胃中寒邪未尽，肾中阴精已涸，难治，胸中气闷未

中医临床实用经典丛书（大字版）

理瀹骈文

吐泻者，用藿香、神曲、杏仁、陈皮、半夏、干姜、佛手干、白蔻仁等，呕吐寒邪上冲于胃，胃窍闭则吐，下冲于脾，脾窍闭则泻。吐用吴萸炒黄连、广皮、半夏、桂枝、干姜、生姜、乌梅等可止，下利用参、术、姜、草、吴萸、桂枝、白芍、附子、小茴、五味、陈皮、肉蔻仁、半夏等。有食加山楂、麦芽，厥逆中土衰而气不布于四肢也。先冷手者，责在脾、肺，先冷足者，责在脾、肾，用参、麦、味、附、桂、半、陈、萸、椒、生姜等，如抽掣者，加木瓜，烦躁阳上格则心烦，阴先竭则肾躁，此真寒假热也。用川连、附子、麦冬、白芍、桂枝、五味、归身、干姜、甘草、焦术、煅牡蛎等，口渴此津液下拔所致，用参、连、麦、术、姜、桂、芍、归、石斛、乌梅、甘、桔等，或但用姜、梅，冷汗真阳外越也。若周身汗，气喘则脱矣。用参、附、芪、术、姜、桂、归、芍、麦、味、茯、甘、煅牡蛎等，转筋寒主收，故筋脉抽掣也。热症抽掣，不甚痛而手足温和，寒证必大痛而手足大冷，间有不抽者，或寒轻，或气败也。气败者外象必重，虽不抽必伤命。治法不外温经通阳，以祛寒邪，以归阴火，遵仲景治三阴之旨而已诸药均可用，以煎抹炒熨。热膏心口皆忌只可三分，如误贴鼻干喉痛，清阳膏解之。

◦◦ 补录：单方膏 ◦◦

各用数两，油熬丹收，临症和调，加以末子，可应万变。汤头合膏，亦照此推。

姜葱膏或分熬，加韭、蒜、凤仙为五虎，再加槐、椒为七宝，桑、柳、菖为十宝。姜茶膏、姜枣膏姜五两，枣三两。葱豉膏、薄荷膏、竹叶膏、桑枝膏连皮并叶。菖蒲膏、菊花膏、银藤膏、紫苏膏连子。柏叶膏或同艾用。羌活膏二活并用。荆穗膏、防风膏、香芷膏、乌药膏、柴胡膏或同前胡。连翘膏、川芎膏、麻黄膏、桂枝膏、当归膏、芍药膏须分赤白。地黄膏须分生熟。玄参膏、丹参膏、甘草膏、麦冬膏、细辛膏、皂角膏、黄连膏、黄芩膏、黄柏膏、栀子膏、大黄膏、龙胆膏、栝楼膏连根用。地骨膏、丹皮膏、知母膏、款冬膏用去毛枇杷叶。贝母膏、黄芪膏、苍术膏、白术膏、防己膏汉防己。首乌膏赤白。附子膏或另同干姜合。吴萸膏、益智膏、椒芥膏、大茴膏、良姜膏、乌头膏二乌并用。远志膏、牵牛膏黑白。甘遂膏、大戟膏、香附膏、郁金膏、三棱膏或同莪术。葶苈膏、延胡膏、灵脂膏或同蒲黄。灵仙膏或用藁本。半夏膏、南星膏、橘皮膏青陈并用。草果膏草蔻并用。肉果膏、苁蓉膏、杜仲膏或同续断。山萸膏、巴戟膏、故纸膏、枳实膏同壳。槟榔膏、升麻膏或同干葛。五味膏、山楂膏或同麦芽。木瓜膏、乌梅膏、红花膏、文蛤膏、车前膏或同苓、泻、木通。樗皮膏、槐角膏或同马苋、地榆。羚角膏、苍耳膏、益母膏、凤仙膏。

∽∘ 补录：收湿散 ∘∽

治烂腿加入行水膏贴，再加后二十味，亦可作生肌散用，收口。

提净松香四两，葱汁煮白，铅粉炒、修船石灰如无，用陈壁土、炒黄丹、熟石膏、黄腊、金陀僧各二两，铜绿、枯矾、龙骨、牡蛎各一两，轻粉五钱。

再加生半夏、防风、白芷、当归、甘石醋煅、儿茶、海螵蛸漂、陈壁土炒、各一两，赤石脂二两，陈皮炒、制乳香、制没药、真血结、白腊、胆矾白矾用青鱼胆浸晒，至绿色用、花椒炒、

中医临床实用经典丛书（大字版）

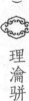

理瀹骈文

各五钱，象皮三钱，哺退鸡蛋壳一二个煅，无用煮熟，鸡蛋黄三个，烧灰，发灰二钱，五倍二两四钱。

补录：上清散
治头、眼、牙齿、咽喉等症。嗝鼻取嚏，发散

薄荷叶五钱，大黄四钱，芒硝七钱，荆芥、防风、蔓荆子、苍耳子、甘草、牛子、苦桔梗、川芎、香白芷、石菖蒲、黄芩、黄柏、羌活、半夏、鹅不食草、白菊花、僵蚕、雄黄、硼砂、青黛、黄连、儿茶、藜芦各二钱，石膏六钱，北细辛三钱，升麻、制乳香、制没药各一钱，蛇蜕、蝉蜕身各五分，皂角二两，用矾水浸一夜，取净后用，外加冰片二分、麝一分。

又：辟瘟散
方见《略言》，加瓜蒂、赤小豆各一钱更佳

春夏秋三时之病，以上清、辟瘟二散用最多，可与痧药并用，亦以佐清阳、金仙二膏也。

二方各加大皂角末二两，尤易取嚏。风热，上清和硝石粉散用；湿温，辟瘟和苍己散用；寒湿冷痧之类或气滞，胸腹痛，辟瘟和郁金散用；痢，和小郁金加黄连用。

补：风火眼薄荷散
用上清散取嚏，再用此散点洗

南薄荷叶五钱，芒硝一两，生大黄六钱，荆芥穗、防风各三

钱，香白芷、川芎、赤芍、当归尾、苦参、生地晒、各二钱，桑叶、白菊花、杏仁、黄连、五倍、黑山栀、白硼砂各一钱，桃仁、铜绿煅、雄黄、朱砂漂、没药去油、各五分，蝉蜕身炒、蛇蜕身炒、红花、牛膝炒、枯矾各三分，丁香一分，共研细末，开水蘸点，或绢包三五钱煎洗。

∽∘ 补：老眼龙胆散 ∘∽

常用清阳膏中槐柳方加鹅不食草一两，煎洗最妙。或合此方药并煎。

龙胆草二两，桑白皮一两，白菊花七钱，杏仁、砂仁各五钱，乌梅肉三个，川椒炒，二十四粒，煎汁入朴硝二两，硼砂七钱，青盐五钱，胆矾、铜绿煅、各三钱，雄黄二钱，朱砂一钱，枯矾五分，铁锈二分收。

∽∘ 补：口疳喉烂人中白散 ∘∽

喉痹肿痛不烂者，清阳加硝石散贴，醋磨乌龙锭敷。勿吹。

人中白煅，一两，五倍炒、薄荷各五钱，青黛漂、白硼砂、绿矾煅、各三钱，黄柏炙、黄芩炒、黄连、胆星、蒲黄炒、白芷、儿茶、寒水石煅、鸡内金、甘草各二钱，雄黄、朱砂漂、铜绿煅、白螺壳煅、牡蛎醋煅、元明粉各一钱，北细辛炒焦、枯矾各五分，橄榄核煅，七钱，酌加熊胆、冰、麝重症参用文中方。

上二十一膏与加药法，皆局中所用，已有年矣制膏加药之法，均载"略言"，此乃局中所用，亲友知其有验，索方者众，因刊之

中医临床实用经典丛书（大字版）

理瀹骈文

以俟高手斟酌。

局中延老成有德明医理者一人，主治内外证之事此席最重，慎选，得人，诸事皆有倚矣，四诊中以望闻问三诊为主，而切脉则略焉。盖脉理幽微，非息心静气不能得，人多则必淆惑，不如望闻问之确也望为色诊，通于相法，极有神验。小儿尤非望不可。外证则一望可知。闻即在于望之时。问是医家最有把握处，其法俱载在《骈文》内。有此三者，病情已得。脉有凭而无凭，前贤论文详矣，无庸假此为名，或重症切之，与色相参可耳。又以勤敏者一人，司摊膏研药之事合膏须另请铺中老手为之，并须设局者亲考其药料之优劣，察其火候之浅深，及合既成，权其分两，付局摊用。粗工一人，备供给及使令之事。每日自辰至戌，来诊者不以时限不以过午为限，盖穷民非独惜钱，并惜工夫也，随到随给姓名、证候，给时随手录簿，不惟可知人数多寡，膏药出入，重症复诊，亦有查对。人咸乐其便，而诊者亦宽然有余暇焉代带不亲到者不给，恐有错误。如实有病不能来者，须将病源开来。其有指名何膏愿出钱买者，或是有家，或系医之所使，与之以示通融。其所入之钱，仍归功德。

统计此局月阅症四五千人，岁约五六万人。出膏大小约十万余张，末药锭药副之，为费三百金以百金充局用，余皆归于药材。虽不能尽人皆愈，而十亦愈其八九，诚事简而功倍矣。既刻全方，遂书此于后。

治心病方

心病，聪明读书人为多，治法在小学《远思录》、《感应篇》。今虽不能讲道学，未可不信果报也。

按《几希录良方》载"先正格言"，《钱青抡验方》载"无相真人药十二味"，皆所以治心病也。今仿其意为八方焉。

一、立志

人要立志做正人君子，有德性气节，人人钦敬，不可趋于下流，卑鄙苟且，寡廉鲜耻，丧行败名，为人谈笑。

二、存心

心要整肃，不可放荡，时时以礼义自防。心要宽厚，不可刻薄，处处以情理相体。欠之邪妄少，忿嫉平，胸中清静，满腔皆慈祥矣。鬼神难欺，意恶甚重；人情莫测，怨毒常深。有梦神责身死，被人仇家亡者，宜凛凛也。

三、谨口

古云："群居守口。"又曰："祸从口出。"言总以寡为贵，不要无事寻话说。至公门，内客席间，在我无意，在人有心，造孽构衅甚易。好谈闺阃，终有家丑，动笔更当三思。

四、用功

博观经史，所以明理应事，无论出处，皆为有益之学。若终日闲散，虚度可惜，不学无术，难免是非得失、迷惑颠倒。且逸则思淫，或耽于声色货利，昏昏然日在醉梦之中，精神更难振策矣。遇变，鲜有能作为者。

中医临床实用经典丛书（大字版）

理瀹骈文

五、安分

民能安分，便是良民。士能安分，便是良士。或耕或读，我自有立脚处，虽穷何害？荜门蔬布，并不为辱，勤苦所获，却无忧患，且可长久。富贵岂能强求？无庸羡慕，亦无庸妒忌。若逆理损德而致，更是寒心。

六、择交

贤士宜亲，匪人宜远。与贤士居，遂为贤士。与匪人游，遂为匪人矣。倘或有所牵累，虽悔何及？

七、改过

人孰无过？过而知改，则一朝之悔悟，即转凶为吉之机。圣人原许人自新。禅家受戒，历陈生平所犯罪过，不论大小，皆予开释，亦如此。惟须勇猛精进，若自欺自恕，蹉跎至于将死，则不可挽回矣。

八、积善

积善之家，必有余庆。天待善人，未尝不厚，故大乱之时，自有不乱之家。要在实心实力，奉行不懈，世世相承，无间断而已。倘不加积，虽有祖宗遗德，亦易于尽。君子之泽，五世而斩。谁知此身后来如何可危也？

上系于兵乱后阅历而知者，事皆有所指，前车之鉴，思之可怕，作此以共警醒云。辛未孟夏潜玉识。

治心病方

又：暗室箴一篇

纵情徇欲，本性沦沉。几希之界，贵辨人禽。高门赫奕，隐患常深。衣冠楚楚，每愧士林。毋为损德，暗室欺心。天道不爽，福善祸淫。谁云无睹，台斗昭森。谁云无闻，殷殷雷音。缅思先哲，如履如临。冥冥高行，贤圣同钦^{伯玉为泰山府中央贤圣司}。如何弗省，负疚影衾。谒师杨子，暮夜辞金。惟正惟直，神鉴其忱。光明内照，百邪不侵。茂陵消渴，留玷台琴。微之会真，贻憾于今。狂药乱性，当节其斟。绮语害道，并禁其吟。嗟嗟孽海，失足千寻。敢不敬畏，书代座箴^{暗室为梦觉关、善恶关、人鬼关}。

中医临床实用经典丛书（大字版）

理瀹骈文

又：灵山吟一篇

我夙栖灵山，尘世偶来玩。

一堕倘不还，能无自悲叹？

日月如穿梭，人生倏焉老。

小草有本心，胡为不如草？

兵燹遭乱来，山河俱未改。

可怜平生亲，而今半安在？

安居无惊恐，饮水也自甘。

愿读数卷书，此处非所耽。

杜门足不出，同人以为怪。

名利争夺场，岂未阅成败？

雨余观太虚，荡荡青万里。

此时真旷然，尘心尽如洗。

荒园寂无人，水流花自开。

鸣鸟如友生，好音风送来。

已悟静为乐，不求当世知。

悯彼贫病人，以术聊济之。

韩康入城市，董奉居山林。

我寓城市中，常抱山林心。

百年会须尽，有来孰不去二句皆陶公诗？

莫自昧灵光，回头失栖处有相者谓余前生是山中道士，故以道家灵山为言。

跋　一

　　《外治医说》刊既成，自维师心自用，岂能无见责于诸贤。然内治正也，外治变也。知其正者，未尝不可参乎变也。予虽自信膏药之愈人病无异汤药，即举其理而立其法矣。而特以方之沿袭附会者多，犹未能一一精也。其精者，用之自无待于增减也；而不精者，则非增减而不能用也。而用者不必皆解此也，传之则虑其有误，而或贻人口实；弃之则又自惜焉。不揣鄙陋，改名骈文，盖以家传此体，幼尝习之，聊拟一篇就正于世，勿以医论也。或取其理与法而方且阙疑云。

　　同治三年甲子四月朔旦尚先氏自跋于海陵寓居之理瀹斋

跋 二

《外治医说》刊既成，时贤皆云不甚解，其欲得吾之说者，则取其方而已。予知说之不行也，而要未肯遂弃，爰改名《骈文》。借《子华子》"医者理也，药者瀹也"之句，摘"理瀹"二字，以题其篇。明外治亦有理，聊为疏瀹藉以自娱，并冀知文者鉴焉。

同治四年九月朔旦尚先自跋于潜玉之斋

跋 三

　　古云："施药不如传方。"局中二者并行，合药施送，以救目前穷人之疾苦。刊书传播，令天下皆得观览。有不信者，自有信者，不必人人皆信也。惟独力难遍，及道路远隔，又往往不能寄。如有能翻刻者，实余所深望。盖乡村寒士，托医术以谋生者甚众，得此法而遇疑险之症，可不至于枉人。若药肆有合诸方售者，多寡人皆可买，亦为有便于民也现在山东、安徽、汉口、上海、常州等处医家，有用吾法者，药店亦有用余方者，皆友人在此目睹其效，携书至彼所传也。闻潞安赵太守欲将此书改雕大字，存板于学宫，俾诸生刷印。以诸生多聪明达理之士，能知文，自能知医，不以内外分别也。医师列于天官，调和王躬，兼养民病。方周之时，其职甚重。在宋亦有翰林学生之选，十道六通之试宋太宗校医术人，优者为翰林学生。仁宗诏试医官，须引《医经》《本草》以对，每试十道，以六通为合格，固应储材以待。而外治一法，于事亲之道尤宜。昔宋·陈直撰《奉亲养老书》言高年不可乱投汤药，因著食治之方，医药之法，摄养之道，至正时，范阳张壬宏命工镌梓于学宫。赵君今倡此举，乃与张合，其所见大，非徒为余书翻刻者也，因并书之。

同治九年六月，安业识于有正味斋传砚之室

跋　四

　　是书之成，历二十年，一句一字，皆具苦心，十数易其稿，三锓其板，时有改窜，亦时有增益，而意犹未惬也。诚以外治一门，前人所略，然其方散见于诸书，尚可搜集。且方者仿也，即举一以例余，亦不嫌于挂漏，善悟者自能推也。所难者发明其理耳。苟非屏去雷同，独探幽奥，无悖圣经，有裨世道，不必作也。自惭浅学，徒费空言，乃挟此意以就正时贤。合志者甚鲜，或拘守旧编而不知所变也，或但取其方而不知求其理也，或知理之当然，而不知所以然也。其以外治为欺人之术药不对症，试之无验，与不解"外治"二字之义，而目为疡科者，固可不议也。老辈中蒙嘉赏者，许滇生、乔鹤侪、许辛木三先生而已，愧未能副耳友人阮序亭曾以鹤翁书示余，云：是文包罗百病，说理精深，书卷之富，笔力之遒，卓然超出时流之上，不朽之业也。理无穷尽，衰老不能更进，思张子和之书，为儒生桑氏所润色，心窃慕之，恨未之遇也。此二十一方之刊，聊徇世情，并非定本。其理在"骈文"，其制膏加药之法在"略言"，能手可自为之。然识者见此，不免笑我为画蛇已了，又添足也。

同治九年秋七月安业复识于扬州之寓斋